药食合一使用手册

畅洪昇 编著
北京中医药大学副教授 研究生导师
中医学博士 中药学博士后

中国纺织出版社有限公司 | 国家一级出版社
全国百佳图书出版单位

图书在版编目（CIP）数据

药食合一使用手册 / 畅洪昇编著 . -- 北京 : 中国纺织出版社，2014.5（2024.3 重印）

（健康 · 智慧 · 生活丛书）

ISBN 978-7-5064-8470-1

Ⅰ. ①药… Ⅱ. ①畅… Ⅲ. ①食物疗法—图解 Ⅳ. ① R247.1-64

中国版本图书馆 CIP 数据核字（2012）第 064315 号

责任编辑：舒文慧　　　　责任印制：王艳丽

中国纺织出版社出版发行

地址：北京市朝阳区百子湾东里 A407 号楼　　邮政编码：100124

销售电话：010—87155894　　传真：010—87155801

http://www.c-textilep. com

E-mail: faxing@c-textilep. com

官方微博 http://weibo.com/2119887771

德富泰（唐山）印务有限公司印刷　　各地新华书店经销

2014 年 5 月第 1 版　　2024 年 3 月第 3 次印刷

开本：710 × 1000　1/16　印张：16

字数：234 千字　　定价：49.80 元

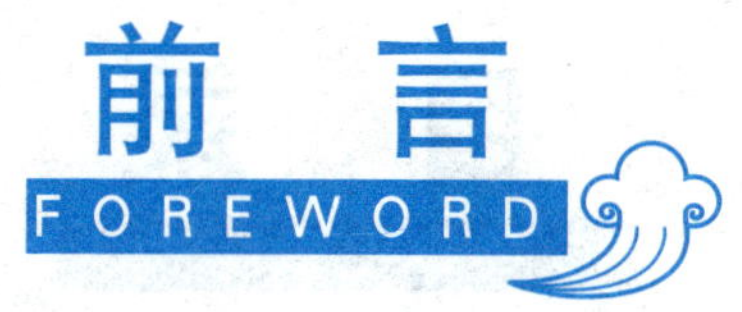

前言

FOREWORD

随着中医养生保健知识的普及，有着数千年历史的中医药膳脱颖而出，越来越受到大众的重视，市面上也陆续出现形形色色的药膳产品。由此可见，“民以食为天”中的“食”不再单纯地以食材为主，而是将食材与药材有机地结合、烹饪；人们也不再单纯地追求一日三餐饱腹，而是更多地关注保健、养生，将健康摆在了第一位。

说到药膳，不得不先说说中药材。自传说中的神农尝百草时，中药材就开始被人们认识，并用来防治疾病。那么，是不是所有的中药材都可以用来养生保健、防病祛病呢？早在汉代张仲景的《金匮要略》中就已明确指出：“所食之味，有与病相宜，有与身为害，若得宜则益体，害则成疾，以此致危，例皆难疗。”可见，普通食物若是用之不当，都有可能使人生病，更何况食物之中要加入药物。俗话说，“是药三分毒”，如果药食不分、药性不通、有毒与无毒不详，则很有可能保健养生不成，反倒损伤了健康。针对这一点，本书结合国家卫生和计划生育委员会（原卫生部）公布的《关于进一步规范保健食品原料管理的通知》中的“既是食品又是药品的物品名单”、“可用于保健食品的物品名单”、“保健食品禁用物品名单”等内容，选择日常生活中较为常见且相对安全的中药材入膳，全面系统地介绍了134种中药材，并分门别类地介绍了相关专业知识，以期帮助读者学会正确使用中药材，并科学合理地食用药膳。

本书内容依功效分类，突出科学性、实用性及可操作性，重点讲解了中药材入膳以养生保健的应用方法与规律。每一种中药材下设置有别名、性味归经、适用人群、使用禁忌、主要产地、功效主治、居家实用调养方、中药材选购与储存等方面的内容，从多个角度阐释了中药材的性能特点、合理入膳或入药的方法与规律，给读者全面且科学的指导，以达到健康生活的目的。

畅洪昇

目录

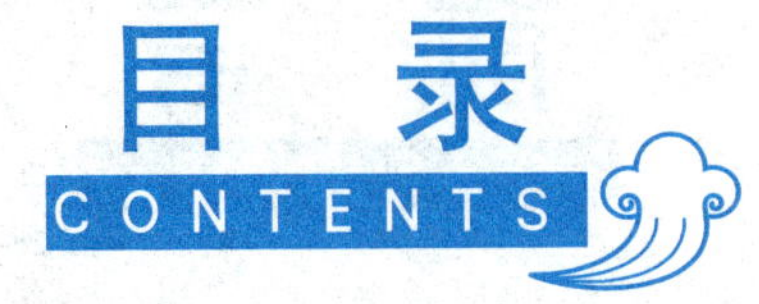

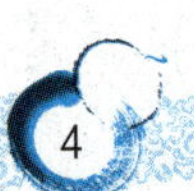

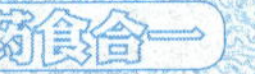

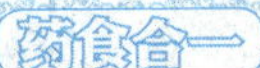

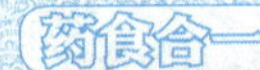

第三章 滋阴壮阳，维持机体平衡

第四章 清热解毒，恢复脏腑洁净

第五章 止咳化痰，保证呼吸顺畅

第六章 活血化瘀，促进血液循环

第七章 祛风湿、通经络，化湿浊、健脾胃

第八章 宁心安神，神志清、心无恙

第九章 健胃消食，增强胃肠动力

第十章 温里散寒，温通经络

第十一章 疏理气机，行气解郁，消除疼痛

第十二章 常保身心健康的药食

附　录 保健食品名录速查

〖第一章〗

药食同源

——强身、健体、延年寿

药食同源，顾名思义，药物与食物并无明显的界限，某些药物即是食物。日常生活中，为了避免药物的副作用对人体产生极大的危害，我们可以根据药物的“四性”、“五味”来合理搭配食物，做出美味可口且药效独特的膳食，从而达到防病、治病、强身健体、延年益寿、常保平安的目的。

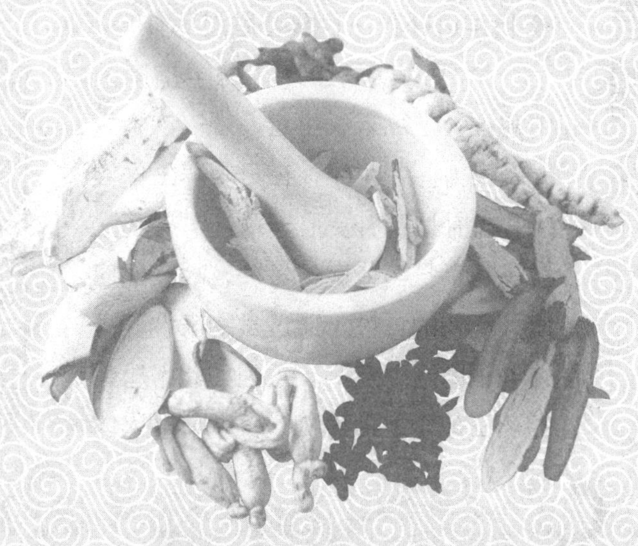

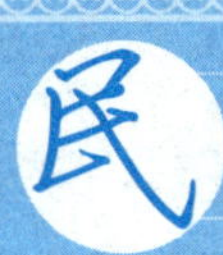

民以食为天，药补不如食补

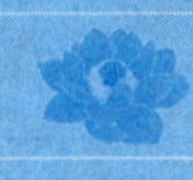

俗话说，“药补不如食补”，药物的偏性决定了其补益作用的局限性。“是药三分毒”，药物一旦被人体多服或久服后终究会产生一定的毒副作用，是人体健康的“无形杀手”。食物也有补益作用，而其毒副作用可以被忽略，基于这一点，人们开始相信食物补益要比药物进补更加安全可靠，且方便烹制，久而久之，药补逐渐被食补所取代。

● 药物有毒副作用，食疗优于药疗

早在2000多年前的《黄帝内经》中，已经把药物分为大毒、常毒、小毒、无毒等，并认为“大毒治病，十去其六；常毒治病，十去其七；小毒治病，十去其八；无毒治病，十去其九；谷肉果菜，食养尽之，无使过之，伤其正也”。由此可见，毒副作用越大的药物，使用范围将更小，以免药物的偏性损伤人体的正气。而食疗、食补、食养则更受欢迎、更让人放心。

● 日常进补养生，食补胜过药补

清代的刘清臣在《医学指南》中曾说：“欲求长生者，须以饮食为大补良方。”可见，在日常养生保健中，食补比药补更胜一筹。“补药”也是药，凡药皆有“毒”，故我们应避开药物的毒性，通过食物来调养身体、辅助治疗疾病。正因如此，唐朝的药王孙思邈则大赞饮食调节对人体的重要性，“若能用食平疴，适性遣疾者，可谓良工，长年饵老之奇法，极养生之术也”。

当然，并不是所有的疾病都能够单独依靠食物的力量来治疗，我们只能将食物当做辅助品，在医生科学合理的辨证论治下，选择适合的补方来调养身体，这样既可使药材的毒副作用减到最小值，又可品尝到美味可口的佳肴，并有利于治病疗疾、延年益寿。

药食同源绿色通道

食补不可滥用

食补虽比药补更具优势，但也不可滥用、乱用。食补要分清体质，湿热、实寒、平和、阴虚、阳虚等不可混为一“补”；食补要四季分明，春夏秋冬不可一视同仁；食补要男女有别，各取所需。

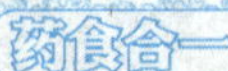

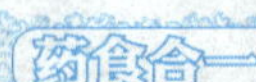

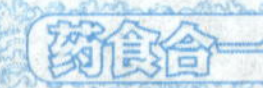

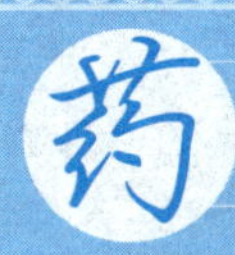

药食本同源，饮食更养生

以药入膳食、以食入药膳，随着历史的发展，人们开始学会利用药物与食物的“四性”、“五味”理论，从而将中药巧妙且合理地运用到食物之中，形成更加健康、美味、安全的饮食。

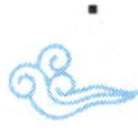

● 何谓“药食同源”

所谓的“药食同源”，意思是说药物与食物没有绝对的分界线，许多食物即是药物，诸多药物也是食物。在日常生活中比较常见的药食同源之物比比皆是，如山楂、枸杞子、大枣、决明子、昆布（海带）、酸枣仁、山药、木瓜、百合、莲子、杏仁等，这类食物无论是入食或者入药均可发挥出较强的滋补养生功效，为人体健康保驾护航，给日常养生保健奠定可靠、安全、放心的基础。让人们吃得放心、过得舒心。

● 药食同源的理论基础及历史发展

药食同源，顾名思义，中药与食物的起源相同，这早在神农尝百草的神话传说里就已出现。“神农尝百草之滋味，水泉之甘苦，令民知所避就。当此之时，一日而遇七十毒”，可见神农时期药与食本身就不分家。

在传统的中医药学理论中，药与食的关系是交叉互生的，就发展过程而言，远古时期本就同源，即便历经几千年的发展，药食已分化，但返璞归真的可能性确实存在。在原始社会时期，人们在寻找食物的过程中发现了各种食物和药物的性味和功效，逐渐认识到许多食物可以药用，许多药物亦可食用，这也就形成了“药食同源”的理论基础，也为食疗方法奠定了基础。

早在唐朝时期“药食同源”的理论就已出现，这可在《黄帝内经太素》中查证。书中写道：“用之充饥则谓之食，以其疗疾则谓之药”，足以见得当时药食同源理论的成熟性。

换言之，药物与食物是相对而言的，并无明显区别，药物即食物，食物即药物，食物的副作用小，药物的副作用大。这就是中医药中对“药食同源”的另一个说明。

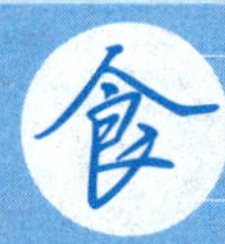养食疗的真正意义

民以食为天，饮食在人们生活中有着不可替代且不可或缺的作用，正确科学使用食疗养生方法，远离病症与不适，从此让生命绽放光彩、让生活充满阳光、让美好永远相伴。

● 科学的食养食疗，健康方能百分百

◎ 防患于未然，预防疾病的发生

合理安排每日膳食，加强机体所需的营养，让脏腑功能旺盛、气血充足，使正气存于体内，把病邪拒之体外。例如，医书上早有记载：动物肝脏有明目之功，可预防夜盲症；海带可预防甲状腺肿大；葱白、生姜、淡豆豉、香菜等可预防感冒；常饮樱桃汁，有利于预防麻疹；白萝卜、青果等煎服，可有效预防白喉；薄荷常用来预防中暑；大蒜适用于癌症的预防，等等。

◎ 养精蓄锐，增强机体的生命力

食养食疗运用得当可使饮食通过胃的吸收、脾的运化，补益全身的“精、气、神”，保障脏腑功能活动、思维活动均正常进行，使得水谷精微而起到滋养人体的作用，维持正常的生命活动，并抵御外界邪气的入侵。“精”是“神”的基础，藏于五脏之中，是维持机体生命的基本物质。“精、气、神”是人体健康的“吉祥三宝”，也是生命之所系，而这些都离不开饮食的滋养。

◎ 辨证膳食，抗衰老、延年寿

随着年龄的增长，人体的脏腑器官容易受损，功能也会逐渐衰退，一些老年性疾患也会随之出现，如肺虚所致的咳喘、脾虚所致的腹泻、肾虚所致的须发早白或脱落、脾肺双虚所致的气短、倦怠、消化不良等症。

日常生活中，我们可以根据时间、地点、体质以及病因辨证用膳，根据虚则补、实则泻的原则，调养五脏六腑，延缓衰老，延年益寿。

◎ 上工之举，以药食来治病

古有以食物治病的先例，其医者被尊称为“上工”。食疗的具体功用体现在以下三个方面。

○扶正以补虚：人体组织、器官功能失调或低下，则易发生疾病，出现心悸气短、全身乏力、食欲不振、咳嗽虚喘等“正气虚”的病理状态，中医称为虚证。可选用具有补益作用的药食，如山药、扁豆、大枣等，以改善虚弱体质、治疗慢性虚证。

○调阴阳以促平衡：机体阴阳协调发展，则人体健康；阴阳一旦失衡，则会出现病理状态。机体一旦出现阴阳失衡，则可采用扶阳抑阴、育阴潜阳、阴阳双补等方法来调整，如阳虚者可用羊肉、牛肉及干姜等温补阳气；阴虚者则可选用百合、银耳、淡菜等食物来养阴生津。

○泻实以祛邪安脏：外部致病因素的入侵、内部功能的紊乱均会诱发疾病，甚至有可能出现虚实夹杂的情况。此时应根据具体病情，全面调理，发挥“驱邪安脏”之功效。如以大蒜来治痢疾，用山楂来消食积，用薏苡仁除湿利尿，用赤小豆来治疗水肿。

不当的食养食疗，病会从口入

俗话说得好，“病从口入”。食养食疗不当，也会影响人体健康，并给机体带来疾病的隐患。所谓的食养食疗不当，主要是指饮食不洁、饮食结构不合理、饮食方法不科学等。

○饮食不洁：主要指生熟不分、不注意食物保存的卫生环境、食用过期或霉变腐烂的食物、食用不洁的生食、水产品及生菜、瓜果等。这类食物会给人体造成伤害，是许多疾病的诱因之一，如肠炎、胃炎等。

○饮食结构不合理：比如长期食用精米、精白面等，体内极易缺乏微量元素及植物纤维素，从而增加了动脉粥样硬化的发生概率；另外，脂肪一旦摄入过多，易使脂肪沉积，从而导致肥胖。当然，脂肪若是摄入不足，会引发脂溶性维生素缺乏症，易导致湿疹、不孕症等。

○饮食方法不科学：用膳时间应与生活节奏相适合，两次进餐时间应间隔5小时左右，午餐时间不应太晚，晚餐时间不能晚于睡前3小时。用餐要专心，切不可边看书或边看电视边吃饭，以免消化不良而引发胃肠疾病。

看似简单的饮食习惯或饮食结构，对人体健康的作用其实并不简单。家庭中若是对饮食卫生、饮食结构、饮食习惯或方法不讲究或不重视，极易给健康带来隐患，造成严重后果。

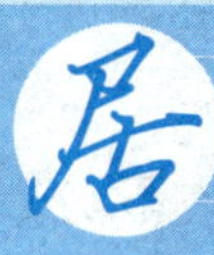

居家食养食疗，从药膳学起

近年来，药膳越来越流行，许多大中城市相继开设了药膳餐厅，深受各界人士的欢迎。将药物变成美味佳肴，并被端上餐桌，可谓是中医药学上的一项创举与革新。现如今，药膳也逐渐走入居家生活中，被寻常百姓人家所推崇与喜爱。

● 药膳的含义及其特点

药膳是中药与食物合理搭配后，经过烹调加工制作而成的美味佳肴，具有强身健体、延年益寿、防治疾病等优越的功效。药膳属于祖国医学的一个组成部分，具有鲜明的特色。

○以中医基本理论为依据，体现出辨证制膳、辨证施治的原则。药膳的整个制作过程都要遵循“人以五谷为本”的原则，并按照“毒药攻邪、五谷为养、五果为助、五畜为益、五菜为充、五味合而服之，以补精益气”的膳食配制方法来制作。

○药膳是药物与食物的综合使用，既可满足营养需求，又具有一定的保健功效。

○药膳具有独特的制作方法，必须依据中医学的理论和用药原则，并结合中药的性味主治，应用食物烹调与药物的加工炮制技术制作而成。

○药膳改变了良药苦口的说法，再也不像中药汤剂那般苦味十足。因为药膳使用的多为药食两用之品，具有食品的色香味之征，即便加入了部分药材，但由于药物性味的选择，并与食物的合理搭配及精心的烹饪，使得药膳也很美味可口，具有良药可口、服食方便的特点。

● 药膳的分类

若是按照制作材料的性质以及方法来分，药膳可分为七大类。

○米面食类：以米、面粉为主材料，加入一定的药材，制作成米饭、包子、馒头、面条等。

○菜肴类：以肉、菜、蛋、鱼及其他水产品为主材料，加入适量药材，制作成炒菜、凉菜、炖菜、卤菜等。

○粥类：以米、麦、豆、蔬菜等为

主材料，加入大枣、百合、地黄等药材，熬煮成粥。

○**糕点类：**以面粉为主材料，加入适量中药制成糕点，如茯苓饼、栗子糕、桃酥等。

○**汤羹类：**以肉、蛋、海鲜、菌类为主材料，加入中药，通过煮、炖、煲等方式制作而成。

○**饮品类：**将药物、食物通过浸泡、榨汁、煎煮、蒸馏等方法制作而成，如山楂汁。也可将药材直接用沸水冲泡，如菊花茶、决明子茶、苦丁茶等。

○**蜜饯类：**将果实或果皮在中药汁液中煎煮后，调入白糖或蜂蜜浸渍而成，如阿胶枣等。

● 药膳≠药物，择药入膳

中医养生注重“寓医于食、寓药于食”，药膳在养生保健中具有举足轻重的地位，而且是食养食疗的最佳选择。

药膳不同于药物，药物重在治病，见效较快；而药膳则重在养生保健，见效较慢。一般情况下，药膳不可以取代药物，但对于某些慢性疾病、老年疾病以及部分男科、妇科、儿科疾病则可起到很好的调理与治疗功效，这一点并不亚于药物治疗，甚至有时会优于药物治疗。

药膳的功效如此强大，那么在选用上就要严格。通常用于药膳的药材均为极少毒副作用的上品。众所周知，任何药材，即便是食物，过量食用或长期单一服用都会给人体造成或轻或重的不良影响，故药膳可久服多食并非指不限时、无限量地服用，而是指在适当的情况下适量持续地服用。

原卫生部已发布了药食同源以及可用于保健品的药材名单，这些入选药材多半都是没有毒副作用或毒副作用很小的保健药材，我们在日常养生保健中可以放心地选用。另外，即便少数药材确实具有一定的毒性，但只要我们合理处理、正确使用，也是会产生较好的保健效果。

● 药膳的制作方法

为了不影响药膳功效的发挥，需重点关注药膳的制作方法。因药材中有效成分的析出程度不同，制作工艺也比较讲究，故在制作药膳时需要把握药材的使用量，并按照适宜的烹调方式，顺利地将美味可口、功效显著的药膳制作完成。对于药膳的制作方法，其实与饮食烹调方法差不多，复杂多变且富有讲究。那么，常见的制作方法有哪些呢？

○炖：炖有入水炖与隔水炖之别。入水炖要求将材料与药材一起放入清水中，大火煮沸后撇去浮沫，转用小火炖至材料酥烂即可。隔水炖则是将食材与药材一起放入容器中，调味，再倒入锅内，大火炖煮2小时左右即可。

○熬：锅内加油烧热，放入主要材料稍微拌炒几下，再倒入高汤，加入药材，调入盐、酱油等拌匀，以小火慢煮至熟即可。

○烩：将多种材料一起放入锅中，倒入适量清水或高汤烹煮至熟，调入盐拌匀即可。

○汆烫：将汤或水用大火烧开，再加入食材、药材，调味。

○焖：将食材与药材一起放入锅中，炒至半熟时倒入汤，加入调料，盖上锅盖，小火焖熟即可。

○烧：锅中加入少量油，烧热后放入食材、药材，加调料煸炒，变色后加入汤，小火烧至熟烂，再以大火收汁即可。

○蒸：将食材、药材混合，加入调料，拌匀，置于蒸锅中，利用水蒸气加热至熟。

○煮：将食材、药材放入锅中，加入适量清水或汤水，大火煮沸后改用小火煮至食物熟烂即可。

○卤：将材料洗净，晾干水分，再加入具有药材成分的卤水中，用小火煮烂，并吸干卤汁即可。

熟练掌握药膳的制作方法之后，我们还需要将烹调方法运用得恰到好处。药膳不仅是药材与食材之间的简单配伍，而且还结合着独特的烹调技术。也就是说，加工炮制与烹调的好坏，会直接影响到药膳的功效发挥。以天麻炖鱼头为例，一般的烹调制作方法并不能使药膳的效果达到最佳。为了做出理想的药膳，需要先将天麻用淘米水浸泡一夜，次日取出，再加入少许川芎，置于米饭上蒸制，以取米液之精华，然后再与鱼头一起按照常规方法烹制即可。

● 药膳的配伍禁忌

药膳配伍的禁忌主要包括中药材之间的配伍禁忌、中药材与食材之间的配伍禁忌、食材与食材之间的配伍禁忌等。

◎ 药材与药材间的配伍禁忌

日常生活中若是同时使用两种或两种以上的药材时，药材间的相互作用会直接对药性与药效产生影响，对疗效也会有很大的影响。

药材与药材间的关系在清代汪昂所著的《本草备要》中有着精辟的归纳：相须关系，即同类而不可分离；相使关系，即我之佐使；相恶关系，即夺我之能；相畏关系，即受彼之制；相反关系，即两者不可合；相杀关系，即制彼之毒。其中，“反”是指某些药材搭配应用时会产生某些副作用或剧烈的毒性，“畏”则指药材搭配使用时会使药效相互抵消。对于相须、相使关系的药材，使用时没有特备的注意事项。但是相恶、相畏、相反关系等，则表明在使用药材时要极力避免；而相杀关系则是为了消除、减弱药膳中某一药材的毒性，故在配制药膳时需要合理使用。

关于药材间的配伍禁忌，早在《神农本草经》中就已明确阐述“勿用相恶、相反者”。直至金元时期，关于药材间的配伍禁忌才有了“十八反”、“十九畏”等完整且明确的说法。

十八反一览表

药材名称	相反药材
甘草	大戟、甘遂、海藻、芫花
乌头	瓜蒌、贝母、半夏、白敛
藜芦	五参（人参、丹参、玄参、沙参、苦参）、细辛、芍药

十九畏一览表

药材名称	相畏药材
硫磺	朴硝
水银	砒霜
狼毒	密陀僧
巴豆	牵牛
丁香	郁金
川乌、草乌	犀牛角
牙硝	三棱
官桂	赤石脂
人参	五灵脂

注：以上所列药材在实际应用中或不尽然，但使用时仍要慎重，切不可盲目搭配应用，以免对人体健康或生命造成极大的损害。

◎ 中药材与食材间的配伍禁忌

药膳多由中药材与食材组合而成，故药膳的配伍禁忌中要特别注意中药材与食材间的配伍禁忌。

（1）地黄：忌动物血、白萝卜、葱、蒜等。

（2）人参：忌白萝卜、龟肉等。

（3）牡丹皮：忌蒜、香菜等

（4）甘草：忌猪肉、海带、白菜等。

（5）鳖甲：忌苋菜等。

（6）薄荷：忌鳖肉等。

（7）麦门冬、天门冬：忌鲫鱼等。

（8）常山：忌生姜、葱等。

（9）土茯苓：忌茶、面汤等。

（10）丹参：忌醋、酸性食物等。

除此之外，猪肉还不宜与乌梅、桔梗、黄连、百合、苍术等搭配应用；羊肉不宜与半夏、菖蒲、朱砂等搭配应用；狗肉不宜与商陆、杏仁等搭配应用；鲫鱼不宜与厚朴搭配应用。

◎ 食材与食材间的配伍禁忌

食材从某种意义上说是一种久服不伤人的上品药材，它与中药材一样，本身也具有四性五味，具有一定的归经特性，在烹制药膳时，不仅需要斟酌所用食材与自身体质是否相符，还要考虑食材本身在使用方面有无特殊禁忌、食材之间是否有配伍禁忌。

食材的配伍禁忌相对来说比较少，除了少数食材需要注意合理使用外，大部分食材之间可以互相搭配使用。少数需要注意的，如菠菜就不宜和含钙丰富的食材一起食用，服用温补药膳时，就不宜喝绿豆汤等。

◎ 体质与食材选择的禁忌

体质是每个人的身体特质，不同体质的人易患的疾病各异，而同一疾病，在不同体质的人身体上也会产生不同的症状。在了解自己体质之后，合理地选择药膳食材，便可借助药膳维持健康。

（1）热燥实型（易口渴、皮肤干燥、体内津液不足）者，应忌食温热性及辛辣、刺激的食物，如姜、辣椒、桂圆。

（2）热燥虚型（汗多、易口渴）者，应忌食燥热以及辛辣的食物，如羊肉、辣椒、姜。

（3）湿热实型（易患炎症）者，应忌食辛辣、黏腻的食物，如姜、蒜、糯米。

（4）湿热虚型（易腹泻或便秘、易过敏）者，应忌食燥热的食物，如人参、花生、核桃。

（5）寒燥实型（易咳嗽、尿多）者，应忌食太燥、太寒的食物，如洋葱、蟹、芦荟。

（6）寒燥虚型（易疲倦、有贫血症状）者，应忌食寒凉食物，如冬瓜、大白菜。

（7）寒湿实型（不易出汗、易激动）者，应忌食甜腻、寒凉的食物，如糕饼。

（8）寒湿虚型（体质虚弱、尿频、易腹泻）者，应忌食寒凉性食物，如苦瓜、冬瓜、梨。

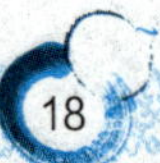

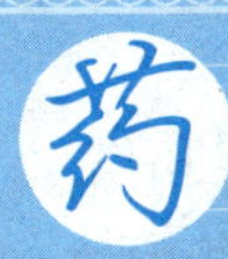

药膳养生之中药材综述

中医养生的最佳选择非药膳莫属，而药膳养生又离不开中药材的作用，中药材以本身具有的主治功效，与食物或药物绝美的搭配，让养生更专业、让健康更持久、让生命更璀璨。

千奇百怪的药材名称

中药材的名称都是有一定依据的，如人参因形似人形而得名、黄连因色黄而得名、夏枯草因在夏天干枯而得名、何首乌因功效而得名……千奇百怪的中药材名称与药材本身的形状、颜色、性味、质地、功效以及生长或采收的季节等有关。由此可见，探寻中药材的名称由来及命名规律，可了解其更多信息，更加有利于我们正确选择和使用适宜的中药材。

依据形状命名	牛膝→茎节颇似牛的膝关节 冰片→龙脑树脂的结晶体，表面白皙透明、形如薄冰 大腹皮→槟榔的果皮，形状似人腹部隆起
依据颜色命名	红（赤）色→红花、赤芍 黄色→大黄、黄连 白色→白芷、白芍药 青色→青皮、青黛 黑色→玄参
依据气味命名	鱼腥草→有鱼腥味 五味子→有酸、甘、辛、苦、咸味，五味俱全
依据时令命名	半夏→成熟时正值每年的农历五月，即夏季刚好过半之时 夏枯草→于夏至时节即枯萎

依据功效命名	接骨草→具有强壮筋骨的功效，善治跌打损伤、扭伤 锁阳、淫羊藿→材具有壮阳、益肾之功，善治男性性功能障碍 续断→具有接骨、续筋之功，善治扭伤，骨折 益母草→为妇科常用药，善治妇科疾病
依据质地命名	矿石类→硝石、滑石、钟乳石 甲壳类→龟甲、海蛤壳
依据产地命名	川芎、川乌→产自四川 浙贝母→产自浙江 阿胶→产自山东东阿 怀牛膝→产自河南怀庆
依据生长环境命名	沙参→生长于沙土中 泽泻→生长于沼泽湿地旁
依据用药部位命名	桂枝、桑枝→以茎枝部位入药 大青叶、荷叶→以叶片入药 葛根、茜草根→以根部入药 菊花、代代花→以花朵部位入药 芡实、莲子→以果实、种子入药
依据典故命名	使君子→相传有位名为郭使君的医生善用此药 杜仲→据说有位名叫杜仲的人服用过此药，并最终得道

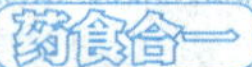

药食合一 药食合一

● 中药材的药性与养生

“阴阳五行”学说衍生出了中药材的药性、药材与人的相互关系等论述，中药材的药性主要包括性、味、色、归经等内容，这些内容不仅关系到中药材的药性特征，还直接影响着养生保健的效果。

◎ 中药材的四性与养生之道

四性，又名四气，有寒、凉、温、热四种药性，若是寒热偏向不是很清晰，则称为平性，故也有人将中药材划分为五性。四性其实仅仅是寒热两种偏性在程度上的差别，凉次于寒，温次于热。一般而言，寒凉性药材具有清热、泻火、解毒、消暑之功，适用于热证者、中暑者、热性体质者等；温热性药材具有温补、散寒、壮阳之功，善治寒证、虚证；平性药材则具有健脾、固肾、补虚之功，适用于各类体质者。

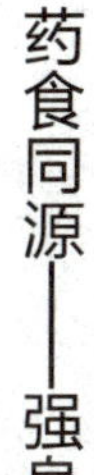

就属性而言，中药材中的“气”即为阳，气厚者为阳中之阳，有利于散热润燥；气薄者则为阳中之阴，可发泄、发散。

◎ 中药材的五味与养生之道

中药材有辛、甘、酸、苦、咸、淡、涩等多种味道，由于淡与甘、涩与咸本属同类，故人们习惯上统称五味。中医理论中明确指出：辛能散、能润、能横行，甘能补、能和、能缓，酸则可涩、可收，苦可泻、可燥、可坚，咸能下、能软坚，淡能利窍、能渗泻。简言之则为“辛散、甘缓、酸收、苦坚、咸软”。

就属性而言，味为阴，味道浓厚者为阴中之阴，主泄；味薄者则为阴中之阳，可利窍渗湿。

◎ 中药材的归经与养生之道

中药材的归经，专指药材在人体脏腑经络中发挥作用的部位。其中的“归”指作用的归属，“经”乃是脏腑经络的统称。也就是说，归经特指药材的药性在体内发生作用的去向及归属等。

中药材的归经受其质地、入药部位等因素的影响。《本草备要》中明确指出：“药之为枝者达四肢，为皮者达皮肤，为心、为干者内行脏腑，质之轻者上入心、肺，重者下入肝、肾。中空者发表，内实者攻里。枯燥者入气分，润泽者入血分。”这一说法与民间的“以形补形”的说法有着异曲同工之妙。

◎ 中药材的五色与养生之道

中医认为，中药材的颜色与其对人体的作用有着一定的联系，也就是说，药材颜色与药材归经存在着一定的关系。不同的颜色对应不同的脏器，发挥着不同的作用，能起到独特的养生功效。

五色入五脏对应关系图

青色⟺五行属木⟺入肝脏

赤(红)色⟺五行属火⟺入心经

黄色⟺五行属土⟺入脾经

白色⟺五行属金⟺入肺经

黑色⟺五行属水⟺入肾经

◎ 中药材的性味与六淫辨证施治

中医学将六淫定义为风、寒、暑、湿、燥、火六种外感病邪的统称，这些因素一旦侵入人体毛皮、肌肤或从口鼻吸入，多半会引起身体发冷、发热，甚至会导致上呼吸道感染等。但凡出现了外感病症，均应针对不同病因，并按照中药材的性味来选择适合的药材，并合理配伍，科学施治。

○风邪：宜用味辛、性凉的药材对治，同时宜搭配味苦、甘的药材治疗。因为甘可缓和药性、缓解不适，辛则有发散之功。

○热邪：宜用味咸、性寒的药材对治，佐以味苦、甘的药材。因为甘胜于咸，可缓解药物毒性；苦则有清热泻火之功。

○湿邪：宜用味苦、性热的药材对治，佐以味辛、淡的药材。因为苦有燥湿之功，淡则有利水渗湿之功效。

○火邪：宜用味咸、性寒的药材对治，佐以味苦、辛的药材。为了帮助味苦的药材发挥解毒、降火、泻火之功效，可先用酸味药材来控制病症。

○燥邪：宜用味苦、性温的药材对治，佐以味甘、酸的药材。因为苦可润燥、泻火，甘、酸有助于生津、滋阴、润燥。

○寒邪：宜用味辛、性热的药材对治，佐以味苦、甘的药材。热能胜寒，辛可散寒，故要用性热、味辛的药材对治；甘可润燥，苦能泻热，故要用味苦、甘的药材来辅助治疗。

● 中药材的升降沉浮与养生

《黄帝内经》中明确提出过阴阳五行学说，中药材的阴阳属性也由此衍生。古代中医意识到中药材的属性与其升降沉浮的密切关系：材质轻、升浮者为阳，出上窍、发腠理、实四肢；质重、沉降者为阴，出下窍、走五脏、归六腑。

中药材的升降沉浮理论真正形成于金元时期，对升降沉浮也有了系统的总结：升即上升、降即下降、浮即发散、沉即收敛，升降沉浮指的是中药材作用的趋向。

◎ 中药材升降沉浮的影响因素

中药材的升降沉浮与很多因素有关，以下几个方面尤为重要。

○中药材的性味、质地：质轻者浮而升，质重者沉而降；味薄者升而生，味厚者沉而藏，味平者化而成；气薄者降而收，气厚者浮而长。气厚味薄者浮而升，味厚气薄者沉而降，气味皆厚者可沉可浮，气味皆薄者可升可降。

○中药材的配伍：中医理论认为，酸咸无升、辛甘无降，寒无浮、热无沉。故原本升者可引之以咸、寒，有利于直达下焦；而原本沉者则可引之以辛、温，有利于上浮至上焦。

○中药材的药用部位：中药材的入药部位分为根与根茎类、茎木类、皮类、叶类、花类、果实与种子类、全草类及树脂类、菌藻类、动物类、矿物类、其它等类。无论植物药、动物药及矿物药，药用部位不同，药效也各不相同。

◎ 利用中药材的升降沉浮来养生

掌握中药材的升降沉浮特性，可以更好地养生保健。一般情况下，大多数升浮中药材均为性温、热，味甘、平，质地轻者，具有升阳发表、祛风散寒、通窍之功；沉降中药材则多为性寒、凉，味苦、酸、咸、涩，质地重者，具有利水渗湿、安神补脑、止咳平喘、和胃止呕之功。

人体发病部位依据升降沉浮理论，可分为上、下、里、外，“上”则多表现为呕吐、咳喘之症，“下”则为腹泻、脱肛等症状，“外”多为盗汗、自汗等病症，“内”则为畏寒、中风等。因此，日常生活中我们可以根据中药材升降沉浮的趋向性来选购恰当的药材。如病症在上、在表，宜用升浮性中药材，如常用桂枝、紫苏等来治疗外感风寒；病症在下、在里，宜用沉降性药材，如常用大黄、芒硝等来攻下治便秘。

● 炮制对中药材药性的影响

炮制中药材有利于消除或降低药物的毒性、偏性以及副作用等，并可改变药物的药性，以更好地适应病情需要。炮制中药材还可以使药材的有效成分更好地被人体吸收，使中药材能更好地发挥其治疗作用。另外，中药材经过炮制之后更加有利于制剂或储存。那么，中药材的炮制方法有哪些呢？炮制方法对中药材药性有怎样的影响？

◎ 中药材的炮制方法影响药性

中药材的炮制方法不同，对人体产生不同程度的作用。具体炮制方法对药性的作用如下：

【火制】使中药材变得温热、干燥，药性多为性温、升发向上。炒黄或炒焦，有利于缓和药性，帮助有效成分快速溶出；炒炭则可缓和药物的偏性以及副作用，增强药效；与固体材料一起拌匀，有利于减少药物的刺激性，增强疗效；煨则有利于减轻药物的偏性。

【水制】不论采取何种方式，均可使药材更加润泽，增强其滋润、向下的特性。

【水火共制】大多数情况下，先将中药材入水浸润，再以火制，促使药材由生至熟，并使药性更加平和。如醋制芫花，则可降低毒性；酒制黄芪，有利于增强药效；酒蒸大黄，则有缓和泻下之功。

另外，还有一些炮制方法也会对中药材的药性产生极大的影响，具体如下：

○酒制升浮，可加强中药材的升浮趋向，如酒炙川芎，有利于增强活血之功。

○姜制温散，可增强中药材的发散之功。

○盐制软坚，可引导中药材的作用入肾经，如盐炙杜仲，有利于增强补肾之功。

○醋制收敛，可引导中药材的作用入肝经，如醋炙香附，有利于增强疏肝止痛之功。

○蜜制益元，可缓和药性，防止药性过于刚烈，如蜜制黄芪，有利于增强补中益气之功。

○面裹曲制，可防止药性过猛，保护胃肠免受刺激。

● 煎煮对中药材药效的影响

了解了中药材的药性，可准

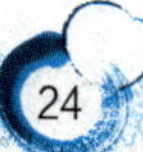

确选择中药材来防病治病、养生保健，但要最大程度地发挥出这些中药材的功效，必须注意煎煮中药材的方法。

◎ **根据质地、药性合理煎煮**

任何中药材因质地、药性不同，其煎煮方式也会有所区别。

○先煎：某些质地较硬的药材，如石膏，有效成分难以析出，故在煎煮时要先煎30分钟左右，再放入其他中药材或食材。某些有毒的药材，如生附子，也要先入水煎两小时以上，以降低毒性。

○后下：大部分芳香解表类药材，如薄荷、白豆蔻、藿香等，因富含挥发油，且有效成分易流失，故煎煮时间不宜太长，应在其他药材煎好前5分钟时放入。

○另煎：某些名贵的中药材，如人参，为了最大程度地利用其高品质的营养成分，应当与其他药材分开煎煮。

○包煎：某些带毛的中药材或过于细碎甚至粉末状的药材，均要先用纱布包裹，再入锅煎煮，枇杷叶就是典型的代表。

○剥散：对于外皮较厚的药材，如红枣、黑枣等，必须先剥散再煎煮，以便有效地煎出药理成分。

○压碎：对于桃仁、茯苓等药材则需先压碎再煎煮，以便更好地析出药物的有效成分。

○隔水加热：对于阿胶、鹿胶等药材，应先单独加热或隔水加热，待融化后再倒入药汁中，有利于促进药材有效成分的吸收。

药食同源绿色通道

煎煮中药材前的准备事宜

◎准备适宜的器具：煎煮中药最好使用砂锅，若没有砂锅，则可选用不锈钢器具，不宜使用铝质、铁质、锡质的器具。

◎准备煎煮的热源：煎煮中药材时一定要保证受热均匀、持久，故电磁炉、煤气炉、木炭炉或煤球炉都可以用来煎煮中药材。煎煮时根据药材特性可一直保持小火慢煨，也可以先大火烧开再改用小火慢熬。

◎倒入合适的水量：一般都是冷水下锅，加水量以不超出锅内药材水平面2厘米为宜，否则极易影响药汁的浓度。

◎ 药材煎煮过程中的注意事项

药效最大程度的发挥离不开煎煮方式的正确选择，应准确把握煎煮的时间和次数，以保证浓度适中、药效最强。

一般情况下，一副药即为一天的剂量，一般可分2次煎煮。第一次煎煮时待水沸腾后轻轻搅拌一下，再煎煮20~30分钟，倒出药汁即可。第二次煎煮时则要重新加入冷水，水沸腾后继续煎煮20分钟即可。若是质地坚硬的药材，则需多煎煮10分钟。饮用时只需将两次所得的药汁混合调匀即可。

● 中药材应用有禁忌

社会在发展，人们对预防、医疗、保健、养生等的需求加强，中药材的应用受到关注。但是中药材种类繁多，数量庞大，每种药材含有多种成分，作用机理复杂，治疗疾病或养生保健过程中，不仅要考虑发病原因、疾病诊断等，还要辨证施治，更要考虑个体差异性，这使得中药材应用存在一定的禁忌。另外，中医饮食养生强调忌口，尤其在应用中药材时，更是有诸多禁忌。具体禁忌有以下几个方面。

◎ 服用中药材时要忌口

服用中药时应忌食生冷、油腻、辛辣刺激、难以消化的食物，对性寒的食物要做到不食，甚至对肉类、豆类等都应忌口。服用中药材时最好不要同时服用其他中药、西药等，两者相隔的最佳时间为2个小时左右。另外，大部分中药材宜趁热服用，但是对于具有清热解毒泻下功效的药材，则最好冷服。

◎ 妊娠期女性用药“黑名单”

妊娠期女性较常人更加虚弱，即便生病，必须要谨慎用药，切不可盲目用药。

【禁用药材名录】雄黄、乌头、巴豆、麝香、水银、牵牛子、马钱子、大戟、甘遂、芫花、商陆、三棱、水蛭、附子、斑蝥、砒霜、蟾酥、蜈蚣、藜芦、土鳖虫、轻粉等。这些药材药性太猛，并具有强烈的毒性，孕妇不能食用，以免导致流产或胎死腹中。

【慎用药材名录】白附子、穿山甲、大黄、五灵脂、三七、冬葵子、卷柏、天南星、牛膝、番泻叶、虎杖、红花、芒硝、枳实、常山、硫磺、凌霄花、肉桂、木通、郁李仁、王不留行等。这些药材基本都具有通经散结、行气破滞之功，因其或辛热燥烈或滑利沉降，孕期女性不宜食用，否则易导致胎儿畸形，造成不可挽回的遗憾。

药膳养生之天时、地利、人和

中药入日常饮食可养生保健、防病治病，首先要做到“三辨施治”，即用药之前先辨体质、辨疾病、辨证型，再考虑年龄、性别、季节、地域等细节性因素，以便选择合适的药材，进行合理的药膳调养或疗疾，尽可能做到“天人合一”。

四季变换，随着时节做药膳

养生需“合乎四时，天人相应”，也就是说要顺应四季的变换，达到“四季五补”的效果。这一点在《黄帝内经》中早就有“春夏养阳，秋冬养阴”的总结，在民间亦有“春天补肝、夏天补心、秋天补肺、冬天补肾、长夏补脾”之说。那么，四季应该如何进补，又该如何用药呢？

◎ 春季：补阳气、疏肝气、养肝血

春季万物复苏、阳气初发，人体阳气开始生发，但春季也是细菌肆虐的季节，人们应该适量运动，以吸收阳气，促进气血调和，预防或改善鼻炎、咳喘、心脏病、高血压等病症。

【调养重点】春季宜养肝，以排毒为主，并保持心情舒畅，以便肝气顺达、气血疏通。

【饮食原则】饮食宜清淡，以温补为主，多吃新鲜的绿叶蔬菜，如菠菜、韭菜等，以促进体内油脂和毒素的排出。

【用药原则】宜用温养阳气、清轻升发的药材，如西洋参、山药、黄芪、大枣等；不宜用辛热、沉降的药材。

◎ 夏季：补脾除湿、养心安神

夏季阳气旺盛，万物生长，天气也比较热、降水丰富，不仅湿气较重，更会促使细菌与病毒的滋生，比较容易诱发皮肤过敏，及消化系统疾病。日常生活中要注意保持环境的清洁，并及时地排出体内的湿热。

【调养重点】夏季要注意脾胃的调养，并要避免烦躁情绪，以免心火旺盛影响日常生活。

【饮食原则】饮食宜以清热、除湿为主，多吃西瓜、生菜、西红柿、苋菜等，以保证心脏的正常功能。

忌食温补滋腻的食物。

【用药原则】宜用性凉滋补、消暑祛湿的药材，如麦门冬、薏苡仁、莲子等，以便清心补气、消暑解毒。

◎ 秋季：清肺润燥、生津止渴、解郁除烦

入秋之后气候比较干燥、湿度较低，易使人忧郁，不利于生理机能的正常发挥，气管炎、哮喘、燥咳、皮炎等病症也会随之而来。日常生活中要注意及时添减衣物、保持室内通风湿润、及时补充水分。

【调养重点】秋季宜养肺，尤其要注意肺、皮肤以及大肠等器官的养护。

【饮食原则】饮食上以润肺燥、清肺热的食物为主，可适当多吃一些酸味甘性食品，并要尽量避免食用容易上火且热性的食物。

【用药原则】宜用生津养阴、润燥化湿的药材，如山药、百合、山楂、乌梅等。

◎ 冬季：温补驱寒、固肾益精

冬季气候寒冷，是哮喘、中风、高血压、感冒等疾病高发的季节，要注意保暖预防。此时阴气盛而阳气弱，不宜过食生冷寒凉之物，以免损伤阳气，给身体留下隐患。

【调养重点】冬季以温补肾阳为主，宜固守元气、温补养身。

【饮食原则】饮食以温热性食物为主，可多吃生姜、辣椒、茴香等，以促进血液循环、加速新陈代谢、抵御严寒；忌食性凉的食物及冷饮。

【用药原则】宜用温补、益气、活血的药材，如人参、当归、肉桂、黄芪等。

● 地域差异，药膳也多样

天人相应的养生理念不仅要顺应四时，还要与所处的地域环境相符。我国疆土辽阔，地域环境各异，气候条件也不同，如东南沿海地区气候温暖潮湿，饮食上应以清淡、除湿食物为主，以除湿热；西北高原地区气候严寒干燥，饮食上应以温阳散寒为主，以免感受风寒。

● 根据人的体质选择药膳

保持健康的身体要从认识自身的体质开始，无论是防病治病，还是养生保健，都要根据不同的体质合理选择药膳，以更好地疗疾与养生。根据中医的“阴阳调和”理论，不同体质者应依照“寒者热之”、“热者寒之”、“实则泻之”、“虚则补之”的原则来选

药、用药。

◎ 实性体质者泻之

【体质特征】身强体壮、肌肉发达、小便赤黄、大便干燥、便秘。

【用药原则】宜用性寒凉、味苦的药材，用量酌情而定。

◎ 虚性体质者补之

中医理论中将虚性体质分为气虚、血虚、阴虚以及阳虚等，各自有着自身独特的特征表现，又有着相对应的用药原则。

虚性体质类型	特征表现	特定人群	用药原则	适用药材
气虚体质	气弱少语、面色苍白、食欲不振、不爱运动、易眩晕	阳气不足者、无寒象者、久病或重病者、肥胖者	宜用健脾补气的药材	黄芪、人参、茯苓、甘草、白术、山药、大枣等
血虚体质	形体消瘦、面色苍白、头晕、健忘、脉弱无力、月经量少	阴血不足者、无热象者、失血过多者、营养不良者、产妇	宜用补血的药材	当归、枸杞子、阿胶、何首乌、熟地黄、白芍等
阳虚体质	手脚冰凉、畏寒、喜热、面色苍白、嗜睡、全身乏力、性欲低下、小便频数、早泄	阳气不足者、有寒象者	宜用温补阳气的药材	肉桂、肉苁蓉、锁阳、杜仲、冬虫夏草、鹿茸等
阴虚体质	形体消瘦、心烦、脸色潮红、喜冷饮易渴、手脚心发热、盗汗、失眠、小便赤黄、大便干燥	阴血不足者、有热象者	宜用滋阴生津的药材	玉竹、麦冬、石斛、百合、北沙参等

◎ 寒性体质者热之

【体质特征】肢寒、怕冷、少饮、全身乏力、面色苍白、神疲、尿多而色

淡、易腹泻。

【用药原则】宜用性温、性热的药材。

◎ 热性体质者寒之

【体质特征】怕热、喜饮、易口渴、口臭、尿少且赤黄、大便燥结、便秘、面红耳赤、舌苔厚、脾气暴躁。

【用药原则】宜用性凉、性寒的药材。

● 年龄、性别不同，药膳亦不同

人的年龄影响人体气血盛衰及脏腑功能，性别不同，生理机能亦不同，故不同年龄段有着不同的用药及食疗食养原则，不同性别在用药上也会有所差别。

○儿童：生机旺盛、脾气不足，饮食不知节制，宜选用健脾、消食的药膳。

○青年：精力旺盛，无需进补，只需保证均衡饮食、规律起居、劳逸适度。

○中老年人：机体功能减退、气血不足、脏腑衰退，易出现脾胃虚弱、肾气不足等病症，故宜选用健脾固肾、益气养血的药膳。

○女性：行经期间的女性宜用补血药膳；妊娠期女性宜用安胎、养血药膳；产后女性宜用补气养血、通经下乳的药膳；更年期女性肾气衰、气血虚，故要选用补肾益气的药膳。

○体力劳动者：出汗多而易耗损阴气，故要选用滋阴益气、健脾生津的药膳。

○脑力劳动者：气血消耗过大易损伤心脾，气血易不足，故要选用益气补血、养心安神的药膳。

药食同源绿色通道

日常保健的6种食物

◎生姜：冬吃萝卜夏吃姜，常含生姜片，可增进食欲、延缓衰老。

◎柑橘：浑身都是宝，具有生津止渴、疏肝理气、化痰散结的作用，适宜秋燥季节食用。

◎银耳：自古就是宫廷食品，善于润燥、止血。

◎醋：解毒下气、开胃消食，并可调节女性气血运行。

◎黑芝麻：乌发亮发、润肠通便、延年益寿，被誉为“不老神话”。

◎羊肉：民间有句俗话：“冬吃羊肉赛人参，春夏秋食亦强身。”这是因为，羊肉性温热，具有补肾壮阳、温中祛寒的食疗功效。冬天食用羊肉最适宜，既能抵御风寒，又可温补肾阳，可达到强壮身体的目的。因此，羊肉被奉为“冬令滋补佳品”。

【第二章】

益气补血，补养人之根本

中医认为，气血乃人之根本，五脏六腑功能的盛衰决定着人之寿夭。日常生活中，气血的盈亏对女人的容貌与健康至关重要。气血充沛、经脉畅通，五脏六腑才能得到“雨露”的充分滋养，其功能和作用发挥方可正常，以保证生命充满活力、精神面貌焕然一新、享尽天年寿命。天地阴阳需和谐，人体气血要平衡。气与血好似一对“夫妻”，一阴一阳，朝夕相伴，谁也离不开谁，唯有和谐相处，身体这所“大家庭”才能平安。

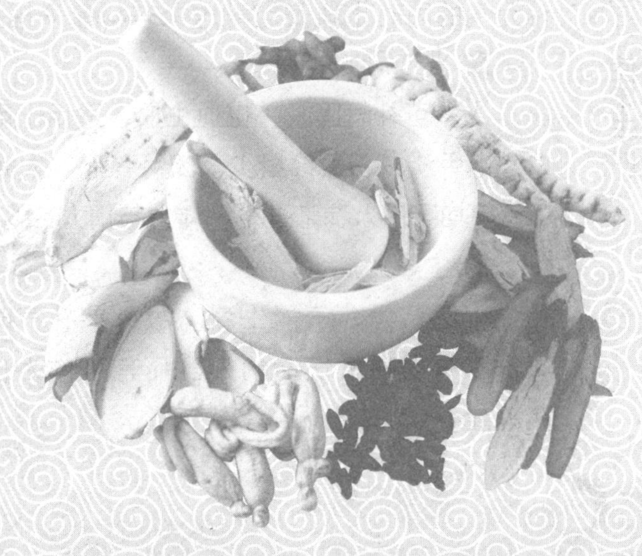

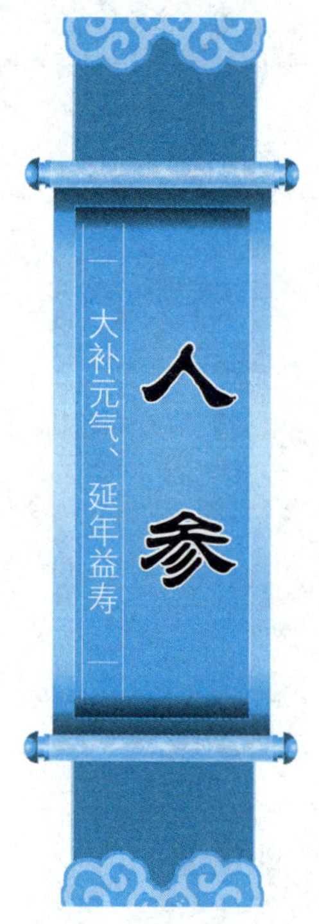

人参小档案

别名	人衔、鬼盖、地精、神草、孩儿参、棒槌
性味归经	性平，味甘、微苦；归脾、肺、心经
适用人群	气虚体质、血虚体质者均可食用；尤其适用于糖尿病、冠心病患者
食用禁忌	忌与黑豆、白萝卜、藜芦、五灵脂等同食；食用人参时不宜食用过咸的食物。实证、热证者禁服；孕妇、小儿不宜服用
主要产地	黑龙江、吉林、辽宁、河北北部等地区
使用区别	野生人参：功效最佳，非严重病症者一般少用；移山参：作用较弱，适用于气阴双亏者；红参：药性偏温，适用于气虚及阳虚体质者；朝鲜参：与红参相似，作用较强

功效主治

■ 大补元气、补脾益肺

人参为补气药之首，药力强而猛，多为急救所用，有利于大补元气，适用于因大汗、大失血、重病或久病等所致的脉搏微弱、气虚神衰等症状。人参还可补益脾肺之气，善治肺气不足所致的胸闷气短、低声少言、自汗及脾气不足引起的全身乏力、精神倦怠等症。常与茯苓搭配同食，在补元气的同时也能安定神志；若与莲子搭配同食，则可增强助眠功效。

■ 摄血固脱

人参可补气固脱、摄血生血，适用于因失血过多以及血虚引起的面色苍白、指甲淡白、月经量少、闭经等症。大病初愈者、体弱多病者、以及大出血者等均可用人参来进补，体力与精力会恢复得更快。

■ 生津止渴

中医认为，气能生津。故人参补气时亦可生津，对教师、运动员、声乐家等易耗气伤津的人群而言可作为日常保健品，也可用于治疗糖尿病等症。

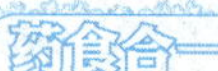
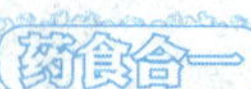
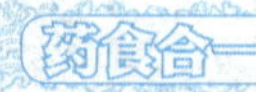

居家调养实用方

人参莲子肉羹

取人参3克，去心莲子肉10颗，冰糖适量。将三者一起放入碗中，隔水炖1小时左右。每日1剂，佐餐食用即可。

此羹可补脾气、定神志、抗衰老、止汗固精，对自汗、夜尿、失眠者效用甚佳。

人参茯苓粥

取人参5克，茯苓10克，大米100克，姜片适量，盐少许。先将人参、茯苓、姜片加水煎煮，约1小时后过滤取汁；再将大米与药汁一起煮粥，待米烂粥稠时加入盐调味即可。每日1剂，可长期服用。

此粥具有补气和中、健脾养胃、增进食欲、安神定志的功效，可有效改善身体消瘦、神经衰弱、失眠等。

人参鸡汤

取鸡1只，人参10克，姜片5片，盐适量。将鸡处理干净，与人参、姜片、适量水一起倒入砂锅中煲汤，至鸡熟烂后调入盐即可。每日1剂。

此汤可大补元气、生血补血，适用于贫血、体虚者以及大病初愈者、大出血者、产妇等。

人参山楂茶

取人参10克，山楂、茯苓各5克，白糖适量。将前三种材料一起放入锅中，加入适量清水，大火煮沸后改用小火慢煮半小时左右，过滤取汁，加入白糖搅匀即可。代茶频饮，每日1剂。

本品具有补脾胃、止腹泻之功，是慢性肠炎患者的福音。

选购与储存指南

人参包括生晒参、红参、野山参等，不论哪种人参，都具有一致的选购和储存标准。

◎选购：三者均以条粗、质硬、完整者为佳。若闻之有淡臭味，食之有豆腥味，则多为野豇豆制成的伪品；若质坚，但易折断，断面较平坦，有层环或放射状裂缝，则多为山莴苣制成的伪品。

◎储存：人参易受潮返糖、易遭虫蛀，故最好置于干燥且阴凉处密封保存。

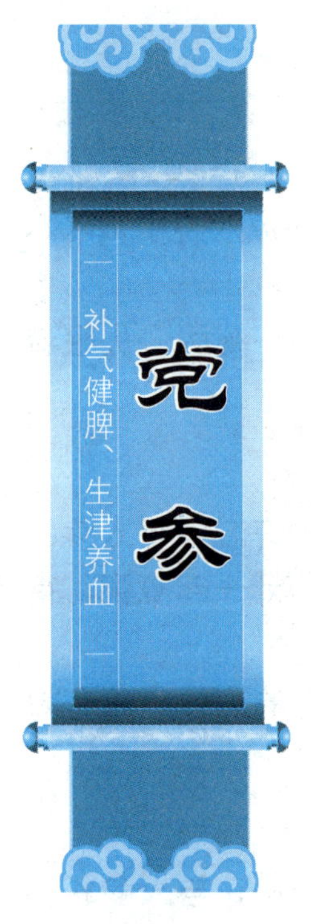

党参小档案

别名	防风党参、黄参、防党参、上党参、狮头参、中灵草、黄党
性味归经	性平，味甘；归脾、肺经
适用人群	气虚体质、血虚体质者均可食用
食用禁忌	忌与萝卜、茶、藜芦、莱菔子等同食。气滞、火盛者禁用；实证、热证禁服；正虚邪实证不宜单独应用
主要产地	东北、华北及陕西、宁夏、甘肃、河南、四川、云南、西藏等地区

功效主治

■ 平补脾肺之气

党参和人参的功效近似，只是药力更和缓些，于补气方面更偏于补脾肺之气，对于脾气不足所引起的体虚、倦怠、食少、便溏以及肺气亏虚所引起的久咳不止、气短心悸、自汗盗汗等症有较好的疗效。常与黄芪、白术、山药等搭配食用，用于治疗各种气虚不足所引起的病症，如倦怠乏力、气虚喘促、食欲不振、久泻脱肛等。

■ 养血补血

党参不但有补气的作用，也有一定的养血补血之功，尤其适用于儿童与女性的气血两虚之症，症见面色苍白或蜡黄、全身乏力、精神萎靡不振、心悸、头晕目眩等症。常与熟地黄、当归等搭配同食，在补气的同时也有补血养血之功，有利于改善血虚引起的面色萎黄及多种慢性出血症状。

■ 生津、止渴

党参还有一定的生津止渴的作用，尤其适用于教师、声乐演员以及说话较多的人群。可改善因耗伤气津所致的气短、口渴、咽干、烦渴等症。

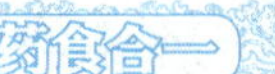
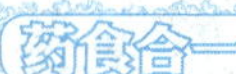
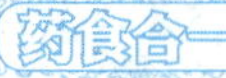

居家调养实用方

党参大枣饭

取党参5克，大枣10颗，糯米100克，白糖适量。将党参洗净、切片，大枣洗净，两者一起放入碗中，加白糖及水浸泡约30分钟，再倒入砂锅中煎煮，滤取药汁；糯米倒入碗中，加清水，入蒸锅，蒸熟后扣入盘中；药汁与白糖一起熬至浓稠，浇在糯米饭上即可。每日分2次食用完，每周2次为宜。

本品具有补脾气、养胃气、增食欲、增气力等功效，尤其适用于学龄儿童。

党参辣炒鱿鱼

取党参10克，新鲜鱿鱼150克，青椒、红椒各适量，葱、姜、盐、胡椒粉各少许。先泡发党参，切末；将鱿鱼切细条，入油锅滑炒至熟；青椒、红椒切条；另起锅，煸香葱、姜，加入党参末、青椒条、红椒条、鱿鱼条翻炒均匀；加入盐、胡椒粉调味即可。每日1次，每周食用1~2次即可。

此菜品中的党参和鱿鱼皆可补中益气、健脾开胃，可有效改善气虚、脾胃不适引起的多种病症，尤其适用于食欲不振者。

党参当归炖猪蹄

取当归、党参各10克，猪蹄1只，盐、葱、生姜、料酒各适量。将猪蹄洗净后剁成大块，与当归、党参、葱、生姜一起放入锅中，加入适量清水，调入盐及料酒，大火煮沸后改用小火慢炖，待猪蹄煮熟即可。佐餐食用，隔日1剂。

本品具有益气养血滋阴之功，善治月经失调、痛经、经期腹痛等妇科病症，并具有一定的通乳之功。

选购与储存指南

党参因物美价廉而更为常用，市场上的品质也参差不齐，故在选购和储存方面更要谨慎些。

◎选购：党参应以体形粗壮、质地油润、气味香浓、嚼嚼后味微甜且无渣为首选。

◎储存：为防止党参发霉、虫蛀、变质，最好将其置于干燥通风处储存。

西洋参

补气养阴、清热生津

西洋参小档案

别名	洋参、西洋人参、花旗参、法兰参、种洋参
性味归经	性凉，味甘、微苦；归脾、肺、心、肾经
适用人群	气阴两虚者、虚热内扰者均可食用
食用禁忌	忌与萝卜、藜芦、莱菔子等同食。脾阳虚衰、寒湿者禁用；实证、火郁证者忌服；儿童不宜食用
主要产地	美国、加拿大；我国吉林、辽宁、北京、河北、山西、山东等地也有栽培

功效主治

■ 补气、养阴、清火

西洋参较人参的补气功效稍弱，却长于养阴、清火。夏秋两季，中老年人可生食西洋参以保健养生，对气阴两虚、燥热内生所致的烦渴自汗、口干舌燥、大便干结、小便短赤、气短心悸、失眠多梦等症有较好疗效。

■ 养心肺、健脾胃

西洋参入肺、心、脾经，故善补心肺之气、养心脾之血，对于心脾气虚引起的精神不振、心烦气躁、心悸失眠、四肢乏力、消化不良、口渴等症均有益。

■ 生津止渴

西洋参可气阴双补，故生津止渴的功效更显著。夏季多用来预防暑热，对因热伤气津所致的身热自汗、心烦口渴、倦怠气短、消渴等症均有一定的疗效。常与石斛、胖大海、枸杞子等搭配同食，用于治疗声音嘶哑、咽干喉痒等不适，是教师、声乐演员的护嗓良药。

居家调养实用方

西洋参龙眼饮

取西洋参片3克，龙眼肉30克，冰糖适量。将龙眼肉、西洋参片、冰糖一起放入碗中，加水后入蒸笼中隔水蒸约2小时，至呈稀膏状即可。每日饮用2~3次，每次1匙。

此饮品具有补气养阴、安神益智、养心补血之功，善治因心脾气血不足引起的气短心悸、失眠多梦、健忘神疲、脸色苍白等。

西洋参蘑菇汤

取西洋参10克，蘑菇15克，菠菜20克，盐适量。将西洋参洗净，蘑菇洗净后切片，菠菜洗净后切段；将西洋参、蘑菇一起放入锅中，加水以大火烧开，再调成小火慢炖，待将熟时放入菠菜段，加盐调味即可。每日1次，每周食用1~2次。

本菜品口味清淡，但鲜香味十足，善补气养阴、健胃清火、养血止血等，对于脾胃不适、气血两虚等均有改善作用。

西洋参石斛茶

取西洋参片2克，石斛5克。将二者一起放入杯中，倒入沸水，冲泡15分钟左右即可。代茶频饮，喝茶、嚼食西洋参片。

此茶有大补元气、润肺利咽、清热生津之效，不仅适用于教师、声乐演员，还适用于糖尿病患者，对更年期女性也有调养作用。

选购与储存指南

西洋参的选购应以条粗壮、横纹多、质地硬者为佳，具体可从外观和气、味方面仔细挑选。

◎选购：第一，看外观。外观呈土黄色，可见密集的横纹与细细的纵纹；断面光滑、平整，呈淡黄色，有层环及红棕色树脂管和细管；质地坚实。第二，气与味。气味清淡，味道先觉微苦，后有回甘。

◎储存：西洋参的储存关键是要防潮，但是西洋参决不能和干燥剂接触。另外，西洋参应该先用食品袋装好，然后放入密封罐中保存，保证与空气隔绝，再置于通风、干燥、阴凉处保存即可。

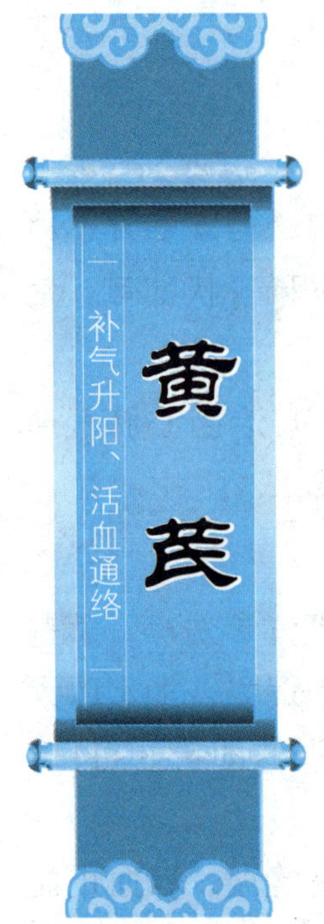

黄芪小档案

别名	黄耆、戴糁、百本、箭芪、绵黄耆、独根
性味归经	性微温，味甘；归脾、肺经
适用人群	脾气虚弱者、血虚或慢性出血者均可食用
食用禁忌	气滞湿阻、食滞胸闷、热毒疮疡、表实邪盛及阴虚阳盛者忌食；不宜与龟甲、白鲜皮等同食
主要产地	山西、甘肃、黑龙江、内蒙古以及辽宁、吉林、河北等地区
使用区别	生黄芪、绵黄芪：有利于固表、托疮、利水、止痹痛； 炙黄芪：多用于补气、健脾

功效主治

■ 补脾益气、生血摄血

黄芪的药性较强，善治脾气不足、脾虚引起的中气不足等，是中老年人日常养生保健的佳品。对脾气虚弱引起的精神疲倦、全身乏力、食少便溏等症均有一定的治疗作用。

黄芪在补气的同时，还可生血、摄血，尤其适用于血虚证或有慢性出血的患者。

■ 补益肺气、固表止汗

黄芪并非只入脾、胃经，还善走肺经，其补益肺气的功效显著，可治疗自汗、反复感冒、气短乏力、懒言、咳喘、胸闷等病症。

■ 托疮生肌、补气活血

黄芪还具有促进肌肤排毒、创面愈合的作用，皮肤疮疡者食用黄芪，能加快康复速度。

再者，因黄芪的补气作用很强，故能起到活血通络的作用，对因风湿、中风后遗症等引起的肌肤麻木、半身不遂等均有益处。

居家调养实用方

黄芪粥

取黄芪10克，大米100克。先将黄芪切片，用清水浸泡半小时，然后倒入砂锅中以小火煎煮1小时；滤取药汁，放入大米，加适量清水，煮至米烂汤稠即可。每日或隔日食用1次，连服2周。

此粥用大米和黄芪汁共煮的方式，既增强了黄芪本身的补气养肺功效，又增加了和中益气之功，对于身体虚弱、自汗、反复感冒、咳嗽、气喘、气短乏力等均有益。

黄芪炖乌鸡

取乌鸡1只，黄芪50克，枸杞适量，盐少许。先将乌鸡处理干净，用盐抹匀腌制；黄芪、枸杞洗净，黄芪切片，再将二者填入鸡腹腔内，入锅中隔水炖至鸡肉熟透即可。隔日食用1次，可分2次食用完。

本品有补气、强肾的作用，善治小腹坠痛、子宫下垂、气短胸闷、头晕眼花等。

黄芪羊肉羹

取羊肉200克，黄芪10克，当归5克，葱、姜、盐、料酒等各适量。先将羊肉洗净切块，与黄芪、当归一起放入砂锅，倒入适量水，加入葱、姜、盐、料酒等，用大火煮沸后改用小火炖至肉烂汤稠即可。饮汤食肉，每日或隔日食用1次。

本品有气血双补之功，并可固肾护肝，善治因肾气亏虚引起的遗尿、遗精、夜尿频多等症。

选购与储存指南

黄芪可补一身之气，有补充体力和精力的良好功效。为了保证黄芪功效的正常发挥，在选购与储存方面需要格外注意。

◎选购：以外形粗壮、皱纹少、质坚且不易断、断面呈黄白色且粉性足、口感微甜、略有豆腥味者为佳，若空心或黑心，则为劣质品。

◎存储：本品应置于干燥通风处储存，以免长霉和虫蛀。

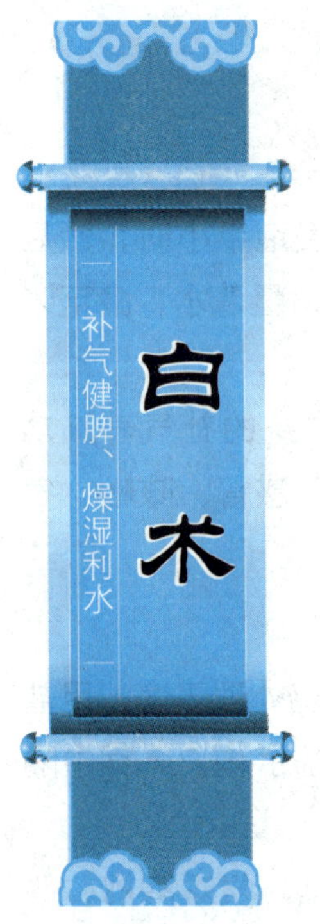

白术小档案

别名	术、山蓟、山芥、山姜、冬白术、于术、浙术、烘术、生晒术
性味归经	性温，味甘、苦；归脾、胃经
适用人群	气虚体质、孕妇及产妇均可食用
食用禁忌	热证、阴虚燥渴者忌用；食积腹胀者不宜服用
主要产地	浙江省的东阳、昌化、仙居；安徽省的黄山、宁国；湖南省的平江、衡阳以及湖北、江西、四川等地区
使用区别	生白术：可燥湿、利水；炒白术：偏性较弱，适用于补脾、益气

功效主治

■ 益气健脾、润燥和中

脾主运化，为后天之本，而白术专走脾、胃经，对中老年脾胃功能衰退而引起的食欲不振、腹胀、大便不成形、四肢乏力等症均有显著的疗效。

■ 强壮身体、利尿消肿

白术有利于肺卫之气的充足，从而帮助人体更好地抵御外邪的入侵，有强壮身体的作用。白术具有显著的利尿作用，善治肾性水肿、肝性水肿、营养不良性水肿、妊娠水肿等。

■ 安胎保胎、妊娠福音

白术也常用于安胎、养胎、保胎，尤其适用于体质较弱的孕妇。对妊娠期间出现的不思饮食、食纳欠佳、大便溏稀以及习惯性流产等症均有一定疗效。妊娠期间若有腰酸背痛，可与杜仲、桑寄生等搭配入药膳，有利于缓解酸痛不适。

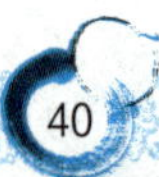

居家调养实用方

白术酒

取白术50克，黄酒适量。先将白术烘干，研磨成细末，装瓶；取适量白术末，加入黄酒，加热煮沸，待沸腾3~5次后即成。饮用酒液，每日1~2次。

本品具有补气、升阳、养血之功，对脾胃有益，并可固元安胎，适用于脾胃虚弱者，也适用于体质较差的孕妇，尤其对妊娠期间的神疲乏力、不思饮食、大便溏稀等不适均有效。

白术鲫鱼粥

取白术10克，鲫鱼1条，大米100克，盐适量。先将白术洗净，加水煎煮，留取药汁备用；鲫鱼处理干净，撇出鱼肉；大米洗净。将大米与鲫鱼肉一起放入锅中，加水熬煮成粥，待粥将成时加入药汁，调入盐即可。每日食用1次，连服3~5日。

本品可调养脾胃、降逆止呕，尤其适用于孕妇，对妊娠呕吐、头晕乏力、倦怠嗜睡、不思饮食等不适均有缓解作用。

白术杜仲叶茶

取白术15克，杜仲叶5克，绿茶适量。将白术、杜仲叶倒入砂锅中，加入适量水，煮10分钟左右，再加入绿茶稍冲泡。温服，每日1剂，分3次服完。长期服用，效果更显著。

本品具有健脾补肾之功，善治脾虚、肾虚引起的不适症状。

选购与储存指南

白术的益气、健脾、燥湿功效显著，质量的优劣、储存得是否正确都会影响其功效。

◎选购：优质白术的表面应呈灰黄色或灰棕色，顶端有残留的茎基和芽痕，质坚且不易折断，断面不平坦；闻之香气浓烈；嚼之略带黏性。

◎储存：为了防潮、防虫蛀，白术应置于阴凉干燥处贮存；阴雨季节可置于硫磺炕房内储存。被虫蛀或发霉后可置于烈日下曝晒。另外，冬术不可久放于硫磺炕房内，否则味道容易发酸。

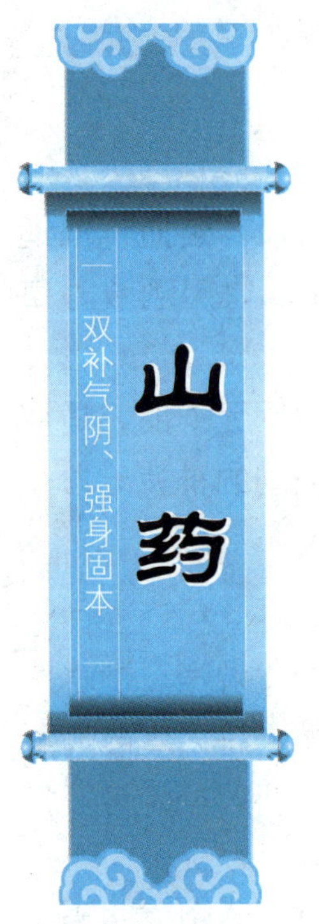

山药小档案

别名	怀山药、铁棍山药、山薯、淮山、山菇、山药薯
性味归经	性平，味甘；归脾、肺、肾经
适用人群	气虚、肾虚、肺虚者均可食用
食用禁忌	湿盛中满者不宜食用、食积者忌食、热证邪实者也禁服。不宜与甘遂同食。大便干燥者不宜将山药与鲫鱼、鲤鱼、荞麦等同食
主要产地	河南温县、山西太谷、河北保定、陕西汉中、甘肃、山东、浙江、江西、湖南、福建、云南等地区

功效主治

■ 补脾养胃，生津益肺

山药兼补脾、胃、肺、肾、等脏腑，且药性平缓。经常食用，对五脏六腑的有补益作用。入药可改善因脾气虚弱或气阴两虚所致的身体消瘦、全身乏力、腹胀、大便溏稀等，并对肺气亏虚所致的久咳不愈、气喘、自汗、气短等症有治疗作用。

■ 气阴双补，固肾益精

山药自古就被用来治疗消渴症，山药有补气养阴的作用，对人体健康有益。另外，山药入肾经，有固肾、强身之效，既可改善肾气虚所致的腰膝酸软、夜尿频多、遗尿、早泄等症，又可缓解肾阴虚所致的形体消瘦、盗汗等症。

■ 降血糖、促消化

山药富含黏液质、胆碱、自由氨基酸、多酚氧化酶，可有效调节血糖，并促进人体消化系统的功能恢复，改善消化不良等。

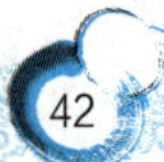

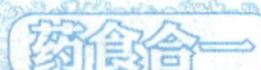
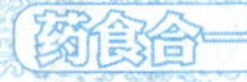

居家调养实用方

山药羊肉粥

取山药200克，羊肉150克，大米100克，盐适量。先将山药去皮、洗净，切小块；羊肉剁成肉馅；将大米洗净，与适量清水一起放入砂锅熬煮，至大米开花后加入羊肉馅，烧煮至沸，加入山药块，煮至粥稠肉香，加入盐调味即可。每日或隔日1次，分2餐食用完。

本品补气、滋阴、养血、健脾、补肾，有强身健体、延缓衰老之功，尤其适用于中老年人。同时，本品对小儿遗尿、咳喘不止也有改善作用。

山药拌苦瓜

取山药20克，苦瓜500克，香油2大匙，白糖1小匙，姜片、葱段、料酒、酱油、盐各适量。先将山药去皮，切薄片；苦瓜去瓤，洗净后切片。将山药片、苦瓜片、料酒、姜片、葱段放入锅中，加水用中火煮熟，捞出苦瓜、山药，待凉后加入盐、白糖、酱油、香油拌匀即可。每日食用1次，食用3~5日即可。

本品具有健脾、补肺、固肾、清热解毒等食疗功效，对习惯性腹泻、痢疾、肺结核、糖尿病、泌尿系统感染等均有一定的辅助治疗功效。

山药茶

取山药100克。将山药洗净，切成薄片，放入砂锅中，加入适量清水，煎煮半小时即可。温服，代茶饮。

本品具有补脾、养肺、固肾、益精等功效。

选购与储存指南

山药在日常生活中比较常见，既能药用，也是餐桌上的美味。为了保证山药功用的正常发挥，在选购与储存方面要有一定的研究。

◎选购：无论是毛山药还是光山药，都应以干燥、质坚、粉性足、颜色洁白者为佳。其中，光山药的躯干挺直且匀称，表面较为光滑，且两端比较齐平；毛山药则稍显弯曲和扁平，表面略发黄色，表面起皱，两端也不齐，没有气味，且味道略带甜味和酸味。

◎储存：山药应置于干燥且通风较好的地方储存，以防霉变和虫蛀。

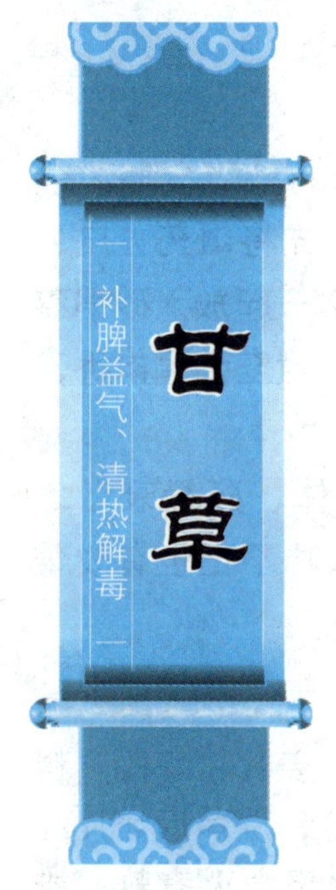

甘草小档案

别名	美草、蜜甘、蜜草、甜草、国老、甜根子、粉甘草
性味归经	性平，味甘；归心、脾、肺、胃经
适用人群	有胃溃疡、十二指肠溃疡、神经衰弱、支气管哮喘者、血栓静脉炎的患者均可食用
食用禁忌	忌与海藻、芫花、甘遂、京大戟、远志同食。中满腹胀、湿盛或水肿者均不宜食用。不宜长时间连续服用
主要产地	东北、华北地区，陕西、宁夏、甘肃、青海、河南、四川、云南、西藏等地区

功效主治

■ 平补脏腑之气，调和其他药物

甘草平补心、肺、脾、胃之气，且药性较为温和，对其他药物还可起到缓和药性与解毒的功效，因此中药方中常用甘草。若与党参、白术、茯苓等搭配入药，可改善脾胃虚弱等症；若与阿胶、生地黄、麦门冬、人参等搭配入药，有利于改善心血不足、心阳不振所致的气短、胸闷、心悸、失眠等不适。

■ 止咳平喘、宣肺化痰

生甘草或炙甘草均有良好的止咳平喘、宣肺化痰之效，对于感冒、伤风、外感风寒等引起的咳喘均有治疗作用。 在止咳的同时也有化痰的功效，清肺宣肺作用显著。

■ 清热解毒、缓急止痛

生甘草具有清热解毒之功，对因热盛引起的痤疮、脓肿等病症有治疗作用，且内服或外用皆可。

此外，甘草若与白芍配伍，可用来缓急止痛，尤其善于治疗急性脘腹痉挛性疼痛、四肢痉挛性疼痛等。

居家调养实用方

甘草大枣米糊

取生甘草、大枣各30克，米粉60克，蜂蜜适量。先将甘草和大枣分别洗净，大枣去核后掰碎；再将二者加适量清水煎煮，过滤留取汁液，与蜂蜜、米粉一起搅拌均匀，并用小火煮至汤汁浓稠即可。温服，每日1剂，可分2次食用完。

本品具有清热解毒、润肠通便的功效，有利于改善多种阳明腑实证，如大便燥结、面部生疮等症。由于此品偏寒性，故脾胃虚弱、大便溏稀者不宜食用。

甘草蒸三黄鸡

取甘草20克，三黄鸡1只，草菇50克，耗油、盐、葱油、胡椒粉、淀粉各适量。先将三黄鸡处理干净，剁成大块，放入草菇、甘草，加入其他调料，拌匀后入热锅中隔水蒸熟即可。趁热食用，每日或隔日服食1次。长期服用，效果会更加明显。

本品中的三黄鸡和甘草均具有补中益气、健脾和胃的功效，且温补效果显著，对气虚引起的全身乏力、神疲倦怠、气短、咳喘、痰多干咳、心悸失眠等症均有益处。

甘草醋茶

取甘草6 克，蜂蜜30 克，醋10 克，将三者共入杯中，开水冲泡，代茶饮，早晚各1次。

此方对慢性支气管炎有一定的改善作用。

选购与储存指南

◎选购：质优的甘草表皮细致紧实，质坚且重；断面呈黄白色，粉性足，纹路明显；味道甘甜，纤维杂质较少。若断面呈灰棕色，粉性小，闻之微臭，嚼之苦味较重，则多半为劣质产品。

◎储存：因为甘草比较容易发霉，且发霉的甘草不宜食用，故一般情况下应将其装入玻璃罐或食品袋中密封，置于通风、干燥处保存。也可将其置于冰箱中冷藏。如果有干燥剂，可以将干燥剂和甘草一起放入密封袋或密封罐中保存。

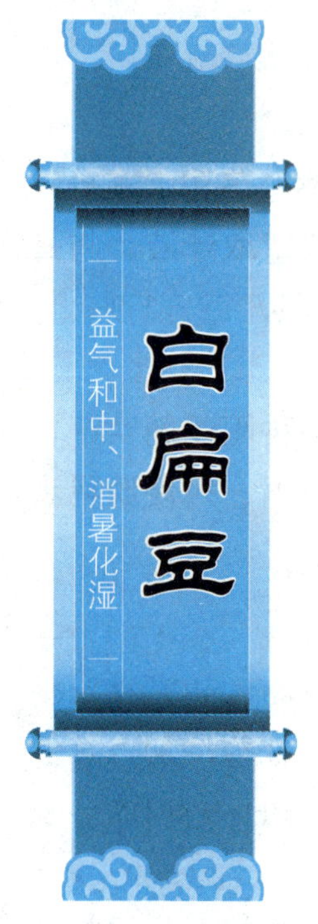

白扁豆小档案

别名	扁豆、峨眉豆、羊眼豆、南豆、小刀豆、藤豆、茶豆
性味归经	性微温，味甘；归脾、胃经
适用人群	暑湿较重、脾胃虚弱者均可食用
食用禁忌	疟疾患者不宜食用。一次性不宜食用过多，且需长时间烹煮至熟透。不宜生食，以免中毒
主要产地	全国各地均有栽培，但主产于湖南、安徽、河南、江苏等地区
使用区别	生扁豆：适用于改善暑湿病症；炒扁豆：有利于健脾止泻

功效主治

■ 益气健脾、和中化湿

白扁豆的补气效用不及人参、白术、黄芪等，但药性比较温和，且没有伤津的弊端，故常用于补气健脾、和中化湿，善治脾虚湿滞所引起的饮食不佳、腹胀、腹泻、大便溏稀等。若与白术、山药等搭配入药，有利于健脾化湿，从而改善脾虚所致的泄泻不止、痢疾等不适，并对女性带下等症也有一定的治疗功效。

■ 消除暑热、和中止呕

夏季酷暑中多夹湿，故人比较容易中暑呕吐、伤及脾胃、三焦等，白扁豆入药或入膳后的保健功效都很强。另外，止吐多与其他药物配使用，如香薷。消暑宜用生品，健脾宜用炒制品。

■ 抗癌、增强免疫力

白扁豆富含泛酸、烟酸、磷脂等成分，能增强机体的免疫力，促进T淋巴细胞的生长。白扁豆还可以有效地抑制癌细胞的生长，具有一定的抗癌作用。

居家调养实用方

白扁豆芡实粥

取白扁豆、芡实各20克，大米50克。先将芡实煮熟，去壳，取出芡实仁，捣碎；将白扁豆用清水浸泡一夜；将大米与芡实、白扁豆一起倒入砂锅中，加适量清水，小火熬煮至米烂粥稠即可。空腹食用，每日1次。

此粥能够调理脾胃、益气化湿，适用于夏季的日常保健。对脾虚所致的饮食不佳、脘腹胀满、大便溏稀或腹泻等症有一定的辅助治疗作用，对急慢性肠胃炎、消化不良等症也有益处。

白扁豆香薷汤

取白扁豆30克，香薷15克。将香薷装入布袋；将白扁豆洗净后倒入砂锅中，加入适量清水，煮至白扁豆熟烂后放入香薷，稍煎煮，去香薷包后温服，每日1次。

该汤可解暑、化湿，对夏日因受风寒、内伤湿滞所致的疾病有显著疗效，尤其适用于胃肠型感冒。

白扁豆炖猪蹄

取白扁豆、旱莲草各15克，猪蹄1只，料酒、葱段、姜片、盐、胡椒粉各适量。先将白扁豆和旱莲草分别洗净，旱莲草切长段；猪蹄洗净后切块，放入开水锅中汆烫以去除血水；再将这些材料和葱段、姜片一起入锅，倒入料酒，加水，大火煮沸后改小火炖至猪蹄软烂，调入盐、胡椒粉稍炖入味即可。温服，每日1次，可分两三餐食用完。

本品在补气、滋阴、补肝、强体方面均有效，适用于有腰膝酸软等体虚之人。

选购与储存指南

◎选购：从外形来看，颗粒大而饱满，呈黄白色或淡黄色，表面光滑，略带光泽；剥开表皮后，皮薄脆，质地坚硬，呈黄白色，闻之气味微淡，尝之有豆腥味。

◎储存：白扁豆最好不要置于低温中冷冻，因为白扁豆怕低温，不耐冻。一般情况下，宜将白扁豆置于常温、密封储存。

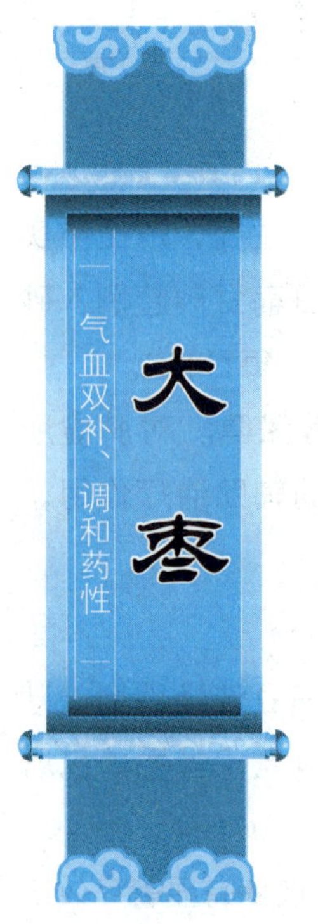

大枣小档案

别名	枣、红枣、枣子、干枣、美枣、良枣
性味归经	性温，味甘；归脾、胃、心经
适用人群	气虚体质、血虚体质者均可食用
食用禁忌	实证、热证禁服；阴虚火旺、中满痰多者忌食；湿盛、积滞、虫积、痰浊者均应慎服。一次性不宜食用过多
主要产地	河南、河北、山东、山西、山西、四川、贵州等地区

功效主治

■ 益气补中，养血生血

大枣补气血的药效较为和缓，可直接食用，亦可入药，老少皆宜，适合长期食用，可改善因气血不足引起的面色苍白无华或脸色蜡黄、身体消瘦、全身无力、神疲倦怠、以及脾虚所致的腹泻、便溏等症。若与党参、白术等搭配入药，有利于加强补中益气之功，有助于治疗脾胃虚弱所致的身体虚弱、倦怠乏力、腹泻不止等。

■ 养心安神、促进睡眠

大枣的气血双补之功使其具有养心安神之效，常用于膳食搭配，可改善心神不宁、失眠等症状。

■ 缓解药物毒性和偏性

大枣与甘草被认为是解药毒的要药，可有效地化解掉部分药品的毒性和偏性，从而更好地保护胃肠道，并保证用药的安全性和可靠性。

居家调养实用方

大枣花生汤

取大枣30克，花生100克。先将大枣去核，与花生一起放入锅中，加适量清水，煮至花生熟烂即可。饮汤食枣和花生，每日1剂。长期坚持服用，效果会更加明显。

此汤在补血的同时又可止血，养心又可安神，适用于产妇及血虚证，对营养性贫血、心慌乏力者均有益。

大枣茯神粥

取大枣15颗，茯神15克，粟米100克。先将大枣去核，与茯神同入锅，加清水熬煮1小时左右，滤取药汁，再加入洗净的粟米，煮至米烂粥稠即可。趁热温服，每日1剂，可分2次服食。

此粥在益气养血的基础上，更可健脾养心，从而起到一定的安神定志的作用，适用于失眠多梦、烦躁不安者和更年期女性，对婴幼儿夜间惊啼也有改善作用。

枣参炖乌鸡

取大枣10颗，党参30克，乌鸡1只，葱段、姜片、料酒、盐各适量。先将大枣、党参洗净，党参切成长段；乌鸡处理干净后切块；将大枣、党参、乌鸡放入锅中，再加入葱段、姜片、料酒同煮，待将熟时调入盐。隔2~3日食用1次。

本品中的大枣、党参与乌鸡均具有补气养血的功效，可以辅助治疗月经失调、痛经、经期小腹冷痛等，并可在一定程度上起到安神生津的作用，有利于改善心烦气躁、失眠多梦、夜不能寐、口渴咽干、神经衰弱等。

选购与储存指南

大枣补气养血的功效显著，但是如何才能发挥其最大的效用，则与选购和储存有着密切关系。

◎选购：应以干燥、个大、色红、肉厚、油润、气味香、味甜者为佳。

◎储存：只需储存在干燥之处即可，避免虫蛀。

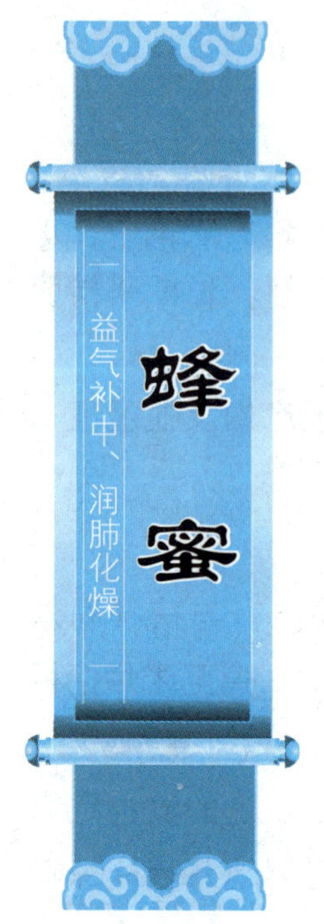

蜂蜜小档案

别名	石蜜、石饴、岩蜜、白蜜、黄蜜、白沙蜜、蜜糖、蜂糖
性味归经	性平，味甘；归脾、肺、大肠经
适用人群	便秘、高血压、支气管哮喘者均可食用
食用禁忌	葱、洋葱与蜂蜜不宜同食。糖尿病患者慎服；肠滑泄泻者、脘腹胀满者、舌苔厚腻者禁服
主要产地	全国大部分地区均有出产

功效主治

■ 健脾益气，缓急止痛

蜂蜜营养丰富，药效和缓，除能给人体补充营养之外，更可健脾胃、补气、止痛，对于脾气亏虚所致的营养不良有一定的缓解作用，对急性脘腹疼痛、腹痛剧烈有快速止痛功效，长期食用还可标本兼治。

■ 润肺止咳、润燥滑肠

蜂蜜入肺经，润肺燥，经常食用还可预防肺部疾病的发生。对于长期疲劳、气阴耗损所致的咳嗽不止、气短胸闷、全身乏力、口干咽燥者，蜂蜜乃是首选良药。蜂蜜有利于润肠通便，对促进大肠排便很有益处，对于便秘或大便燥结有显著疗效。若与枇杷叶、百部等搭配同食，可以治疗干咳、久咳等病症；若是治疗虚劳干咳、咳血等症，可与地黄、茯苓、人参等搭配入药。

■ 解毒、生肌消肿

蜂蜜也可解药毒。另外，生蜂蜜有促进肌肤创面组织再生的作用，有利于解毒消肿，可用于治疗痤疮、皮肤溃疡、烧烫伤等。

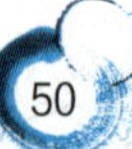

居家调养实用方

蜜醋汁

取蜂蜜、陈醋各500克。将陈醋倒入锅中煮沸，再加入蜂蜜，小火熬至糊状即可。开水冲服，每日饮用3次。

本品有益气、润肺的功效，尤其适用于各种类型的高血压患者。

蜂蜜西瓜饮

取蜂蜜15克，西瓜500克。将西瓜去皮，留瓤榨汁，加入蜂蜜拌匀即可。代茶饮。

本品可润肠通便、润肺止咳、生津止渴，适用于肠燥便秘及肺燥干咳者。

山药蜜粥

取蜂蜜20克，山药50克，糯米100克。糯米洗净，入锅加水煮粥；山药去皮后切块，也放入锅中煮约半小时，待将熟时调入蜂蜜即可。每日1剂，可分2次食用完。

经常食用该粥，有利于润肺止咳、健脾和胃，并可促进食欲、帮助消化。

选购与储存指南

◎选购：蜂蜜在选购上要谨防假冒伪劣品，应以水分少、质稠、味甜、香气浓、无杂质、不发酸者为佳。消费者可采取两种方法检验蜂蜜的品质。第一：取少量蜂蜜，加水煮沸，冷却后滴入少许碘酒，若液体成蓝色、紫色或红色，则多半掺有淀粉类物质，该种蜂蜜品质低下；第二：将蜂蜜滴入手掌心，用手指反复轻轻揉搓，若感觉黏腻，说明该蜂蜜较为稠厚，质量较佳。反之，则说明该产品是伪劣或假冒品。

◎储存：蜂蜜属于弱酸性液体，易与金属发生化学反应，故在储存过程中不宜用铅、锌、铁等金属容器来装，最好用陶瓷、玻璃或无毒的塑料桶来盛装。另外，蜂蜜还要置于低温、避光处保存。储存过程中还应防止串味、污染等，故不要与有异味、有腐蚀性、不卫生的物品放在一起。

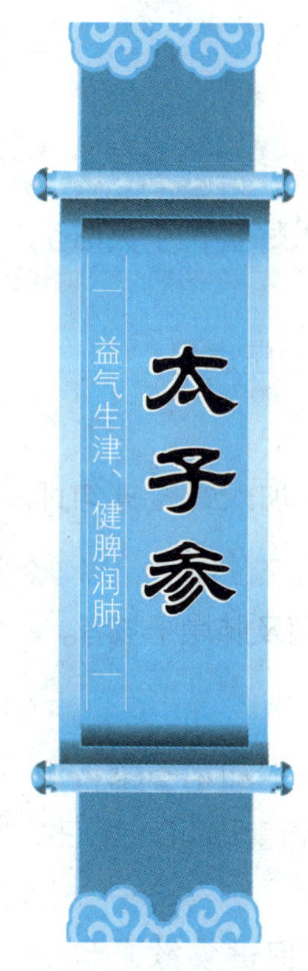

太子参小档案

别名	童参、孩儿参、四叶参、米参
性味归经	性微寒，味甘、微苦；归脾、肺经
适用人群	气虚体质、肺阴虚体质者均可食用
食用禁忌	表实邪盛者、阴虚火旺者均不宜食用
主要产地	江苏的南京、徐州、淮阴，山东的莒县、临沂，安徽的芜湖等地区

功效主治

健脾润肺，气津双补

太子参富含果糖、皂苷，有润肺祛痰的作用；太子参善补气阴，对气阴两虚所致的食欲不振、心悸失眠、自汗、神疲等症均有显著疗效。

居家调养实用方

太子参黄芪蛋汤

取太子参、黄芪各10克，鸽子蛋3颗，盐少许。将太子参、黄芪放入砂锅中，加清水煎煮1小时左右，滤去药渣后再放入鸽子蛋，煮熟，调入盐。饮汤食蛋，每日1剂，可分2次食用完。

本品可养阴固表、益气养血、健脾润肺。适用于虚汗不止、反复感冒者及儿童、老年人的日常保健。儿童食用后有助于身体素质的提升；老年人食用能延年益寿、增强免疫力。

选购与储存指南

太子参是日常生活中常见的保养品，虽然价格不是十分昂贵，但在选购和储存时还是要掌握一定的方法，以保证能发挥出太子参的最佳养疗功效。

◎选购：应以外表呈黄白色、表面干燥、肥厚、油润、无根须者为佳，闻之气微，尝之味道略甜。

◎储存：要保证干燥、通风性好，以防霉变或虫蛀。另外，需要注意的是，太子参不宜放入冰箱冷藏，否则太子参的药用价值极易被破坏。

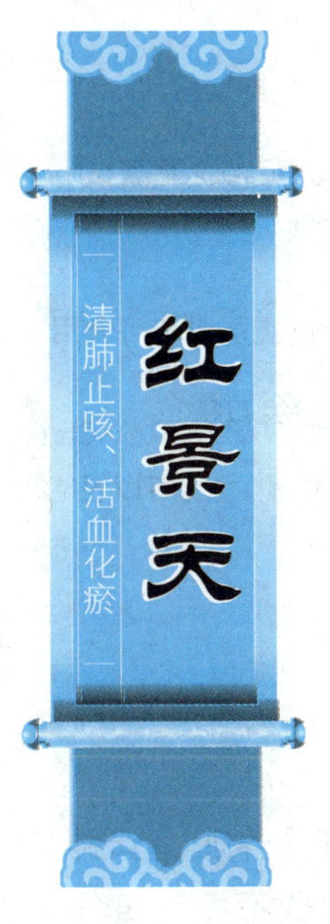

红景天小档案

别名	蔷薇红景天、扫罗玛布尔
性味归经	性平，味甘、苦；归肺、心经
适用人群	气滞血瘀、胸痹心痛者以及长期用电脑工作者均可食用
食用禁忌	不宜与辛辣刺激性食物同食
主要产地	甘肃、新疆、四川、西藏、云南、贵州以及东北地区

功效主治

■ 益气活血、清肺止咳

红景天善于活血化瘀，并可解毒消肿，常将其捣烂后外敷，是烫伤、跌打损伤者的福音。红景天还善于清肺止咳、化痰平喘，适用于倦怠频喘者。

居家调养实用方

红景天鸡汤

取红景天30克，黄芪10克，枸杞子15克，雪莲花3朵，大枣5颗，鸡1只，盐适量。将鸡处理干净，再与其他材料一起放入砂锅中，加入适量清水，大火煮开后改用小火慢炖，炖至鸡肉软烂即可。食鸡肉喝鸡汤，隔3日食用1次。

此汤具有安神、清热、润肺、平喘等功效。

红景天杞枣茶

取红景天15克，枸杞子10克，大枣3颗。将三味药材洗净，然后冲入沸水浸泡10分钟左右。温服，每日1剂，代茶饮。

本品具有调节人体微循环的功效，从而帮助降低血压、缓解疲劳，并在一定程度上可以促进性功能的增强。

选购与储存指南

◎选购：应以根粗、颈部多须根、根茎粗短、叶片密集覆盖且呈椭圆形、花朵呈红色者为佳。

◎储存：红景天喜干恶湿，故应将其置于密封袋或密封瓶中，置于通风、干燥处保存，也可以直接置于冰箱中冷藏。

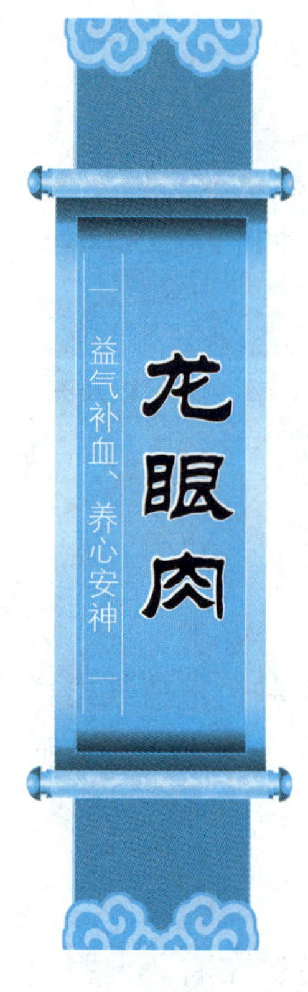

龙眼肉小档案

别名	龙眼、益智、龙眼干、蜜脾、元肉、亚荔枝
性味归经	性温，味甘；归脾、心经
适用人群	气虚体质、血虚体质者以及心脾虚弱者均可食用
食用禁忌	内有痰火、湿盛中满者忌食；孕妇禁食
主要产地	广西、广东、福建、四川、贵州、云南以及台湾等地区

功效主治

■ 益气补血、养心安神

龙眼肉温而不燥，补益心脾、益气养血、安神。适用于产妇缺乳或脾虚气弱所致的食欲不振、身体倦怠及失眠、心烦等症。

居家调养实用方

龙眼肉枸杞粥

取龙眼肉、枸杞子各15克，大米50克，白糖适量。将所有材料放入砂锅中，加清水熬煮，至米烂粥稠，加白糖调味。温服，每日1剂，可早晚分服。

此粥可益气养血、养肝固肾，适用于气血亏虚、肝肾不足所致的头晕目眩、面色苍白、唇甲淡白、腰膝酸软、心悸失眠、气短胸闷等，还可改善营养性贫血、产后缺乳、高血压等。

选购与储存指南

◎选购：一看，颜色较浅的质优，果壳面有白点则多半已发霉；二闻，气味清新者为鲜品，有臭鸡蛋味者则为不新鲜者；三刮，用指甲轻轻刮果壳，露出淡绿色内皮者为鲜品，否则为不新鲜者；四捏，果壳坚硬则可能未成熟，柔软而有弹性者为佳；五剥，肉质厚实且柔软，呈透明或半透明状，则味道鲜美。

◎储存：将其放入纸箱中，然后置于干燥、阴凉、通风处；或装入保鲜袋置于冰箱冷藏。

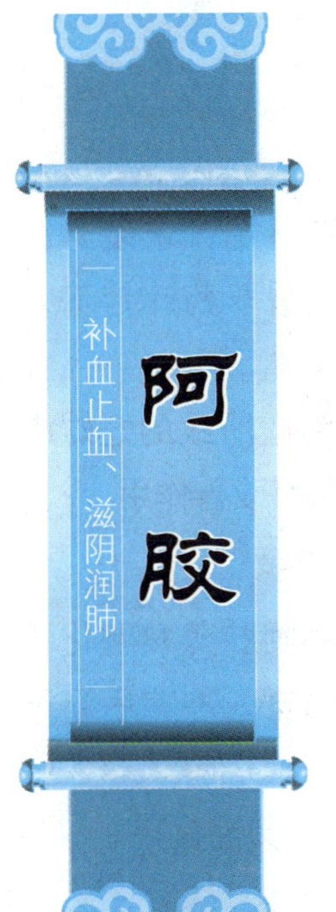

阿胶小档案

别名	傅致胶、盆覆胶、驴皮胶、陈阿胶、阿胶珠、贡阿胶、真阿胶
性味归经	性平，味甘；归肝、肾、肺经
适用人群	阴虚体质、血虚体质者均可食用
食用禁忌	脾胃虚弱、消化不良、积食、痰湿呕吐及泄泻者忌食
主要产地	华北地区及山东、浙江等地区

功效主治

■ 补血止血、滋阴润燥

阿胶的补血功效显著，常食可提高红细胞与血红蛋白的数量，从而促进机体造血功能；阿胶还具止血之功，可有效缩短凝血时间。阿胶入药或入膳，善治血虚诸症，如面色苍白、唇甲淡白、心悸失眠、头晕眼花、月经量少等。

阿胶有滋阴润燥的功效，对阴虚肺燥引起的干咳、咽喉干燥、胸痛以及心肾不交引起的心烦躁动、失眠多梦等症均有治疗作用。

■ 补益精血、强健筋骨

阿胶入肝、肾经，能补益精血，从而强健身体，对筋骨痿软及小儿发育不良、囟门未闭合、骨软行难等症有一定疗效。

■ 固崩安胎、托毒生肌

阿胶上行入肺，下走胞宫，善治功能性子宫出血，也可用于孕妇妊娠期间的保胎。另外，阿胶还可治疗痤疮、溃疡，改善诸多肌肤问题。

居家调养实用方

阿胶安胎粥

取阿胶末15克，龙骨末、艾叶各3克，糯米50克。先将龙骨末装入纱布袋中，与艾叶一起放入砂锅中，用水煎煮，滤除药渣，留取药汁，下入糯米熬煮成粥，再加入阿胶末煮沸即可。空腹食用，每日1剂。

此粥可滋阴养血、温经止血、固元安胎，适用于阴血亏虚所致的妊娠出血、胎动不安，对先兆性流产、习惯性流产、功能性子宫出血有改善作用。

阿胶拌南瓜百合

取阿胶15克，南瓜100克，百合20克，冰糖适量。先将阿胶蒸熟融化，冰糖溶解成汁；将南瓜去皮、切片，百合洗净，两者一起汆烫，冲凉后沥干水分，加入阿胶汁、冰糖汁拌匀即可。每日1剂，可长期服用。

本品具有滋阴润燥、清心安神的功效，非常适合更年期女性食用。

阿胶蜂蜜膏

取阿胶30克，蜂蜜2大匙，鸡蛋1个。将鸡蛋取蛋液，搅匀；阿胶放入热水中溶化，再倒入锅中加热，然后加入鸡蛋液、蜂蜜，大火烧开后用小火慢熬，煮沸后立即关火，待凉后即成膏状。空腹服用1大匙，每日1次，长期服用，效果会更加明显。

本品具有补气、养血、安神的功效，对气血不足引起的面色苍白、唇白指淡、月经失调、月经色淡、心悸失眠等症状均有一定的辅助治疗功效。

选购与储存指南

◎选购：阿胶越来越受人们的欢迎，但品质却参差不齐，在购买阿胶时三种方法可以帮助您买到上好的产品：第一，看外观。优质的阿胶呈方形块状，质坚而脆，没有油孔和气孔，无刀纹；第二，看颜色。优质阿胶表面光滑呈透明的琥珀色，断面呈半透明状；第三，闻气味。将阿胶碾碎放入杯中，加沸水，盖杯盖，静置2分钟开盖，会闻到一股浓烈的胶香味。

◎储存：阿胶遇热、遇潮容易软化，遇冷容易碎裂，保存时最好将其用油纸包好，埋入谷糠中密闭贮存，油纸能预防阿胶吸收潮气，而谷糠既具有吸收潮气的作用，又能预防遇冷破碎，从而起到保护药物的作用。

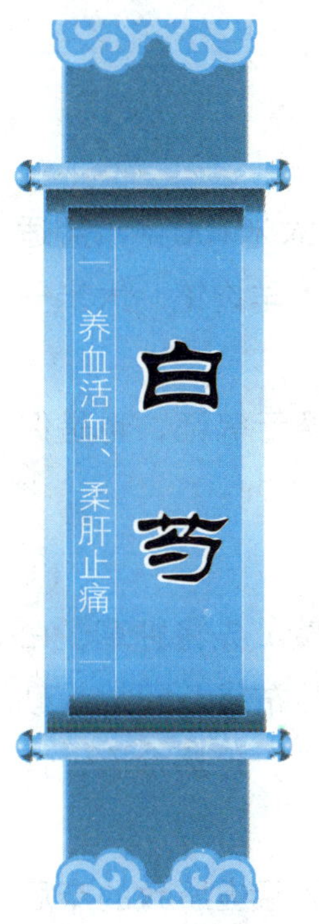

白芍小档案

别名	白芍药、杭白芍、东白芍、金芍药
性味归经	性微寒，味苦、酸；归脾、肝经
适用人群	阴虚体质、血虚体质者均可食用
食用禁忌	忌与藜芦同食。阳衰虚寒、湿滞中焦者忌食；腹痛腹泻者慎服
主要产地	浙江的东阳、临安，四川的中江，安徽的涡阳等地以及贵州、云南、山东、湖南、湖北、河南、山西等地区
使用区别	生白芍：多用于平肝阳；炒白芍：多用于养血、敛阴、止痛

功效主治

■ 养血生血、柔肝平肝

白芍味苦、酸，具有酸收苦泻之性，且属于阴柔之品，而肝脏性刚喜柔，故其在养血的同时又可柔肝护肝，专治肝血亏虚所致的面色苍白无华、眩晕、心悸、月经失调、崩漏等症。

■ 抑制肝阳、敛阴止汗

白芍入肝经，可有效地抑制肝阳亢盛，对高血压以及肝阳上亢所引起的头晕目眩等症有较好的治疗功效。另外，白芍还有敛阴止汗之功，善治外感风寒、阴虚自汗、汗出恶风等。

■ 活血散瘀、缓急止痛

白芍的阴柔之性还体现在对急证的缓解和止痛作用。经常食用白芍，有利于疏通经脉、活血化瘀，可改善因肝脾不适引起的胸胁脘腹疼痛或四肢痉挛等症。若与甘草配伍食用，可用于胆绞痛、肾绞痛、胃肠痉挛、腓肠肌痉挛、痛经等症，能有效缓解各种疼痛不适。

居家调养实用方

四珍羊肉粥

白芍、熟地黄、当归、黄芪各5克，羊肉馅150克，大米100克，盐适量。将四味药材入砂锅，加水煎煮2小时，去渣取汁；放入羊肉馅、大米一起煮至肉烂粥稠，加入盐调味即可。趁热服用，每日1剂。

此粥气血兼补、健脾固肾，适用于气血亏虚、脾肾两亏等证，也是促进产后恢复和催乳的佳品。

白芍二草羊肉汤

取白芍15克，甘草、通草各5克，羊肉250克，盐适量。先将甘草、白芍、通草装入纱布袋中；羊肉洗净、切块；将羊肉块与纱布袋一起放入砂锅中，加水熬煮至肉烂汤香，丢弃纱布包，加盐调味即可。趁热食用，饮汤食肉，每日1剂，分数次食用完。

本品具有补精血、止疼痛、解痉挛等功效，善治精血亏虚所致的产后腹痛、腰膝酸软、四肢不温、心悸失眠等症，还可以促进乳汁分泌。

白芍山药炒牛肚

取白芍10克，山药50克，牛肚250克，葱段、姜片、盐、老抽、白糖各适量，水淀粉少许。先将白芍洗净，山药切滚刀块后入沸水中汆烫，牛肚切条后蒸煮至软；锅内爆香葱段、姜片，放入牛肚、山药、白芍翻炒，再调入盐、白糖、老抽拌匀，将收汤汁时加入水淀粉勾芡即可。佐餐食用，隔日1次。

本品具有养血、益气、开胃、健脾等功效，适宜食欲不振、胃脘胀满、气虚两虚者食用。

选购与储存指南

◎选购：外观呈圆柱形、身直、两头整齐，表面呈白色或红棕色，质坚体重，味道苦中带酸，没有麻点、裂口、杂质，即为上品。否则即为伪品或劣质品，不宜选购。

◎储存：应置于干燥阴凉处储存，尤其要注意防潮，以防霉变和虫蛀。

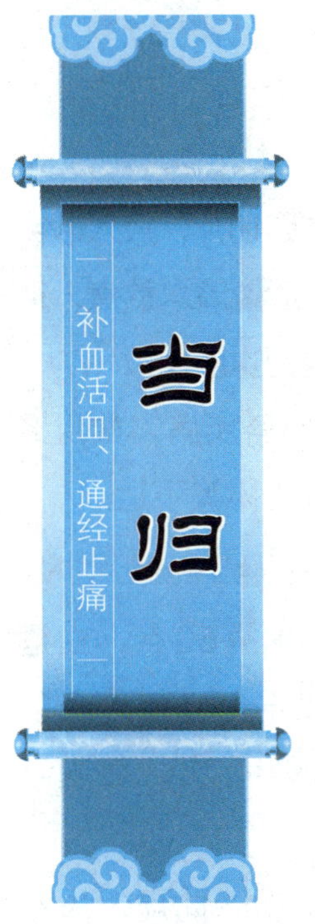

当归小档案

别名	干归、秦归、云归、川归、窑当归、西归、全当归
性味归经	性温，味甘、辛；归脾、心、肝经
适用人群	血虚肠燥、血瘀以及脾胃虚寒者均可食用
食用禁忌	内热出血者忌食；湿盛中满、腹泻、泄泻者以及孕妇慎用
主要产地	甘肃的岷县、武山、武都、文县、礼县等地以及云南、四川、陕西、湖北等地区

功效主治

■ 补血活血、调理经血

当归的补血作用较强，适用于诸多血虚证，如面色苍白无华、唇甲淡白、心悸、四肢麻木、头晕眼花、手脚冰冷等。

当归也是妇科良药，对因血虚及血瘀等造成的月经不调、月经量少、月经衍期、闭经、痛经等症均有显著疗效。

■ 活血化瘀、通络止痛

当归不但有活血化瘀的作用，还可温经通络、镇痛解痉，凡虚寒性腹痛、跌打损伤、风湿痹痛等均可用当归治疗。

■ 润燥滑肠、通便排毒

当归不仅有滋补作用，还可润肠道，从而促进排便、排毒，多用于血虚肠燥引起的便秘，对女性产后便秘、老年性便秘、习惯性便秘均有一定的治疗作用。

■ 祛风寒，补虚劳

当归具有散风寒、补劳损的作用。对各种风寒、劳损病症均有效。

居家调养实用方

当归大枣粥

取当归15克，去核大枣10颗，大米50克，白糖适量。将当归切片，放入砂锅中，先用温水浸泡，再煎煮，滤渣取汁；加入大米、大枣以及适量清水熬煮，待米烂粥稠时加入白糖调味即可。空腹温服，每日1剂，分早、晚两次服用。

本品可养血调经、活血止痛、润肠通便，善治一般的妇科疾病，如月经失调、痛经等，还可辅助治疗营养性贫血、产后贫血、产后便秘等不适。

当归酒

取当归、白术各10克，龙眼肉15克，枸杞子30克，黑豆50克，白酒500毫升。将黑豆捣碎，与当归、白术、龙眼肉、枸杞子一起装入布袋中，再浸于白酒中，密封保存7日即可。每日早、晚各服用1次，每次不超过50毫升。

常饮此酒，可养肝补血，能起到延年益寿的作用，适用于体虚、失眠多梦者。

当归桃仁粥

取当归、桃仁各15克，陈皮适量，大米50克。将当归、桃仁放入砂锅中，加入水，大火煮沸后改用小火煎煮半小时，去渣后放入大米，煮成粥。温服，每日1剂。

本品具有活血养血、行气调经的功效，善治月经失调、小腹冷痛等不适。

选购与储存指南

◎选购：当归的品质应先从外观角度分辨，再根据色、香、味方面确认。归根近似圆柱形，归头略膨大，下部的股子越少越好。断面呈黄白色或淡黄色，表面不宜太干燥，因为太干多半是当归的水分和油脂流失掉了。金黄色的当归多半被硫熏过，应选择棕色或黑棕色的当归，且颜色要均匀。闻之香气浓郁，尝之味道甘甜、辛、微苦。

◎储存：当归应置于低温、干燥、通风、阴凉处储存，以防止变质或发生霉变。夏季保存温度不要超过25℃；还应避免曝晒。为防虫蛀，保存时还要密封。

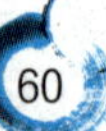

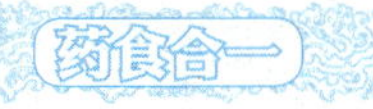

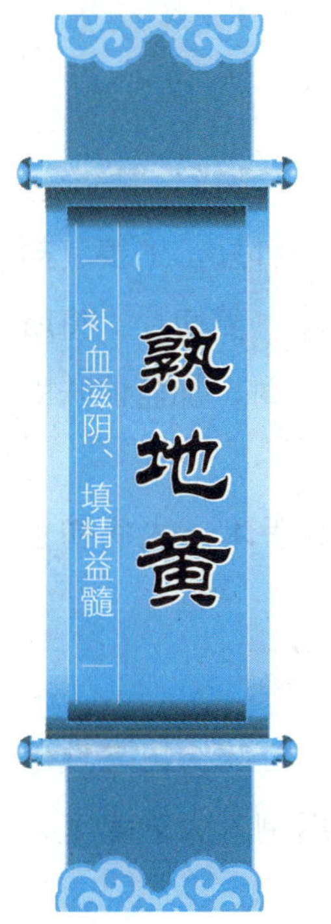

熟地黄小档案

别名	熟地、九地、大熟地、怀地黄、熟地炭
性味归经	性微温，味甘；归肝、肾经
适用人群	气虚体质、血虚体质者均可食用
食用禁忌	一次不宜食用过多。脾胃虚弱、脘腹胀痛、大便溏稀、气滞痰多者忌食
主要产地	河南、浙江、河北、湖南、湖北、四川等地区

功效主治

■ 补血养血、滋阴止汗

熟地黄是日常生活中比较常见的补益类中药材，以养血、滋阴见长，对中老年人常见的腰膝酸软、听力下降、头发早白、头发脱落等症有一定的治疗作用。另外，熟地黄也适用于各种血虚及肝肾阴虚诸症，如面色萎黄、心悸眩晕、失眠多梦、月经失调、潮热、消渴、盗汗、崩漏等。

■ 补肾固本、填精益髓

熟地黄入肾经，有固肾、强肾、填精等功效，善治肝肾精血亏虚所致的头晕眼花、耳聋耳鸣、腰膝酸软、遗精等症。

■ 益气、止血

熟地黄制炭后又会增加止血功效，适用于血证，对气血两亏所致的月经量过多、崩漏不止、功能性子宫出血等症均有显著治疗作用。若与当归、白芍等搭配同食，可用于补血；若与山茱萸搭配同食，可补肝肾；若搭配阿胶、当归、白芍等，可用于治疗月经失调。

居家调养实用方

熟地黄炖鸡

取熟地黄100克，人参5克，天门冬10克，大枣10颗，鸡1只，生姜、盐各适量。将鸡处理干净；熟地黄切块；人参切片；大枣去核；姜切片；将所有材料一起放入炖锅中，加清水，大火烧开后用小火炖煮2小时，加盐调味即可。温服，饮汤食肉，分2次服用。

本品具有补血养阴、润肺益气的功效，适合体虚者及手术、大病初愈后食用。

熟地黄枣仁粥

取熟地黄、炒酸枣仁各10克，大米60克。先将酸枣仁捣碎，再与熟地黄一起放入砂锅中，加适量清水煎煮2遍，去渣留汁，然后倒入大米煮至米烂粥稠即可。每日1剂，可分3次服用。

本品具有补血滋阴、养心固肾的功效，适用于更年期女性与产妇，对烦躁失眠、头晕眼花、腰膝酸软、面色无华、产后缺乳等症均有显著的食疗作用。

熟地黄牛肉汤

取熟地黄、黄芪各30克，当归15克，白芍10克，大枣10颗，牛肉500克，姜、盐各适量。将牛肉洗净、切块，入沸水汆烫；姜拍松；所有材料一起倒入砂锅中，加入适量清水，大火煮沸后改用小火慢炖2小时左右，加入盐调味即可。温服，饮汤食肉，每日1剂。

本品气血双补，具有强身健体、固肾益精、美容养颜的功效。

选购与储存指南

◎选购：应以块状肥大、质地柔软、油润、内外乌黑有光泽者为佳。

◎储存：熟地黄特别容易受潮发霉，故要置于干燥、阴凉、通风处密封保存，防霉变的同时也可防虫蛀。

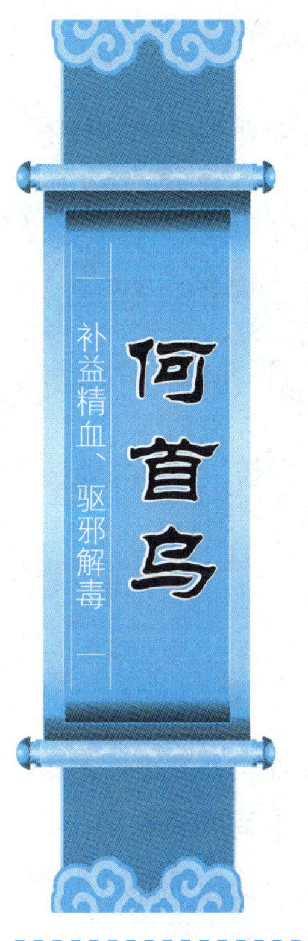

何首乌小档案

别名	首乌、生首乌、制首乌、地精
性味归经	性微温，味甘、苦、涩；归肝、肾经
适用人群	气虚体质、血虚体质者均可食用
食用禁忌	生品与炮制品不宜混用；大便溏稀、湿盛有痰者忌食
主要产地	河南、河北、贵州、四川、江苏、广西等地区

功效主治

养血补虚、养肝益肾

本品为补血佳品，能促进红细胞的生成，善治肝肾阴亏、气血不足引起的头发早白、腰膝酸软、泄泻、崩漏、带下等症。

居家调养实用方

何首乌大枣粥

取何首乌（制）15克，大枣10颗，大米100克。将何首乌切片，入砂锅，加水煮烂，再放入大枣、大米一起煮粥，煮至米烂粥稠即可。空腹温服，每日1剂。长期服用，效果会更加明显。

本品具有补肾益精、养血护肝的功效，适合肝肾阴虚、气血两亏者食用，对性功能减退、不孕不育、脱发、糖尿病、高脂血症、贫血、阳痿、早泄、遗精、遗尿、小便频数等均有改善作用。

首乌煮鸡蛋

取何首乌（制）50 克，鸡蛋 2 个。将何首乌与鸡蛋分别清洗干净，一同放入锅中加水煮。当鸡蛋熟透后剥去外壳，再返回药汁中续煮片刻，即可喝汤，吃鸡蛋。

此方具有较强的养血润燥功效，对血虚便秘患者有很好的改善作用。

选购与储存指南

◎选购：应以个头大、质坚、体重、表面呈红褐色、断面有明显花纹、粉性足者为佳。

◎储存：应保存于干燥、通风较好之处，以防受潮而发霉，还要防止虫蛀。

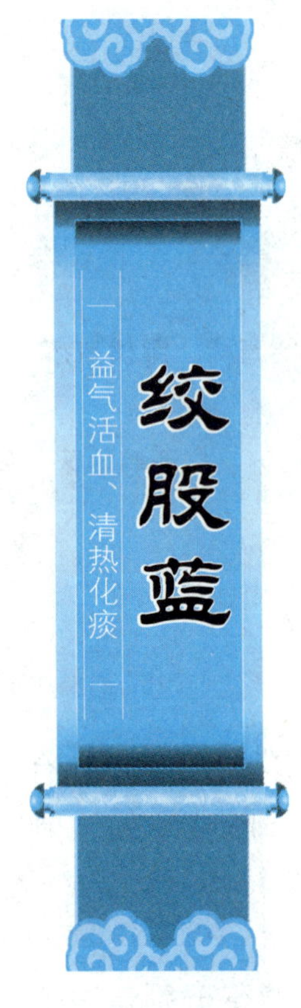

绞股蓝小档案

别名	小苦药、公罗锅底、落地生、遍地生根、七叶胆、七叶参
性味归经	性寒，味苦；归肺、脾、肾经
适用人群	脂肪代谢慢、有慢性呼吸道疾病者以及三高人群、亚健康者均可食用
食用禁忌	眩晕患者忌食；孕妇慎食
主要产地	陕西、湖北、湖南、云南、广西、福建等地区

功效主治

■ 益气活血、润肺平喘

绞股蓝在民间有"神奇的不老长寿药草"之称，具有益气、活血、安神、润肺的功效，对血压也有调节作用，善治高脂血症、慢性胃肠炎、慢性支气管炎以及白细胞减少症等，还可有效地改善体虚、乏力、精神萎靡等。

居家调养实用方

绞股蓝交藤饮

取绞股蓝10克，夜交藤15克，麦门冬12克。将三味中药一起放入砂锅中，加入适量清水，大火烧开后改用小火慢煎，待汤汁浓即可。也可直接将三味中药一起倒入玻璃杯中，再倒入沸水冲泡，浸泡约5分钟即可。温服，每日1剂，反复冲泡。

本品具有安神、清心、滋阴、润肺的功效，善治气虚、心阴不足、心悸失眠、烦躁不安等。

选购与储存指南

◎选购：要从以下几方面入手：一闻，散发自然的山野清香者为上品，香味浅薄且不自然者为劣品；二冲泡，水到色出，且汤色嫩绿、清澈透明、久泡不衰，茎叶舒展者为佳；三品，味道清苦，而后味甘醇者为佳。

◎储存：将绞股蓝置于阴凉通风处阴干，不可曝晒，否则会影响绞股蓝的光泽，然后将其状如袋中或罐中密封储存。

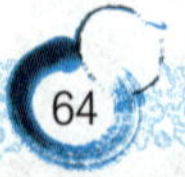

【第三章】

滋阴壮阳，维持机体平衡

人体也有阴、阳两个方面，俗话说，“独阳不生，独阴不成”，两者因为彼此的存在而存在，有着相互依存、相互制约的微妙关系，两者处于动态平衡状态，对维持机体生命活动发挥着至关重要的作用。阴阳一旦失衡，机体就会出现阴、阳偏衰或偏盛的病理变化和病症表现，最明显的表现恐怕就是男女双方的更年期综合征了！要想让身体保持最佳状态，要想让夫妻生活更加“性”福美满，最好的方式当选食补兼药补，即用药食同源之物来达成美好的愿望。

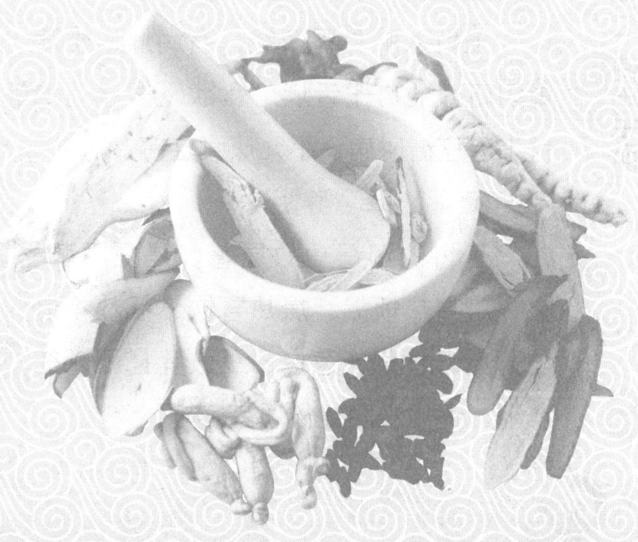

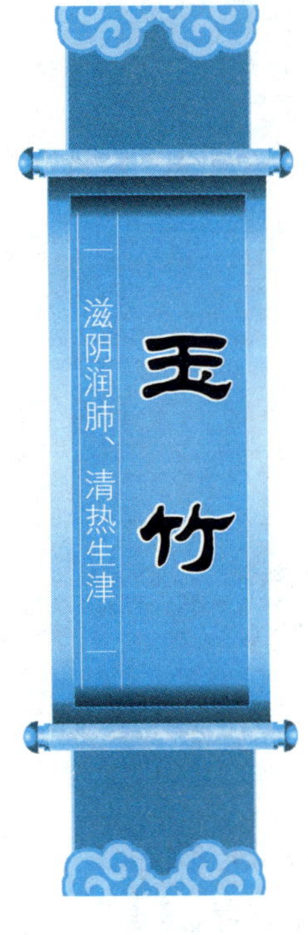

玉竹小档案

别名	女萎、玉术、萎香、山玉竹、竹七根、西竹、葳蕤、尾参
性味归经	性平，味甘；归胃、肺经
适用人群	阴虚津亏、食欲不振者均可食用
食用禁忌	痰湿气滞、脾虚泄泻、阳虚寒盛者忌食。食用玉竹的同时忌食过咸的食物
主要产地	河南、江苏、湖南、浙江、安徽、江西、陕西、广西等地区

功效主治

■ 润肺生津、滋养胃阴

玉竹为清补佳品，擅长滋养胃阴，老少皆宜，尤其适合秋季食用。对肺阴亏虚、胃阴不足所致的干咳、胸痛、咯血、声音嘶哑等症均有显著的疗效。此外，还适用于阴虚所致的感冒，有扶正祛邪的功效。

■ 生津止渴、润燥除烦

玉竹入肺、胃两经，有润燥、生津、止渴、除烦等作用，对燥邪耗伤胃阴所致的口干舌燥、食欲不振、消渴等症有一定的疗效。中医经常用玉竹来治疗糖尿病、小儿厌食症等。

■ 清火降暑养阴

玉竹的润燥功效显著，是夏季酷暑之时的常用保健品，可祛暑、降火，对高热烦渴、燥热喜饮、低热不退、中暑等均有一定的治疗作用。若与薄荷、甘草、葱白、豆豉等搭配入药，养阴作用较强，且补阴的同时不恋邪，适用于阴虚体质者。

居家调养实用方

玉竹瘦肉粥

取玉竹、葛根各10克，猪瘦肉250克，葱白10克，淡豆豉20克，盐适量。将玉竹、豆豉、葛根分别洗净，猪瘦肉洗净后切块；玉竹、葛根和猪瘦肉一起入锅中，加水熬煮，先大火烧开后，小火炖1小时左右，再放入豆豉、葱白、盐调味即可。饮汤吃肉，每日1剂，分2次服用。

本品适用于儿童及女性阴虚者，具有滋阴解表、生津止渴等功效，善治阴虚外感所致的手心发热、鼻塞头痛、怕风畏寒。

玉竹山药白鸽汤

取玉竹、山药、麦门冬各15克，白鸽1只，盐适量。将白鸽处理干净，取肉切小块，再与山药、玉竹、麦门冬一起入砂锅中，加入适量清水，煎煮1小时，待肉烂汤香，加入盐调味即可。饮汤食肉，每隔3日1次。

本品可滋阴养肾、益气健脾，对小儿遗尿、支气管哮喘以及老年人慢性肺部疾患、糖尿病均有改善作用。

玉竹银耳汤

取玉竹25克，银耳15克，冰糖适量。银耳用清水浸泡至软，洗净，与玉竹、冰糖一起倒入砂锅中，加适量清水熬煮1小时左右即可。温服，每日2次。

本品可滋阴、清热，适用于口干舌燥、消渴等症。

选购与储存指南

玉竹在选购与储存方面需格外注意，才可以保证其药用价值得到最大程度的发挥。

◎选购：购买玉竹时，可从外观及气味两方面入手：外观以长圆柱形、少有分枝、条长、表面呈黄白色、半透明、环节明显且质坚、易折断者为佳。闻之气微，嚼之微甜且有点黏。

◎储存：玉竹应置于干燥、通风的地方储存，以免发霉、被虫蛀、走油等。

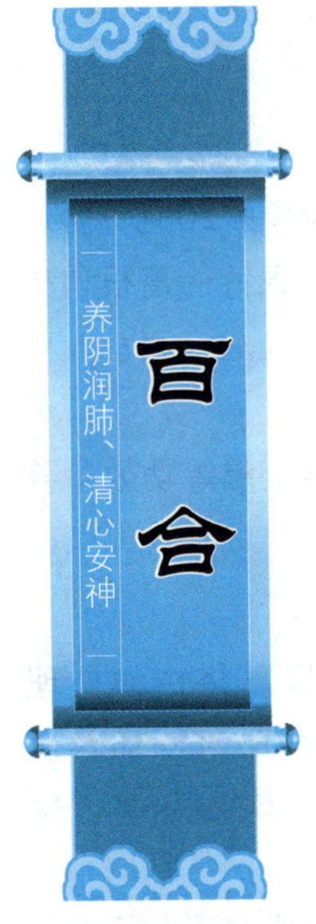

百合小档案

别名	白百合、野百合、山百合、岩百合、卷丹、山丹
性味归经	性平，味甘、微苦；归心、肺经
适用人群	肺胃阴虚者、心阴亏虚者均可食用
食用禁忌	阳虚寒盛者、便溏腹泻者忌食；百合不宜与羊肉同食
主要产地	河北、山西、甘肃、青海、河南、山东以及长江以南地区

功效主治

■ 养阴清心、安神除烦

百合善走上焦，主治心阴不足、内热旺盛所致的失眠、多梦、心悸等症，尤其适用于更年期女性以及糖尿病、肺结核患者。若与知母、地黄等搭配应用，具有宁心安神的功效，适用于热病后的神情恍惚、精疲乏力等。

■ 养阴生津，润肺止咳

百合的滋补作用比较平和，在养阴的基础上可祛除肺、胃的虚热，对阴虚肺燥引起的干咳、咯血、咽干、音哑以及阴虚胃热引起的食欲不振、胃脘胀痛、不思饮食等症有较好的疗效，是更年期女性、中老人的补养佳品。

■ 止血抗癌、抗菌消炎

百合具有止血、消炎、抗菌的作用，其中所含的秋水仙碱，对癌细胞的扩散与生长有抑制作用。

居家调养实用方

百合龙眼肉炒苋菜

取百合、龙眼肉各25克，苋菜500克，葱段、姜片、盐各适量。百合浸泡，捞出后沥干水分；苋菜去除老叶、洗净，切段。热锅，烧油，爆香葱段、姜片，马上倒入苋菜、百合、龙眼肉，快速翻炒至熟，调入盐即可。佐餐食用，每日或隔日1次。

本品具有滋阴、安神、益智的功效，非常适合脑力劳动者食用，对智力低下、记忆力下降的儿童有明显改善作用。

百合南瓜枸杞子粥

取百合50克，南瓜100克，大米200克，枸杞子10克，蜂蜜适量。将百合、大米分别洗净；南瓜去皮、洗净后切菱形块；再将百合、南瓜、大米一起放入锅中，加入适量清水熬煮，待米熟粥稠时调入蜂蜜、加入枸杞子，略煮即可。每日1剂，可分2次服用。

本品可清心安神，适用于更年期综合征引起的烦躁不安、脾气暴躁等不适，适宜更年期女性及老年人服用。

百合安神糊

取百合50克，白糖适量。将干百合捣碎成末，倒入锅中，加适量清水，搅拌均匀，再用小火慢熬，熬煮成稀糊状，加入白糖调味即可。温服，每日1~2次。

本品有滋阴润燥、止咳化痰、清心安神的功效，适用于失眠多梦、烦闷口渴、咽干口燥等。风寒咳嗽者不宜食用，以免加重病情。

选购与储存指南

百合有鲜品与干品之分，故在选购和储存方法上也应有所不同。

◎选购：新鲜的百合应以个头大、瓣片匀、肉质厚、色白或淡黄者为宜；干品则要选干燥、无杂质、肉厚、晶莹剔透者。

◎储存：百合可埋在干燥的土里或沙子里保存，以防受潮、霉变；也可先用开水汆烫一下，再晾干，放入冰箱冷冻保存，以防变质或虫蛀。

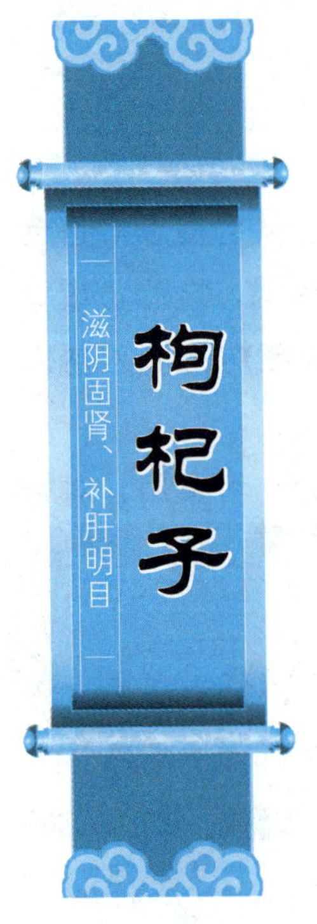

枸杞子小档案

别名	枸杞、杞子、杞果、血狗子、枸杞豆、地骨子、甘枸杞、西枸杞、山枸杞
性味归经	性平，味甘；归肝、肾、肺经
适用人群	阴虚体质、血虚体质者均可食用
食用禁忌	外邪实热、脾虚泄泻者忌食。枸杞子与绿茶最好不要一起冲泡饮用
主要产地	宁夏的中宁、中卫以及甘肃、青海、新疆、河北、山西、陕西、浙江等地区

功效主治

■ 养阴强肾、益精延年

枸杞子不寒不燥、不滞不腻，滋补却不恋邪，自古就被用来补肾强身，有养生保健、延年益寿的功效。对于肾阴虚、精血不足所引起的头晕目眩、久咳虚喘、干咳少痰或无痰、腰膝酸软、遗精遗尿、耳鸣耳聋、须发早白、失眠多梦、盗汗、消渴等具有显著的改善作用。

■ 补血明目、养肝润肺

现代医学证明，枸杞子具有抑制肝脏脂肪堆积，促进肝细胞再生的作用，常食则可养肝护肝，加之一定的补血的功效，有利于改善视力下降、视物模糊、多泪等不适。此外，枸杞子入肺经，对肺阴虚所致的咳喘、久咳等症有一定的缓解功效。

■ 降低“三高”

枸杞子的药理成分多样，可有效降低血清胆固醇水平，预防和改善动脉粥样硬化，从而进一步降低血压、血糖、血脂，增强人体免疫力。

居家调养实用方

枸杞子芝麻粥

取枸杞子、黑芝麻各15克，大枣10颗，糯米250克。将枸杞子、大枣、糯米分别洗净，并与黑芝麻一起倒入砂锅中，加水熬煮至米烂粥稠即可。温服，每日1剂，可早晚分服。

本品有滋阴、养肾、益精、补髓的功效，可改善腰膝酸软、遗精、遗尿、阳痿、早泄等症状。

枸杞子烧鱼肚

取枸杞子20克，水发鱼肚250克，葱段、姜片各少许，花椒水、料酒、酱油、盐各适量。将水发鱼肚挤干水分，切块，入锅蒸熟；枸杞子洗净；热油锅，放入葱段、姜片煸香，加入花椒水、料酒、酱油、盐以及适量清水，烧开后放入鱼肚、枸杞子，大火煮至入味即可。佐餐食用，隔3日食用1次。

本品具有强肾益精的功效，对遗精、阳痿、早泄等性功能障碍有较好的辅助治疗作用。

枸杞子天门冬羹

取枸杞子、天门冬各20克，银耳25克，鸡蛋2个，冰糖适量。将枸杞子、天门冬洗净，天门冬切薄片；银耳用清水泡发，洗净；冰糖打碎；锅中倒入清水，放入银耳，大火煮沸后改用小火熬煮，加入冰糖，打入鸡蛋煮熟，再加入天门冬、枸杞子煮熟即可。温服，隔日1剂。

本品具有补肝肾之阴、益精、补髓的功效，还可降低“三高”，并可美容养颜。

选购与储存指南

◎选购：应以色泽呈暗紫红色、大小均匀、没有黑头者为佳，而颜色很红、大小不匀、带有黑头者为次。

◎储存：枸杞子含糖量较高，极易受潮发霉或遭虫蛀，且容易变色，故需妥善储存，以更好地防潮、防虫蛀。

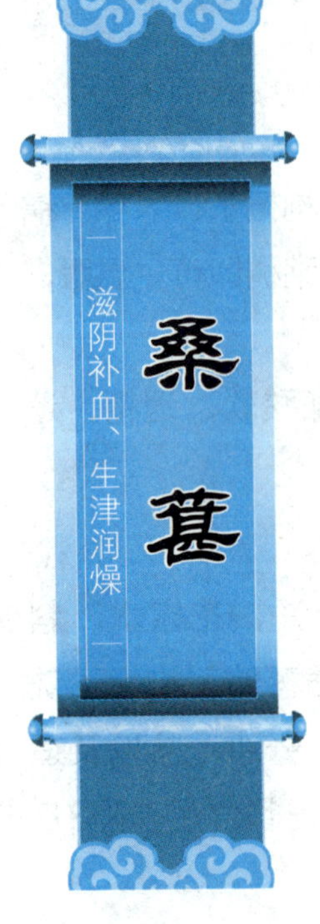

桑葚小档案

别名	桑果、桑粒、桑实、桑枣、文武实、桑子
性味归经	性凉，味甘、酸；归肝、肾经
适用人群	阴虚体质、血虚体质者均可食用
食用禁忌	脾胃虚寒、阳虚湿盛、大便溏稀及腹泻者均不宜食用。一次性食用量不宜过多
主要产地	江苏、浙江、湖南、四川、河北、山东、辽宁等地区

功效主治

■ 补肾养肝、滋阴抗衰

桑葚入肝、肾经，可补肝肾之阴血，能有效改善因肝肾阴血不足引起的头晕目眩、腰膝酸软、失眠多梦、须发早白、早衰等症状，从而达到延年益寿之功。尤其适用于女性及儿童食用。若与何首乌、女贞子搭配入药，可用于治疗须发早白、耳聋目昏等。

■ 生津止渴、润肠通便

桑葚上行至肺、胃，能生津止渴；下行至大肠，有润燥通便的功效。可改善阴津两亏所引起的咽干音哑、烦躁口渴、肠燥便秘等不适，并有利于糖尿病、习惯性便秘等的改善。

■ 养血凉血，清热退热

桑葚可在一定程度上促进骨髓造血功能，降低红细胞细胞膜的酶活性，预防癌变。而且，桑葚性寒凉，具有凉血退热的功效，可改善贫血及潮热盗汗等，从而促进机体恢复健康。

居家调养实用方

五珍滋阴茶

取桑葚、茯苓、白术、白芍、甘草各5克。将上述中药一起捣碎，装入一个小袋中，置于杯中，并注入沸水，盖盖闷10分钟左右，可反复冲泡。温服，代茶饮，每日1剂。

本品可补养脾肾、益精填髓，对小儿遗尿等症有辅助治疗作用。

桑葚炖乌鸡

取干桑葚50克，新鲜笋片或干笋片200克，乌鸡1只，料酒、盐各适量。将乌鸡处理干净，桑葚、笋片均洗净；将桑葚、乌鸡一起放入砂锅中，加入适量清水，小火炖煮，待将熟时倒入笋片、料酒、盐，煮至肉烂即可。佐餐食用，饮汤食肉，1周1次。

本品补肾护肝的功较为明显，对肝肾亏虚所致的头晕眼花、须发早白、腰酸腿软等症有辅助治疗作用。

桑葚大枣粥

取桑葚20克，大枣10颗，大米100克，冰糖适量。将桑葚洗净、大枣去核；将桑葚、大枣一起放入砂锅中，加适量水，大火烧开后改用小火煮半小时，加入冰糖煮至融化即可。温服，长期坚持服用，养生保健的效果会更加明显。

本品中的桑葚和大枣均具有滋阴、养血的功效，适用于更年期的女性和性功能障碍的男性食用，并有一定的美容功效。

选购与储存指南

桑葚营养价值高，功效显著，故在选购时要谨防伪劣产品，保存时也要科学合理。

◎选购：在购买新鲜的桑葚时，应以颗粒饱满、厚实、坚挺者为佳。若桑葚仅外皮颜色较深，味道虽甜，却未熟透。干品则以个儿大、肉厚、呈紫红色者为宜。

◎储存：新鲜的桑葚糖分高，且容易变质，若想长时间保存，则应置于冰箱中冷藏，也可制成桑葚酒，在阴凉干燥处保存。

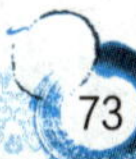

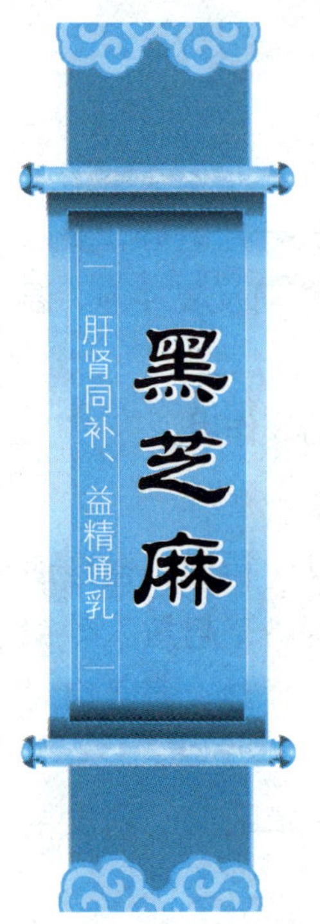

黑芝麻小档案

别名	胡麻、巨胜、乌麻、乌麻子、油麻、黑脂麻、小胡麻、巨胜子
性味归经	性平，味甘；归肝、肾经
适用人群	阴虚体质、血虚体质者均可食用
食用禁忌	脾虚便溏、阳痿、滑精者忌食。胃寒者以及夏季出汗较多者均忌食
主要产地	四川、山东、山西、河南等地区

功效主治

■ 滋养肝肾、补益精血

黑芝麻可补肝肾、润五脏，可用于肝肾阴亏所致的眩晕、大便燥结、病后体虚、须发早白以及腰膝酸软、遗精、尿血等病症，可作为抗衰延年的日常保健品。

■ 润肠通便、通乳

黑芝麻富含油脂，且能抑制肾上腺皮质功能，能在一定程度上起到润燥、滑肠、通便等功效。

黑芝麻对产后或病后身体虚弱者有一定的滋补作用，还能促进产妇开奶或通乳。

■ 降血糖、降胆固醇

黑芝麻富含不饱和脂肪酸，而不饱和脂肪酸有利于降低血液中胆固醇水平，从而有效地预防和改善动脉粥样硬化。

黑芝麻能保护肝脏，有利于调节肝糖原和肌糖原水平，从而降低血糖水平。

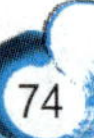

居家调养实用方

芝麻胡桃仁炖鸭

取黑芝麻、胡桃仁各50克，鸭1只，葱、姜、盐各适量。将胡桃仁汆烫至熟，凉水冲凉后去皮；鸭处理干净；姜拍松；葱切段。将鸭与黑芝麻、胡桃仁、姜、葱段一起放入砂锅中，加适量水，大火煮沸后改小火煮至鸭肉熟烂，用盐调味即可。温服，饮汤食肉，隔3日1剂。

本品有利尿、排石等食疗功效，适用于泌尿系结石患者。

双黑补益粥

取黑芝麻20克，黑豆30克，大米100克，白糖适量。将黑芝麻、黑豆分别去除杂质，洗净；大米淘洗干净；将黑芝麻、黑豆与大米一起放入砂锅中，加适量清水大火煮沸，再改用小火熬煮至粥稠，调入白糖即可。温服，每日1剂，可早、晚分服。

本品富含维生素E，故在补益精血、润肠通便的同时，还可起到一定的美容养颜功效。

黑芝麻山药羹

取黑芝麻30克，山药50克，白糖适量。将黑芝麻、山药分别研磨成粉，锅中加入适量清水烧开，下入黑芝麻粉、山药粉，搅拌均匀，煮至黏稠后加白糖调味即可。温服，每日1剂，可早、晚分服。

本品具有滋阴、补肾、润肠的功效，不仅可以改善肾阴不足所引起的腰膝酸软、遗精、早泄等病症，还可以乌发、通便。

选购与储存指南

◎选购：从色泽可判断，并非每个黑芝麻都是乌黑发亮的，也不是个个都黑得匀称，而应该是深浅不一的。看断面的颜色，呈白色为真品，呈黑色多半为伪品。

◎储存：生黑芝麻应先炒熟，再倒入玻璃瓶中，密闭储存，以免受潮发霉或遭虫蛀。

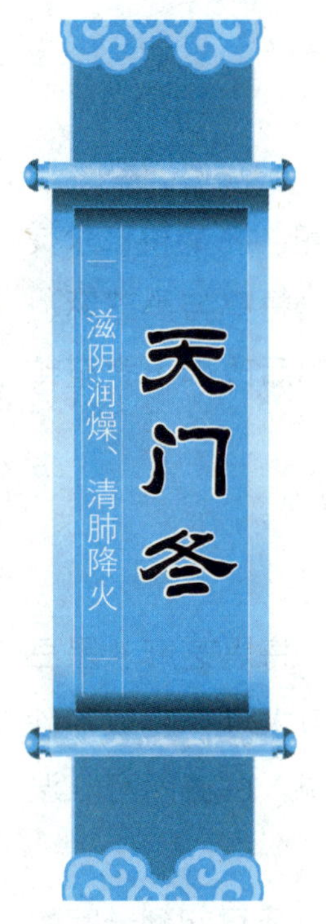

天门冬小档案

别名	天冬、大天冬、明天冬、大当门根、小叶青、三百棒、十二根
性味归经	性大寒，味甘、苦；归肾、肺经
适用人群	阴虚体质、肺热燥咳者均可食用
食用禁忌	脾虚泄泻、阳虚寒盛者均忌服。一次不宜食用过多
主要产地	贵州、四川、广西、浙江、云南、甘肃、安徽、湖北、河南、江西等地区

功效主治

■ 滋阴生津、除烦止渴

天门冬入肾经，以滋养肾阴为长，适用于阴虚体质者，并于夏秋两季清补最为适宜，善治肾阴亏虚所致的眩晕、耳鸣、腰膝酸痛等不适；并有生津止渴、清心除烦、宁心安神之效，善治失眠多梦、夜不能寐、心烦气躁以及消渴、更年期综合征等。若与生地黄、麦门冬、石斛等搭配入药，有滋阴、生津的作用，可治疗热病伤阴、阴虚内热所致的口渴、烦躁等。

■ 降火清肺、止咳化痰

天门冬性寒，有降火清肺之功，对于肺燥引起的干咳少痰、咯血、胸痛、咳嗽不止、鼻燥咽干、咽喉干痛等有较好的疗效。

■ 增强免疫、抗肿瘤

天门冬能增强机体免疫力，从而起到抗肿瘤的作用。对于乳腺小叶增生和乳腺纤维瘤，可将天门冬与其他抗癌药物联合或交替使用，从而抑制肿瘤进一步恶化。

居家调养实用方

天门冬粥

取天门冬10克，大米60克，冰糖适量。将天门冬洗净，放入砂锅中，加入清水，煎煮2小时，滤去药渣，留下药汁，再放入大米、冰糖，熬煮至米烂粥稠即可。每日1剂，早晚分服。

本品具有滋阴润肺、清热降火的功效，可用于退热、止咳、润燥、益气等，善治干咳、咯血、胸痛、便秘、潮热、盗汗、消渴等症。

二冬川贝膏

取天门冬、麦门冬各400克，川贝母100克，炼蜜适量。川贝母研磨成细末；将天门冬、麦门冬一同入锅，加入适量清水，煎煮2小时，滤渣取汁，再加入川贝母粉和炼蜜，继续熬煮成膏状即可。取适量蜜膏，用开水冲服，每日2次。

本品具有养肾滋阴、润肺化燥、生津止渴、清热化痰等功效，适用于诸热病，并可用于预防流行性感冒。

玫瑰酒香天门冬

取天门冬200克，醪糟50克，冰糖、玫瑰露各适量。将天门冬洗净、泡软，再装入大碗中，加入醪糟、冰糖、玫瑰露，封上保鲜膜，入锅蒸45分钟左右即可。每日1剂，可分2次服完。

本品具有滋阴润燥、活血通络的功效，可有效地改善肾阴虚所致的腰膝酸软、遗精、早泄等，并有止咳化痰、通络止痛等功效。

选购与储存指南

天门冬为百合科草本植物的块根，能禀寒水之气，并将气上通与天，故名。为了发挥天门冬的药用价值，在选购与储存上需格外留意。

◎选购：应以表面干燥、躯干肥壮、色泽黄白且半透明、无须者为佳。

◎储存：天门冬含糖量较高，在夏季更易发霉，并容易沾灰，故要置于低温、阴凉、干燥处储存。

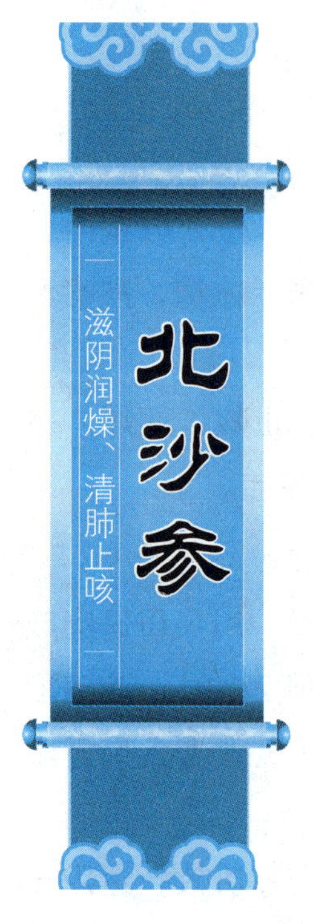

北沙参小档案

别名	莱阳参、银条参、野香菜根、海沙参、辽沙参、北条参、珊瑚菜
性味归经	性微寒，味甘、微苦；归肺、胃经
适用人群	阴虚燥热者、肺胃虚寒者均可食用
食用禁忌	忌与藜芦同食。阳虚寒盛或腹泻便稀者均不宜食用
主要产地	山东、河北、辽宁、江苏、浙江、福建、广东及台湾等地区

功效主治

■ 滋阴清肺、润燥止咳

北沙参入肺经，对肺脏有清补功效，善补肺阴、清退虚热，且夏、秋季最为常用，可有效治疗阴虚肺燥所致的干咳少痰、咯血、咽干音哑、肺结核、久咳不止等症。

若与川贝母、麦门冬等搭配入药，长于清肺、养阴、理气，适用于肺虚所致的咳喘不止、干咳少痰等不适。

■ 清热祛暑、降体温

北沙参的乙醇提取物还有降体温的功效，并到一定的镇痛作用，对小儿中暑、小儿发热以及多种夏季热病均有治疗功效。

■ 补养胃阴、生津止渴

北沙参入胃经，有生津止渴的作用，善治胃阴虚所致的食欲不振、口干舌燥、大便燥结、舌质红、干呕、胃脘隐痛、咽干等不适，对糖尿病、慢性胃炎、小儿厌食均有益处。

居家调养实用方

北沙参香芋炖乌鸡

取乌鸡1只，香芋100克，北沙参10克，盐适量。将乌鸡洗净后切块；香芋去皮后切菱形块；北沙参用清水洗净。将乌鸡块入沸水中汆烫，再与北沙参一起炖煮半小时左右，随后倒入香芋块熬煮15分钟，待鸡肉软烂，调入盐即可。

本品具有滋阴润肺、生津止渴、益气养胃的功效，非常适合秋燥季节进补食用，可有效改善干咳少痰、咯血、口渴舌燥、胃脘隐痛等不适。

沙参二冬饮

取沙参、麦门冬、天门冬各15克，生地黄、生石膏、天花粉各30克，葛根、五味子、石斛各10克，普洱茶30克。将上述中药材全部装入纱布袋中，再置于茶壶中，加水1000毫升，大火烧开后改用小火煎煮15分钟，取汁；再加入清水600毫升，煮沸后再煎10分钟，取汁；将两次药汁混合，过滤后即可饮用。

本品具有滋阴润肺、清热、生津止渴等功效，尤其适用于糖尿病患者。

北沙参粥

取北沙参15克，大米50克，冰糖适量。将北沙参切片，入砂锅中，加水煎煮，去渣留汁，加入大米煮至粥熟，再加入冰糖调味即可。每日1剂，早、晚分服。

本品具有养阴润燥、生津止渴的功效，对肺热伤阴、津亏化燥所引起的干咳、咯血、胸痛等症有显著疗效。

选购与储存指南

◎选购：正品北沙参应呈细长的圆柱形，分支较少，表面淡黄或白，有点粗糙，布满皱纹及纵沟，质地坚而脆，易折断，断面不整齐，皮部呈黄白色，木部呈黄色，气味独特，嚼之不黏。

◎储存：一般情况下，应该将北沙参置于阴凉、干燥、通风处储存。

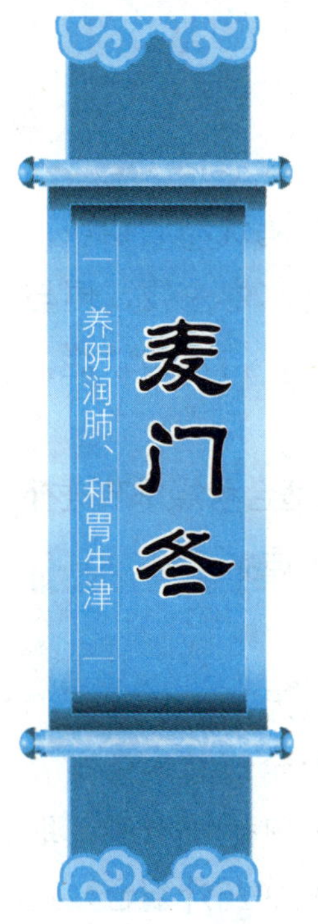

麦门冬小档案

别名	沿阶草、地麦冬、土脉动、麦冬、杭麦冬、川麦冬、朱麦冬
性味归经	性微寒，味甘、微苦；归胃、肺、心经
适用人群	阴虚体质、虚热内扰者均可食用
食用禁忌	阳虚寒盛、脾虚便溏者不宜食用。外感风寒咳嗽者忌食。不宜与苦参、木耳、苦瓠葵、青蘘同食
主要产地	浙江、四川、江苏、贵州、云南、广西、安徽、湖北、湖南等地区

功效主治

■ 养阴润肺、清热止咳

麦门冬微寒，入肺经，擅长滋养肺之阴津，并可清肺之虚热，非常适宜于阴虚体质者，且常于夏、秋两季进补。常用来治疗阴虚肺燥引起的干咳、咯血、胸痛、咽痛音哑、肺痿、肺痨等。

■ 和胃润肠、生津止渴

麦门冬入胃经，善补胃阴虚，可有效地改善咽干口渴、胃脘胀痛、食欲不振等症状。

麦门冬性寒，还具有润肠通便、生津止渴的功效，善治大便燥结、便秘、消渴、咽干口燥等不适。

■ 清心除烦

麦门冬入心经，可养阴清心、除烦安神，善治心烦失眠、少寐多梦等不适。若与莲子心、竹叶卷心等搭配入药，可清心降火、除烦安神，适用于失眠多梦、夜不能寐、心烦不安等症状。

居家调养实用方

麦门冬薏仁粥

取麦门冬、生地黄各15克，薏苡仁30克，大米100克。将麦门冬、生地黄分别洗净，一同放入砂锅中，加适量水煎煮30分钟，取药汁；将薏苡仁、大米洗净，入砂锅，加清水熬煮成粥，再倒入药汁，稍煮即可。用作早餐食用，每日1剂。长期服用，效果更佳。

本品具有滋阴生津、益气养肺的功效，善治干咳、咯血、胸痛等肺燥之症，还可退热、通便等，适用于潮热、盗汗、大便燥结、习惯性便秘者。

麦门冬白术饮

取麦门冬10克，白术5克。将麦门冬、白术一起放入砂锅中，加适量清水，大火煮沸后改用小火煎煮40分钟，滤渣取汁。温服，每日1剂。

本品具有滋阴、健脾、生津、止渴等功效，是夏、秋两季的日常保健饮品，可有效改善食欲不振、咽干舌燥、习惯性便秘以及小儿厌食症等。

麦门冬炒鸡腿菇

取麦门冬20克，鸡腿菇150克，料酒、盐各适量，葱段、姜片各少许。将麦门冬洗净、浸润透；鸡腿菇洗净、剖开；热油锅，爆香葱段、姜片，放入鸡腿菇、麦门冬快速翻炒，待将熟时调入盐，烹入料酒，翻炒入味即可。佐餐食用，每日1剂。

本品具有滋阴润肺的功效，适用于秋季肺燥所致的干咳、咯血、咽干、喉咙痒痛等；本品也可作为减肥人士的保健食谱。

选购与储存指南

麦门冬滋阴除烦功效显著，日常生活中要特别注意它的选购和储存的方法，以免影响其功效的发挥。

◎选购：以表面呈黄色、外观肥大、质地柔润、气味香甜、嚼之有黏性者为最佳。

◎储存：要妥善保存，以免受潮、长虫等。最好放在密闭的容器中，且要避光冷藏储存。

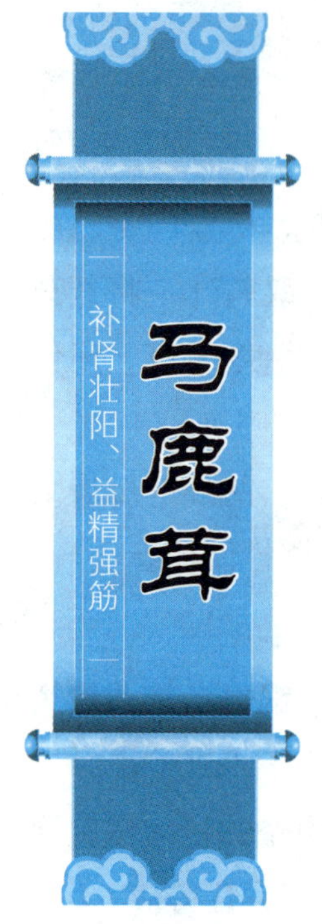

马鹿茸小档案

别名	马鹿茸血片、马鹿茸片、斑龙珠
性味归经	性温，味甘、咸；归肾、肝经
适用人群	肾虚阳亏、精血不足者均可食用
食用禁忌	不宜作为一般药物入膳食。儿童、妇女慎食。阴虚火旺、血压偏高者忌食。不宜过量、过久食用
主要产地	东北长白山、大小兴安岭一袋以及内蒙古、西藏、青海等地区

功效主治

■ 补肾阳、益精髓

马鹿茸属于动物类药物，补肾壮阳的作用非常强，适用于肾虚阳衰的老年人或大病、久病体虚之人，可有效改善畏寒、阳痿、早泄、宫冷不孕、小便频多、腰膝酸软、头晕目眩等病症。若与熟地黄、菟丝子、肉苁蓉、巴戟天等搭配同食，有助肾阳、补精髓的作用，适用于肾阳不足、精衰血少等。

■ 强筋骨

马鹿茸具有强健筋骨的功效，善治肾虚引起的骨弱、腰膝无力等病症，对老年人骨折后愈合不良者也有一定的治疗功效。

■ 调冲任、托疮毒

马鹿茸于肾之阴阳双补，故有固冲任、止带下之效，为妇科的常用药，主要用于治疗冲任虚寒所致的崩漏、带下等症。再者，马鹿茸有升发之性，故可将体内疮毒排出体外，从而促进创面的修复和痊愈，对疮疡溃烂不愈、疮肿内陷不起均有显著疗效。

居家调养实用方

鹿茸猪肾粥

取猪肾1个，马鹿茸5克，胡桃仁、枸杞子各10克，葱、姜、盐各适量。将猪肾去除筋膜腰臊，洗净后切片，入沸水中汆烫；马鹿茸烘干后研磨成细末；姜切片、葱切段；大米洗净。将上述材料一起放入锅中，加适量水，大火煮沸后改小火熬煮，待米烂粥稠时调入盐即可。早餐食用，每日1剂。

本品具有补肾壮阳的功效，对阳痿、精冷等男性性功能障碍症状有益。

马鹿茸炖乳鸽

取马鹿茸片10克，乳鸽1只，山药30克，大枣10颗，盐少许。将乳鸽处理干净，山药去皮后切滚刀块；砂锅中加入清水，放入乳鸽、山药、大枣、马鹿茸片，炖煮至肉烂，加入盐调味即可。佐餐食用，饮汤食肉，每日1剂。

本品具有补肾阳、益精血、强筋骨之功效，对五脏皆有温补功效，是延年益寿、增强体质的营养佳品。

马鹿茸虫草酒

取马鹿茸20克，冬虫夏草10克，高度白酒500毫升。将马鹿茸浸润透、切薄片，冬虫夏草洗净后沥干水分；将马鹿茸、冬虫夏草置于容器中，倒入白酒，密封，浸泡10日，过滤去渣。每日1次，每次饮用20毫升。

本品具有补肾壮阳的功效，善治腰膝酸软、阳痿、不孕不育等病症。

选购与储存指南

◎选购：马鹿茸在选购上要注意以下两点：

正品马鹿茸的角片应呈圆形，角质化低、无突起，中部焦黄，外围非白色；而伪劣品则会有圆形和半月牙形两种形状，边缘角质化程度高，有突起，骨片外围呈白色等。

马鹿茸入水不变形，加热搅拌后不破，煮沸后也不软不糊；而伪品则易软化变形，加热后易破碎，煮沸后易成糊状。

◎储存：马鹿茸易受潮发霉、长虫，故先将其置于通风处，然后用布包一些花椒，一起保存，可预防生虫。

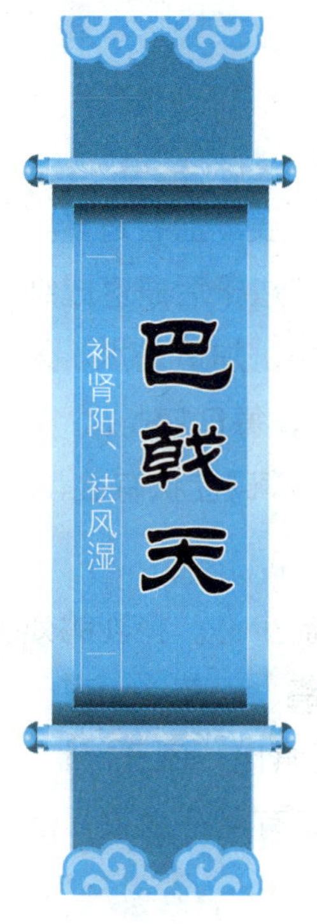

巴戟天小档案

别名	巴戟、鸡肠风、兔仔风、兔子肠、猫肠筋、巴吉天
性味归经	性微温，味辛、甘；归肾、肝经
适用人群	肾阳虚、寒性体质者均可食用
食用禁忌	阴虚火旺者、感冒发热者、湿热者均忌食。不宜与雷丸同食
主要产地	广东的高要、德庆，广西的百色、苍梧、宁明，福建的平和、永安等地区

功效主治

■ 补肾壮阳、强筋健骨

巴戟天性温润，且不会产生化燥伤津的后果，故非常适合体质偏寒性的中老年人食用，专治肾阳虚所致的腰膝酸冷、阳痿遗精、小便频多、性功能减退、脘腹冷痛以及小儿遗尿、女性宫冷不孕等。巴戟天温而不燥、补而不滞，若与肉苁蓉、菟丝子等搭配同用，可用于治疗阳痿、早泄、遗精等病症；也可与续断、杜仲等搭配同用，用于治疗肾虚所致的腰膝酸软等不适。

■ 祛风除湿、消肿止痛

巴戟天内可助肾阳，外可祛风除湿，并有标本兼治的功效，故多用来治疗和改善肾阳不足、外感风湿所致的各种风湿骨痛或痹症。其中，类风湿关节炎、风湿性关节炎、退行性关节炎等会反复发作，需长期用巴戟天来治疗，康复效果很明显。

另外，《本草备要》中记载其能：“补肾益精，治五劳七伤，辛温散风湿，治风湿脚气水肿。”可见，巴戟天除了治风湿，还可利水、消肿、止痛。

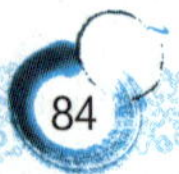

居家调养实用方

巴戟天萝卜炖牛腩

取巴戟天10克，胡萝卜50克，牛腩300克，葱段、姜片各适量，盐、八角各少许。将巴戟天洗净；牛腩洗净后切块，入沸水中汆烫，去除血水；胡萝卜去皮后切块。将巴戟天、胡萝卜、牛腩一起放入锅中，再加入葱段、姜片，调入八角、盐，倒入适量水，大火煮沸后改小火慢炖，至肉烂汤香即可。佐餐食用，隔日1次。

本品具有补肾助阳、益气健脾、强筋健骨的功效，适用于腰膝酸软、性功能障碍、宫冷不孕、筋骨痿软等。

四珍缩尿丸

取巴戟天、益智仁、桑螵蛸、菟丝子各100克。将四味药材烘焙至干，研磨成细末，过筛，入锅，加入黄酒，煮成糊状，再制成绿豆大小的丸子，晾干即可。用淡盐水送服，每日2次，每次20粒。

本品具有温肾壮阳、涩精止遗、固本培元的功效，善治中老年男性的腰膝酸软、尿频以及小儿遗尿等。

巴戟天双子泡米酒

取巴戟天、菟丝子、覆盆子各15克，米酒500毫升。将三味药材一起倒入米酒中浸泡7日即可。每日1剂，分多次服用，每日总量不宜超过200毫升。坚持长期服用，效果会更加明显。

本品具有补肾壮阳的功效，善治肾虚所致的滑精、尿频、遗尿、腰膝冷痛等病症。

选购与储存指南

◎选购：真品应是形如鸡肠、质地坚韧、呈紫色、肉较厚、折断面不平整，味微苦、涩。若是假品，则皮部较薄、内面呈紫色或蓝色，味道微甜或微酸，毫无涩味。

◎储存：巴戟天容易受潮、发霉，对于用不完者应置于干燥、阴凉处，并密封储存。

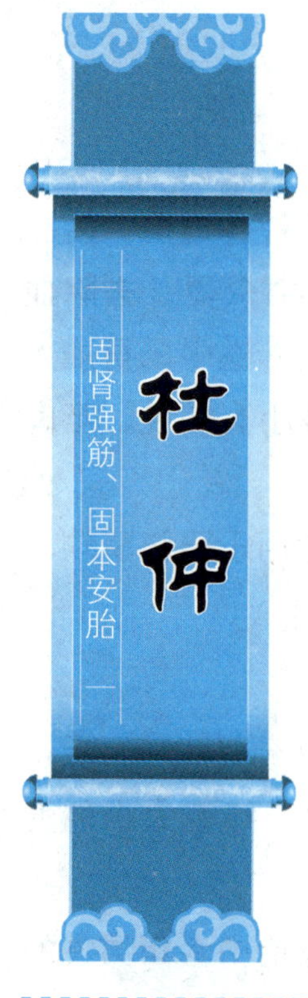

杜仲小档案

别名	思仙、石思仙、丝连皮、丝绵皮
性味归经	性温，味甘、微辛；归肝、肾经
适用人群	肾虚腰痛者、习惯性流产者、血压高者均可食用
食用禁忌	阳亢及阴虚火旺者应慎食；发热者应忌食。不宜与蛇床子、元参同食
主要产地	四川、陕西、湖北、河南、贵州、云南等地区

功效主治

■ 补肝肾、强筋骨、安胎

杜仲善走下焦，可肝肾兼补，且以补阳为主，能起到强健筋骨、固本安胎的功效。对于慢性腰痛、习惯性流产、高血压等病症均有显著疗效。

居家调养实用方

杜仲参芎酒

取杜仲60克，丹参30克，川芎20克，枸杞子10克，高度白酒1000毫升。将杜仲、丹参、川芎均洗净、切碎，放入大瓶中，倒入白酒，加入枸杞子，密封保存15日左右，每天要摇一摇，使其充分浸泡。每日饮2次，每次30毫升。

本品具有补益肝肾、强腰壮骨、通络止痛的功效，对因肾阳不足所致的腰背疼痛、关节冷痛、四肢畏寒等症状均有显著疗效。

猪肾杜仲汤

取杜仲10～15 克，猪肾1 个。猪肾去腰臊、洗净，与杜仲一同煲汤，喝汤、吃猪肾即可。

此方可补养肝肾，强筋健骨。

选购与储存指南

杜仲是我国特有的名贵药材，有着近千年的悠久历史，树皮与树叶均可入药，功效显著。但是要谨慎选购，并妥善保存。

◎选购：应以皮厚、块大、内表面呈红紫色或紫褐色且光滑、质地脆且易断、嚼之有胶状感者为准。

◎储存：一定要做到密封、干燥，可置于通风、阴凉处。

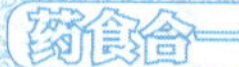
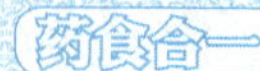
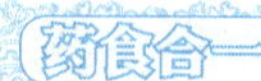

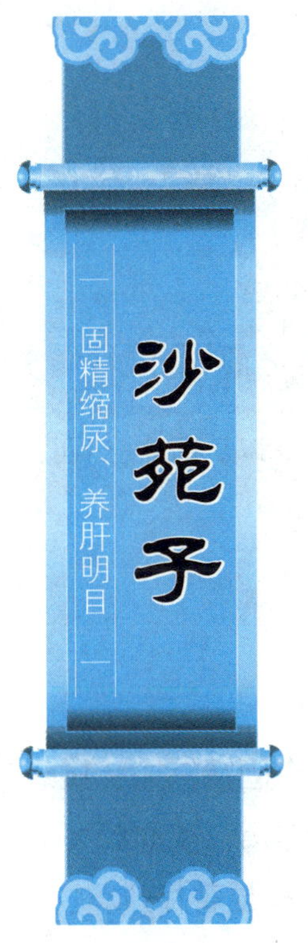

沙苑子小档案

别名	蔓黄芪、沙苑蒺藜、沙蒺藜、潼蒺藜
性味归经	性温，味甘；归肝、肾经
适用人群	肝肾亏虚者、视力下降的老年人均可食用
食用禁忌	体内有实邪、阴虚火旺、小便不利者不宜食用
主要产地	内蒙古、东北、华北以及山西、宁夏、甘肃等地区

功效主治

■ 补肝肾、强筋骨、安胎、明目

沙苑子可补肾之阳，善治腰膝酸软、阳痿、遗精、遗尿、尿频、白带增多，亦可养肝明目，治视物模糊、视力下降等。

居家调养实用方

沙苑子葱白烧海参

取沙苑子20克，葱白30克，海参300克，盐、白糖、酱油、水淀粉各适量。将沙苑子洗净后炒香，再研磨成细末；海参入沸水中汆烫；葱白切段。锅中放油，煸香葱白，放入海参、沙苑子翻炒，调入白糖、盐、酱油烧片刻，最后勾芡收汁即可。佐餐食用，每周食用1次。

本品具有补肾益精、养血润燥、养肝明目的功效。

选购与储存指南

沙苑子是居家生活中一种常见的保健品，在选购与储存方面都有一定的讲究：

◎选购：以颗粒饱满、色泽绿褐者为佳，其外形呈扁平的圆柱形，貌似肾形，表面光滑，一侧凹陷处有种脐，质地坚硬且不易破，气味淡，有豆腥味。

◎储存：将其装入纱布袋中，然后封口，储存在阴凉且干燥的地方即可。否则，很容易受潮发霉或遭虫蛀。

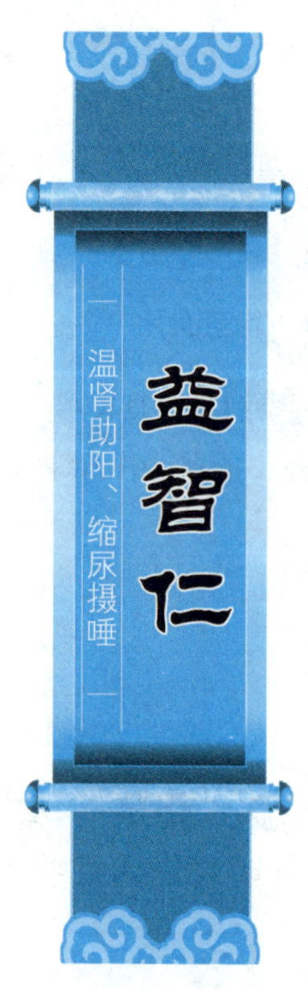

益智仁小档案

别名	益智、益智子、摘芋子
性味归经	性温，味辛；归脾、肾经
适用人群	阳虚肢冷、脾胃虚寒者均可食用
食用禁忌	阴虚、血虚体质者忌食。崩漏者慎食
主要产地	广东的阳江、雷州半岛，海南岛以及福建、广西、云南等地区

功效主治

■ 温肾助阳、涩精摄唾

益智仁具有温补肾、脾、胃之功，有固精缩尿、抗衰摄唾等功效，适用于脘腹冷痛、遗尿、遗精、夜尿频多等症，对小儿流涎、小儿遗尿、小儿腹泻均有显著疗效。

居家调养实用方

益智仁炖牛肉

取牛肉50克，益智仁10克，酱油、盐各适量。将牛肉洗净，切块；益智仁洗净。将牛肉块与益智仁一起放入大碗内，加入酱油，隔水炖，待牛肉熟烂，加盐调味即可。温服，食肉喝汤，每3日食用1次。

本品中的牛肉与益智仁搭配，不仅有利于补肾益精，还有利于健脾益气、养血生血，可以有效地改善小儿流涎、小儿遗尿等，对男性的阳痿、早泄、遗精、小便频多、性功能低下等病症均有一定的辅助治疗功效。

选购与储存指南

益智仁是一种廉价、易得但保健效果较佳的中药材。选购与储存时，要特别注意以下问题：

◎选购：益智仁是一种呈纺锤形或椭圆形的药材，选购时一定要以个大饱满、气味芳香浓郁、味道微苦者为佳。

◎储存：为防止益智仁发霉、长虫，一般情况下应将其装入食品袋中，密封，再置于阴凉、干燥、通风处保存。

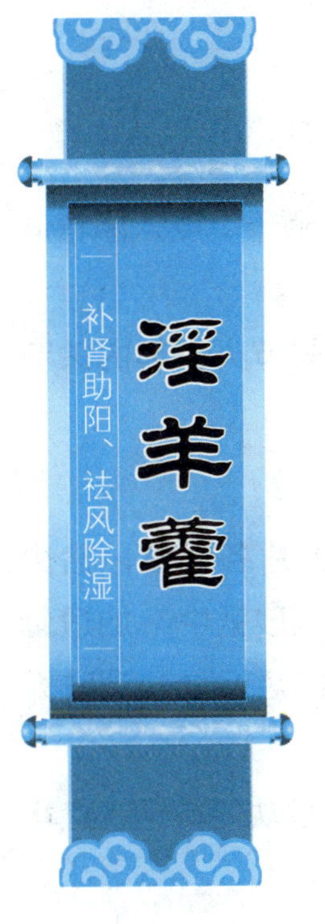

淫羊藿小档案

别名	羊藿、仙灵脾、铁菱角、鸡爪莲、三枝九叶草、羊藿叶
性味归经	性温，味辛、甘；归肾、肝经
适用人群	阴寒体质者、肾阳虚衰者、风寒痹痛者均可食用
食用禁忌	阴虚内热者忌食；发热者慎食
主要产地	陕西、山西、甘肃、安徽、湖南、湖北、辽宁等地区

功效主治

■ 补肾温燥、益精助阳

淫羊藿味辛性温，擅长补肾壮阳，适用于寒性体质者，对中老年人常见的四肢冰凉、畏寒自汗、腰膝酸软、尿频等症具有显著疗效；另外，淫羊藿还可补益肾阳，改善阳痿、遗精、夜尿频多、下肢无力、腰膝冷痛等不适。

■ 外散风寒、温经通络

淫羊藿味辛性温，还有助于散寒、温经，对风寒湿痹所致的关节酸痛或冷痛、关节活动不利、四肢麻木、四肢拘挛等症状均有一定的治疗功效。

■ 祛风除湿、强健筋骨

淫羊藿在通络的基础上，又可有效地强筋健骨，改善各种风湿病的不适。因此，淫羊藿也常用于治疗关节活动不利、腰膝酸软、风湿性关节炎或类风湿关节炎、骨质疏松等病症。

居家调养实用方

淫羊藿酒

取淫羊藿300克，醪糟酒1500毫升。将淫羊藿洗净、晒干，浸入醪糟酒中，加盖密封保存5日。每日饮用2次，每次50毫升。

本品可补肾助阳、除痹止痛，能有效地改善风湿性关节炎引起的关节活动不利、四肢麻木等症状。

淫羊藿虫草炖老鸭

取淫羊藿30克，冬虫夏草3根，老鸭1只，葱段、姜片各适量，盐少许。老鸭处理干净；将淫羊藿填入其腹中，再将老鸭放入砂锅中，加适量清水，下入冬虫夏草、葱段、姜片等，小火慢炖至鸭肉熟烂，加盐调味即可。佐餐食用，饮汤食肉，隔3日1剂。

本品可阴阳双补、散寒除湿，对风湿性关节炎、男性性功能减退等症均有显著疗效。

淫羊藿松茸炖羊肉

取淫羊藿40克，松茸50克，羊肉300克，葱、姜各适量，盐少许。将淫羊藿洗净，蒸软；松茸洗净；羊肉洗净后切块，入沸水中汆烫，去除血水；葱切段、姜切片。锅内热油，爆香葱、姜，放入羊肉、松茸、淫羊藿翻炒，调入盐，加入适量清水，炖至羊肉软烂即可。佐餐食用，隔日1剂。

本品具有补肾壮阳、补虚温中的功效，适用于肾阳虚衰、大病初愈体虚者，可有效改善腰膝酸软、遗精、遗尿、阳痿、性功能减退等。

选购与储存指南

◎选购：外形近似细长的圆柱形、表面黄绿或淡黄，叶多，基部有长毛，细脉两面突起，网脉明显、叶片类似皮革。闻之毫无臭味，尝之则味道微苦。

◎储存：淫羊藿的保存环境要保证通风、干燥、阴凉，保存前还要将淫羊藿装入食品袋中密封好。

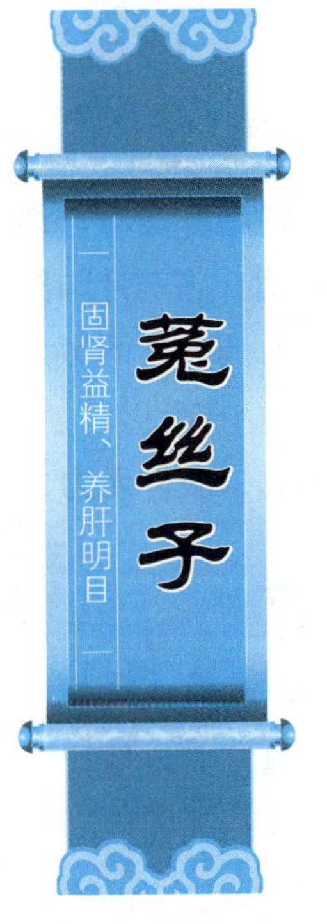

菟丝子小档案

别名	菟丝实、龙须子、萝丝子、黄丝子、吐丝子、豆寄生、无根草、无娘藤子
性味归经	性平，味辛、甘；归肾、脾、肝经
适用人群	脾肾阳虚、肾精亏虚者均可食用
食用禁忌	阴虚内热、大便燥结、小便短赤者均不宜食用；孕妇忌食
主要产地	全国大部分地区均出产

功效主治

■ 双补阴阳、固肾益精

菟丝子兼补肾阴、肾阳，可固肾强腰、益精缩尿，适用于体弱老年人和儿童，善治腰膝酸软、阳痿、遗精、尿频、不孕不育等症。若与枸杞子、杜仲等搭配同食，可发挥升阳、益精的作用，可用于治疗阳痿、遗精、小便频数、早泄等。

■ 补肝养血、养精明目

菟丝子入肝经，补充肝血的同时更有利于提高视力，对于肝肾不足引起的视物模糊、目暗不明、老眼昏花等症，尤其适用于视力逐渐减退的老年人。

■ 健脾止泻、固元安胎

菟丝子善补肾阳和脾阳，可改善因脾阳虚所致的慢性腹泻、大便稀溏等症状。另外，菟丝子还常用于孕妇安胎，尤其适用于肝肾亏虚所致的胎动不安、滑胎等，有习惯性流产者服后极为有益。

居家调养实用方

菟丝子鸡肝粥

取菟丝子末15克，鸡肝1个，粟米100克，盐适量。将鸡肝洗净，切丁；菟丝子用纱布包裹，放入砂锅中，加适量清水煎煮1小时；将药汁与粟米一起放入锅中，加水熬煮，煮沸后下入鸡肝，待粥将熟时调入盐即可。空腹温服，每日1剂。

本品具有养肝固肾、养血壮阳的功效，适用于腰膝酸软、肢体无力、阳痿、早泄、遗精、夜盲症、老花眼等。

菟丝子炖猪肉

取菟丝子、杜仲各15克，猪肉250克，盐、生姜片各适量。将菟丝子、杜仲分别洗净；猪肉切小块、先入沸水中汆烫，再与菟丝子、杜仲、姜片一起放入砂锅中，加入适量清水熬煮，待将熟时加入盐调味即可。佐餐食用，每日或隔日1剂。

本品具有健脾开胃、强健筋骨的功效，适用于脾胃虚寒、肾阳不足者。

菟丝子麦芽鸡片粥

取菟丝子10克，麦芽15克，鸡肉片50克，大米100克，盐、姜末、酱油各适量。将鸡肉片用盐、姜末、酱油腌制；菟丝子、麦芽分别洗净，与大米一起放入锅中，加入清水熬煮，待水开后加入鸡肉片煮至肉烂粥稠即可。空腹温服，每日1剂。

本品具有开胃消食、固肾健脾的功效，适用于食欲不振、泄泻不止、神疲倦怠、阳痿遗精等症。

选购与储存指南

◎选购：菟丝子的表面应呈棕黄色，偶有裂纹，且会散发出轻微的香气。可取少许菟丝子，入沸水浸泡，真品的表面则会有黏性；加热煮沸至种皮破裂，可见黄白色的卷旋状的胚芽，犹如吐丝一般，则可判断此为正品。

◎储存：菟丝子喜燥怕湿，故要置于阴凉且干燥处储存，以免受潮、发霉、长虫等。

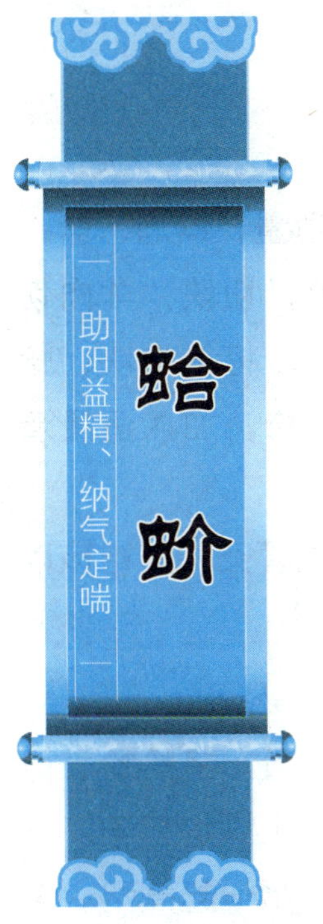

蛤蚧小档案

别名	蛤蟹、仙蟾、大壁虎
性味归经	性平，味咸；归肾、肺经
适用人群	肺虚咳喘、肾精亏虚者均可食用
食用禁忌	尾比头的药效更强，且眼珠有毒，故不宜食用头部。风寒或实热咳喘、阴虚火旺者均不宜食用
主要产地	广西、广东、云南、贵州、江西、福建等地区

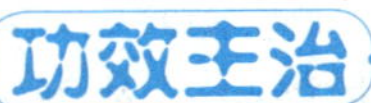

功效主治

■ 补肾固本、助阳益精

蛤蚧属于“血肉有情”之药，补益作用相对和缓，且药性不燥。因其入肾经，故以滋养肾阴、益精助阳、固本培元为主要功效，多用于肾精亏虚所致的阳痿、遗精、早泄、性功能减退等症，是男科的良药。若与山药、核桃、羊肉、枸杞子等搭配同食，可用于治疗男科疾病。

■ 清肺润燥、纳气定喘

蛤蚧还可入肺经，有宣肺理气、止咳定喘的功效，尤其适合秋燥季节食用，是咳喘患者的日常保健佳品，长期服用对肺肾两虚所致的久咳虚喘等有一定的治疗作用。

■ 抗过敏、增强免疫力、抗衰老

蛤蚧富含多种氨基酸和脂肪酸，对人体具有性激素样作用，并可提高白细胞的活力，增强吞噬细胞的功能，从而提高身体免疫力、强化抗过敏能力，有助于人体延缓衰老、延年益寿。

居家调养实用方

蛤蚧炖羊肉

取蛤蚧2只，羊肉500克，丝瓜50克，葱段、姜片各适量，料酒、盐、胡椒粉各适量，白酒少许。将蛤蚧去头、脚，用酒浸泡，切块；羊肉切块，汆烫；丝瓜洗净、去皮后切块。热锅，爆香葱、姜，将羊肉块、蛤蚧、丝瓜一起放入锅中，翻炒，再调入料酒、盐、胡椒粉，加入适量清水，小火慢炖至熟即可。佐餐食用，隔3日食用1次。

本品有固肾补虚、润肺止咳等作用，适用于慢性支气管炎、肺结核以及体虚、性功能减退者。

蛤蚧人参粥

取蛤蚧2只，人参15克，糯米50克，蜂蜜、白酒各适量。将蛤蚧表面涂抹上白酒和蜂蜜，置于铁板上加热烘焙；将人参切片，也烘焙至干，与蛤蚧一起研磨成细末，装瓶备用；取适量细末与糯米、清水一起煮粥。空腹食用，每日1剂。

本品具有温肾助阳、温肺定喘、补益元气的功效，适用于久病体虚者，善治支气管炎、肺结核、肺气肿等。

蛤蚧核桃汤

取蛤蚧1只，人参5克，核桃肉10克。将蛤蚧、人参、核桃肉一起放入砂锅中，加入适量清水，用小火炖煮2小时左右即可。趁热温服，每日1剂。

本品具有补肾润肺的功效，可有效地改善久咳虚喘、耳鸣、自汗、神疲倦怠、少气懒言、慢性支气管炎、支气管哮喘等症状。

选购与储存指南

◎选购：蛤蚧药性最强的部位在尾部，故选购蛤蚧时要以体大、尾粗且长、没有虫蛀、质地坚韧、气味较腥者为宜。另外，优质蛤蚧应该是除了第1指之外，其余均为钩状短爪。

◎储存：为防受潮和虫蛀，蛤蚧最好与花椒一起置于干燥、阴凉处储存。这是因为花椒具有干燥、驱虫之功效。

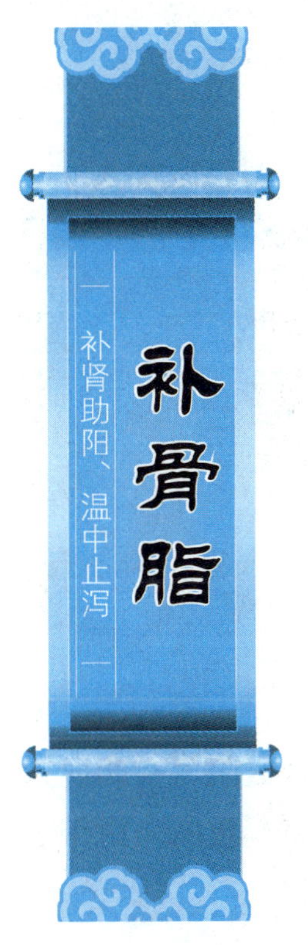

补骨脂小档案

别名	破故纸、胡故子、黑故子、怀故子、川故子
性味归经	性温，味辛；归脾、肾经
适用人群	气虚体质、阳虚体质者均可食用
食用禁忌	阴虚火旺、大便燥结者忌食。一次性不宜大剂量使用
主要产地	河南、山西、安徽、江西、陕西、四川、贵州。云南等地区

功效主治

■ 滋养脾肾、助阳止泻

补骨脂内服可助阳、固精、止泻、缩尿等，可改善阳痿、滑精、遗尿、泄泻、咳喘等；外敷，则可用于治疗皮肤病。

居家调养实用方

补骨脂粥

取补骨脂10克，大米100克，白糖适量。将补骨脂洗净、切碎，加水煎煮，去渣取汁；大米淘洗干净，加入药汁及适量清水，用小火煮至米烂粥稠，调入白糖即可。每日1剂，早、晚分服。

本品具有补肾壮阳、固精止泻的作用，对肾阳不足引起的阳痿、早泄、遗精、遗尿、性功能低下、腰膝酸软等病症有一定的辅助治疗功效。

补骨脂桃仁汤

取核桃仁30 克，补骨脂9 克。将核桃仁与补骨脂一同放入锅中，加入适量的清水，煎煮成汤，可吃桃仁，喝汤。早、晚各服用1次。

此方具有润肺补肾、平喘止咳、治哮喘的作用。

选购与储存指南

◎选购：补骨脂外形似肾形，质地较硬，表面呈黑色或黑褐色，有细网状纹路，以干燥、颗粒饱满、色黑、有光泽、气香者为佳。

◎储存：补骨脂应置于干燥通风处储存，以更好地防潮、防霉变、防虫蛀等。

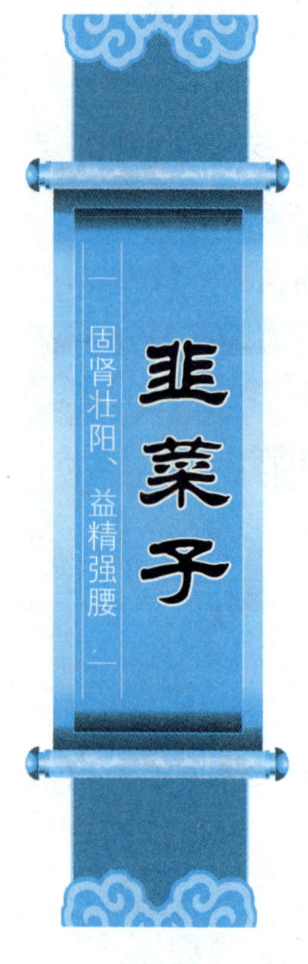

韭菜子小档案

别名	韭子、韭菜仁
性味归经	性温，味甘、辛；归肝、肾经
适用人群	肾虚体弱、阳虚体质者均可食用
食用禁忌	阴虚火旺、内热不退者均忌食
主要产地	全国大部分地区均出产

功效主治

■ 滋养肝肾、壮阳固精

韭菜子有温补的功效，对补肝、肾之阳气有明显效果，善治阳萎、遗精、遗尿、腰膝冷痛、腹痛、白带过多、淋浊等症。

居家调养实用方

韭菜子炒鸡肉

取韭菜子20克，芦蒿50克，鸡胸肉200克，葱、姜、水淀粉各适量，盐、料酒、胡椒粉各少许。将韭菜子打碎，调入盐、料酒、胡椒粉、水淀粉，拌匀；芦蒿切段后氽烫；鸡肉切丝。油锅烧热；煸香葱、姜，放入鸡丝、芦蒿，勾芡炒匀即可。佐餐食用，每日1剂。

本品有滋阴壮阳的功效，可用于改善腰膝酸软、遗精、遗尿等不适，还可增强免疫力、延年益寿。

选购与储存指南

韭菜子补肾效果较佳，在选购与储存时要注意一些方法，以便能发挥其最大的滋补功效。

◎选购：表面质坚、色黑、颗粒饱满、无杂质且气味特异、味道辛辣者为宜。

葱子经常会被无良商家用来充当韭菜子，事实上，葱子的表面较为光滑且没有褶皱。尝一尝会有浓郁的葱香味。

◎储存：除了高纬度和高寒地区外，韭菜子在室温或恒温环境中保存即可，保存时间一般为1年。

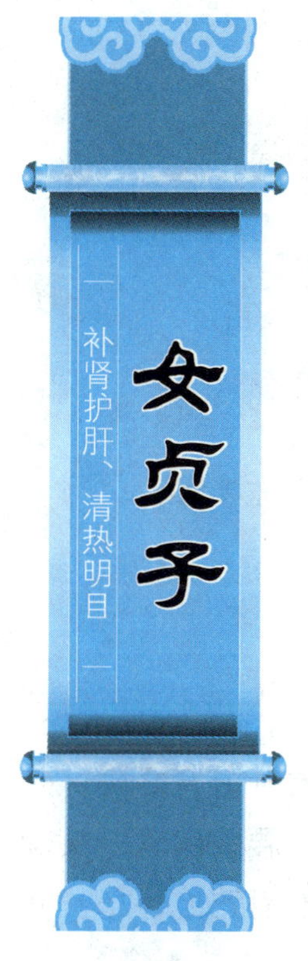

女贞子小档案

别名	冬青、冬青子、蜡树、女贞实
性味归经	性凉，味甘、苦；归肝、肾经
适用人群	阴虚体质、血虚体质者均可食用
食用禁忌	阳虚湿盛者、脾胃虚寒所致的大便溏稀者均不宜食用
主要产地	河北、陕西、甘肃等省以及华东、中南、西南等地区

功效主治

■ 滋养肝肾、清热明目

女贞子善补肝、肾之阴，有益精、补髓、固肾、明目等功效，主治眩晕、耳鸣、腰膝酸软、头发早白等症。

居家调养实用方

女贞子首乌糯米糍

取女贞子、何首乌（制）各20克，糯米100克，椰蓉、白糖各适量。将女贞子、何首乌去除杂质，洗净后入锅中蒸半小时；糯米蒸熟，与女贞子、何首乌以及白糖拌匀，揉成椭圆形，撒上椰蓉即可。隔日1剂，数日服完。

本品中的女贞子具有固肾护肝的作用，与何首乌一起食用，则可强腰膝、明目、乌发、养颜，并对性功能低下、阳痿、早泄等病症也有一定的辅助治疗功效。

选购与储存指南

女贞子物美价廉、方便易得，它虽然不是多么名贵的药材，但其补养作用尤佳，在选购与储存方面，要注意一定的方法。

◎选购：女贞子形状各异，有椭圆形、肾形、卵形等，表面呈黑紫色或灰黑色，皱缩不平，质量较轻，外果皮较薄，中果皮较为松软，内果皮则呈木质，破开后通常仅有1粒种子，种子的油性较大。在选购时，应以粒大且饱满、肉色发黑或发紫、闻之无臭味、尝之微苦涩者为宜。

◎储存：要保证储存于干燥、通风之处，以防潮、防虫蛀。

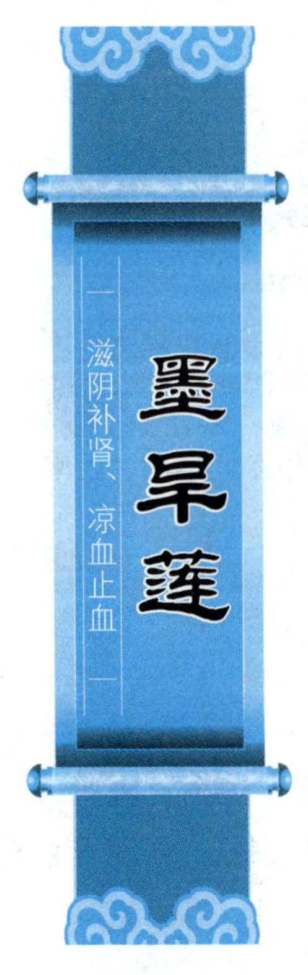

墨旱莲小档案

别名	旱莲草、旱莲、金陵草、墨斗草、麦兜草
性味归经	性平，味甘；归脾、肺经
适用人群	肝肾阴虚者、阴虚血热者均可食用
食用禁忌	阳虚湿盛、脾胃失调、大便溏稀者均应慎食
主要产地	江苏、浙江、江西、湖北、广东等地区

功效主治

■ 补益肝肾、益气凉血

墨旱莲性寒，且入肾、肝两经，善补肝肾之阴，并兼具补中与清降的优点，对潮热盗汗、腰膝酸软、头晕目眩、失眠多梦、咯血、崩漏等症有显著疗效。

居家调养实用方

莲参大米粥

取旱莲草10克，西洋参5克，大米100克。将旱莲草洗净、入锅中，倒入适量清水，煎煮半小时，去渣留汁，下入大米，煮至米烂粥稠；将西洋参放入锅中，加水慢炖，过滤取汁，倒入粥中拌匀即可。每日1剂，分2次服用完。长期服用，效果更佳。

本粥具有滋养肝肾、养阴润肺、凉血止血等功效，可有效改善血热咳血、盗汗以及肝肾阴虚所致的腰膝酸软、头晕目眩等，适于更年期女性的日常保健。

选购与储存指南

墨旱莲为草类植物，因搓揉茎叶时有黑色的汁液流出故而得名。

◎选购：真品墨旱莲，干燥全草全体都有白色茸毛附着，茎呈圆柱形，表面呈绿褐色或带紫红色，有纵棱，叶片呈卷曲状，皱缩或破碎，呈绿褐色。墨旱莲的果实呈黑色颗粒状。将墨旱莲浸水后揉搓茎叶，可见黑色水汁，略带香气，味道微咸。

◎储存：墨旱莲可直接装入塑料袋中，并置于冰箱中冷藏即可。

【第四章】

清热解毒，恢复脏腑洁净

火热炽盛，容易在体内郁结成毒。当体内的热毒显现在体表时，则会引发痤疮、粉刺、脓肿、疖疔、丹毒等皮肤病症，对人体健康造成损害。当体内的热毒继续肆虐，则易致温病或高热、烦躁、吐血、斑疹、流鼻血，甚至会危及生命。日常生活中，我们可以运用一些具有清热邪、解热毒作用的药食来调治，有利于排出热毒，起到美容养颜，促进脏腑恢复生机的作用。

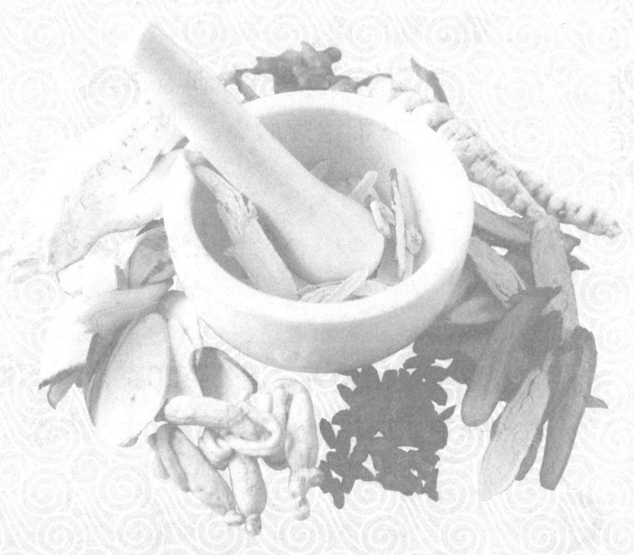

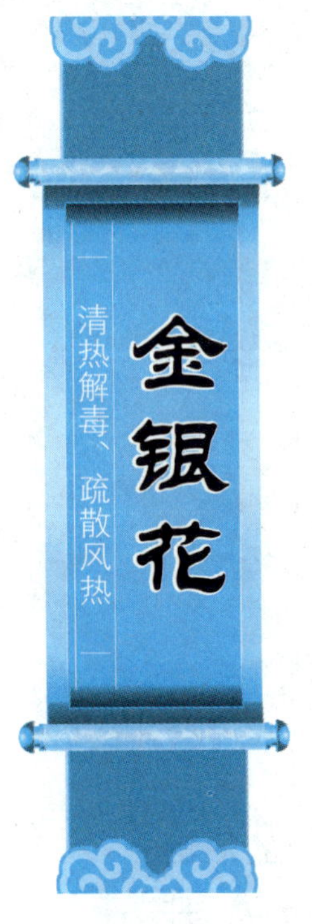

金银花小档案

别名	二花、双花、二苞花、银花、忍冬花、东银花、金藤花
性味归经	性寒，味甘；归胃、肺、心经
适用人群	热毒蕴结以及流行性感冒、中暑、风热者均可食用
食用禁忌	脾胃虚寒、气虚疮疡脓清者忌服。不宜久煎
主要产地	山东、四川、河南等地区

功效主治

■ 外散风热、内排热毒

金银花性寒，药性和缓且安全无毒，外可疏散风热，内则有助于排毒养颜，可用于夏季防暑和治疗流行性感冒。若与连翘、牛蒡子、薄荷等搭配同用，可治疗外感风热或温病初起如身热头痛、咽喉肿痛、口渴、烦渴、无汗等症。

■ 凉血润肠、止泻止痛

金银花炒炭后具有凉血、解毒、止泻的功效，可有效地清除肠道内的湿热郁结，从而治疗腹痛、泄泻、痢疾、便血等症。

居家调养实用方

双花粥

取金银花30克，蒲公英20克，大米60克。将金银花、蒲公英洗净，放入砂锅中，加水煎煮，去渣留汁；大米洗净后加入适量水，大火烧开后改

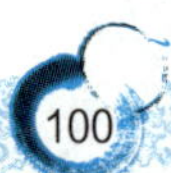

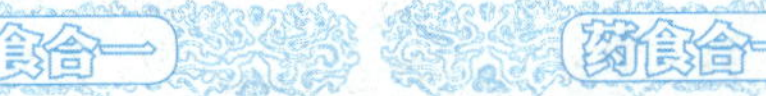

用小火熬煮成粥，待粥将成时加入药汁，煮熟即可。温服，每日1剂，可分2次食用。

本品可清热、解毒、利尿，能有效改善多种皮肤问题。

金银花山楂茶

取金银花10克，山楂5克，白糖适量。将金银花洗净；山楂洗净，去核、切片。将金银花与山楂一起放入砂锅中，加入适量水，熬煮半小时，过滤、去渣、取汁，再加入白糖拌匀即可。代茶饮，趁热饮用。

本品具有清热解毒的功效，可有效改善肠道、肺经热毒所引起的诸多病症，并可美容养颜、降低血压。

金银花猪肉汤

取猪瘦肉250克，金银花10克，白菜100克，生姜、盐、鸡精各适量。将猪瘦肉洗净后切片，白菜洗净后撕小片，生姜切片；油锅烧热，爆香生姜片，加入适量清水，大火煮沸后加入猪瘦肉片、金银花、白菜，煮至将熟时调入盐、鸡精即可。佐餐食用，每日1次。

本品具有清热解毒的功效，善治痢疾、腹泻、肠炎等，对病后体虚也有一定的改善功效。

三花茶

取金银花、金莲花、白菊花各适量。将三者捣碎成粗末，平均分成几包，每包15克，分别装入纱布袋中。每次1包，用沸水冲泡，代茶饮。

此方具有清热解毒、平肝祛风的作用，可用于热盛目赤。

金银花利咽饮

取胖大海3 枚，金银花10 克。将二者一同放入杯中，用沸水冲泡，代茶饮，每日1剂，反复冲泡。

此方具有疏散风热，利咽解毒的作用。

选购与储存指南

金银花越新鲜越好，故在选购和保存上都有一定的注意事项。

◎选购：应以黄白色或绿白色，气味清香、微苦者为宜。

◎储存：要确保密闭，袋子或罐子都要密封好，避免受潮；还要置于阴凉干燥处保存，以免光线、湿度以及温度使其变质。

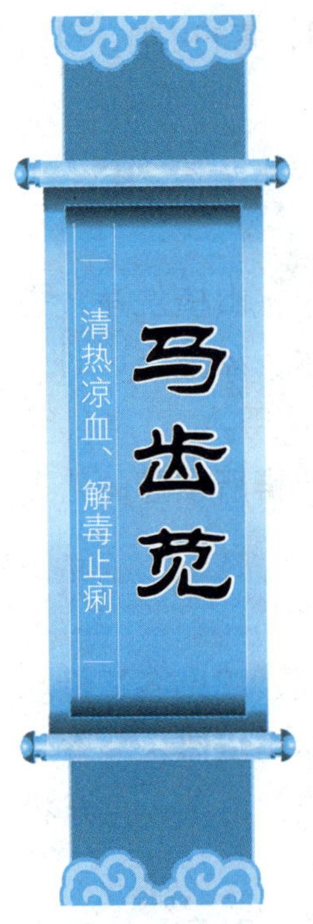

马齿苋小档案

别名	长寿菜、蚂蚁菜、马苋菜、耐旱菜、五行菜、瓜子菜、酸苋、马齿草、马齿菜、安乐菜
性味归经	性寒，味酸；归大肠、肝经
适用人群	热毒血痢者、崩漏下血者、皮炎者以及蛇咬伤者均可食用
食用禁忌	不宜久食。脾胃虚寒、肠滑泄泻者忌食。孕妇，尤其是有习惯性流产的孕妇忌食
主要产地	全国大部分地区均出产

功效主治

■ 清热毒、止痢疾

马齿苋性寒、质地柔滑、药性比较和缓，擅长于清热、解毒、止痢，可预防各种消化道传染病，还可以有效治疗热毒蕴结大肠所致的腹痛、腹泻、痢疾、便血等病症。

■ 解毒消痈、消肿止痛

马齿苋的清热解毒功效显著，有利于体内热毒的排出，具有消痈散肿的功效。内服或外敷，对痈肿疮疡、丹毒肿痛等病症均有显著疗效。

■ 凉血止血、清热通便

马齿苋性偏寒，在清热解毒的基础上又能起到凉血、通络、止血的功效，可治疗因血热引起的崩漏、功能性子宫出血等。

马齿苋还善下行，可清热、除湿、通淋，对因湿热滞留下焦引起的尿频、尿急、小便赤痛或带下黄稠、腥臭难闻等均有疗效。

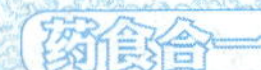

居家调养实用方

马齿苋豆豉汤

取马齿苋250克，豆豉15克，生姜、盐、醋各适量。将马齿苋洗净后切碎，生姜切丝；将马齿苋、姜丝加水煮熟，冷却后加入豆豉、盐、醋拌匀即可。代茶饮，每日1剂。

本品具有清热解毒、凉血止痢的功效，适用于夏季易患的消化道传染病，并对崩漏、痢疾、便血、功能性子宫出血等症有辅助治疗功效。

马齿苋鱼肉豆腐煲

取马齿苋150克，鱼肉200克，豆腐1大块，葱段、姜片、盐各适量。将马齿苋洗净，入沸水中汆烫，捞至清水中浸凉，切段；豆腐、鱼肉均切块。将鱼肉、豆腐、葱段、姜片一起放入砂锅中，加清水，用中火煮至鱼肉熟透，再加入马齿苋稍煮，加入盐调味即可。佐餐食用，隔日1次。

本品可清热凉血、润肠通便，是中老年人的夏季保健佳品，对大便燥结、便血、口干舌燥、便秘等症均有显著疗效。

马齿苋拌豆芽

取马齿苋300克，黄豆芽100克，香油、盐、鸡精、醋、生抽、蒜末各适量。将马齿苋切段，与黄豆芽一起入沸水中汆烫，冷水冲凉后沥干，装入大碗中，再加入盐、醋、生抽、鸡精、蒜末、香油调味，拌匀即可。佐餐食用，隔日1剂。

本品具有清热解毒、生津止渴、养胃健脾的功效，能有效改善消化不良、痢疾、腹痛、胃溃疡、口干舌燥等。

选购与储存指南

◎选购：优质的马齿苋应是质嫩、叶多、呈青绿色、无杂质者。细看的话，茎呈圆柱形，表面有黄褐色，有纵沟纹路，易折断，叶对生或互生，花小，气微，味酸。

◎储存：将马齿苋入沸水中汆烫一下，再置于阳光下曝晒，干燥之后即可密封置于阴凉干燥处保存。

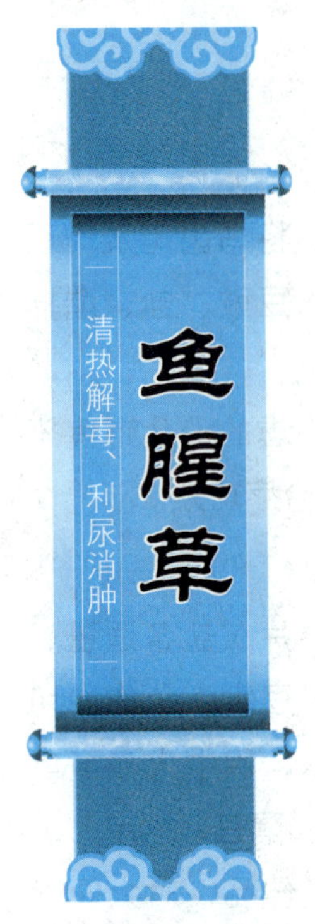

鱼腥草小档案

别名	臭荞目、鸡儿根、臭菜、蕺菜、臭腥草、臭牡丹、奶头草、折耳根
性味归经	性微寒，味辛；归肺、膀胱、大肠经
适用人群	湿热体质、肺热炽盛者均可食用
食用禁忌	实寒、虚寒者忌食；阴性疮疡者慎食。一次性不宜食用过多。不宜久食
主要产地	浙江、江苏、安徽、湖北、福建、广西、广东等地区

功效主治

■ 清肺热、解痈毒、排脓血

鱼腥草性微寒，主入肺经，有清肺热的功效，是治疗痰热壅肺、肺痈咳血的专用要药，可有效改善肺热引起的咳嗽、咳血、痰黄、胸闷、咳唾脓血等症。若与桔梗、冬瓜子、鲜芦根、桃仁、薏苡仁等搭配同用，可治疗肺痈所致的胸痛、咳血等不适；也经常与百部、麦门冬、蜂蜜等搭配同食，用于治疗百日咳。

■ 清热除湿、利尿通淋

鱼腥草上下皆可行，在清肺热的同时又可通利膀胱、泻肠热，有通便排尿的功效，善治湿热下注膀胱所引起的尿频、尿急、小便赤短以及肠热引起的腹泻、痢疾等症。

■ 清热解毒、祛除疮痈

鱼腥草具有清热解毒、消痈排脓之功，常用来治疗皮肤生疮、化脓、痈肿等症。将鱼腥草煎汤内服或捣烂外敷，对皮肤瘙痒、蚊虫叮咬、红肿痒痛等症都会有一定的疗效，对痔疮引起的肿痛也有改善作用。

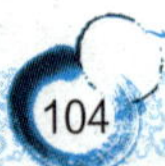

居家调养实用方

鱼腥草薄荷茶

取鱼腥草250克，薄荷15克，冰糖适量。将鱼腥草洗净、去除杂质、切碎，放入砂锅中，加水，大火煮沸后改小火煮15分钟，再下入薄荷，冷却后过滤留汁，同时加入冰糖，搅拌至溶解即可。代茶饮，每日1剂。

本品具有清热解毒的功效，常用于春、夏两季养生保健，善治尿道炎、扁桃体炎、上呼吸道感染等症。

鱼腥草猪肺煲

取鱼腥草60克，猪肺200克，盐适量。将猪肺洗净、切块，反复手挤去泡沫，放入砂锅中，加入清水，小火煮沸至软烂，加入盐调味，再放入鱼腥草一起煮熟即可。佐餐食用，饮汤食猪肺，隔日1剂。

本品的清热解毒的作用更有利于止咳化痰，适用于风热咳嗽、急性咽喉炎、支气管炎、肺炎、肺结核等病症。

鱼腥草拌莴笋

取鲜鱼腥草、莴笋各200克，白糖、香油、料酒、盐、鸡精各适量。将鱼腥草洗净；莴笋去皮后切丝；鱼腥草、莴笋放入大碗中，加入所有调料拌匀即可。佐餐食用，每日1剂。

本品具有清热解毒、利水消肿的功效，是减肥一族的上上之选。

选购与储存指南

鱼腥草有鲜品与干品之别，故在选购与储存上也会有所区别。以下几点可供参考：

◎选购：新鲜的鱼腥草应以叶片繁茂、色泽翠绿、有花穗、鱼腥味较浓者为佳。而干燥的鱼腥草则要以色泽红褐、茎叶完整、无杂质、干燥者为佳。

◎储存：新鲜的鱼腥草可放入塑料袋中，再置于冰箱中冷藏保存。干燥的鱼腥草则可置于密封的容器内，置于阴凉干燥处储存。

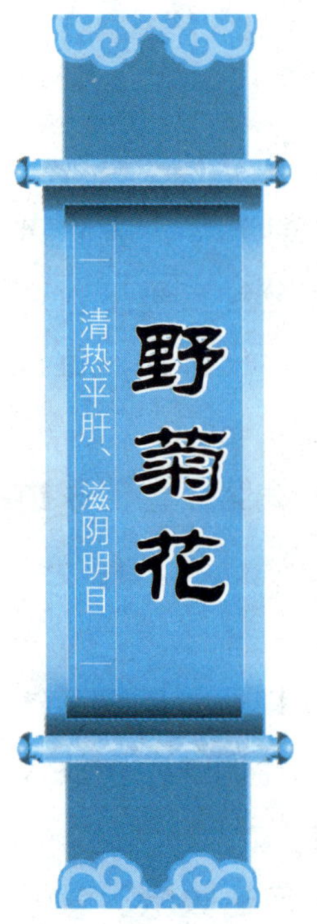

野菊花小档案

别名	山菊花、千层菊、黄菊花
性味归经	性平，味苦、辛；归肺、肝经
适用人群	风热型感冒、高血压、湿疹、丹毒等患者均可食用
食用禁忌	脾胃虚寒者、孕妇慎服，便泻者忌用
主要产地	广泛分布于东北、华北、华东、华中及西南各地区

功效主治

■ 清热解毒

野菊花中含有多种活性成分，如菊醇、野菊花内酯、氨基酸、微量元素等。临床研究证实，野菊花具有较强的清热作用，并可将体温维持在正常状态。

此外，野菊花的水提物对金黄色葡萄球菌、痢疾杆菌、伤寒杆菌等有较强的抑制作用；采用蒸馏法蒸馏出来的挥发油对多种致病菌、病毒有杀灭或抑制活性作用。

■ 保护心血管

据研究发现，野菊花的水提取液能提高心脏输出的血量，有效增强心肌供氧量，对心血管系统有保护作用。

■ 增强免疫力

实验表明，野菊花还能增强白细胞对金黄色葡萄球菌的吞噬作用，有效提高人体的免疫功能。

居家调养实用方

两花茶

取金银花、野菊花各30克，白糖适量。将二者混合加入水中，煮沸5分钟，或用沸水冲泡，加入白糖代茶饮。

此方中的金银花甘寒，入胃经，具有散风、清热解毒之效；野菊花同样是清热解毒之首选药材；白糖有生津润燥的作用。三者结合使用，能有效消除胃脘积热化火，热毒蕴结导致的牙龈红肿、胀痛、溢浓。

野菊花煎剂

取野菊花15克，用水煎汤，1日服2次。

此方可用于治疗胃肠炎、肠鸣、腹痛，效果非常好。

野菊花海金沙煎剂

取野菊花50克，海金沙20克，将二者共同用水煎煮，1日2次。

此方可用于治疗泌尿系统感染。

野菊花二草煎剂

取野菊花50克，地胆草50克，兰香草100克，将以上三味材料共同用水煎服，每日1剂，分两次服。

此方可用于治疗扩散型肺结核，且效果甚佳。

选购与储存指南

目前市场上野菊花的品质参差不齐，要想买到上好的野菊花还要花一些心思。此外，购买来的野菊花一次不能用完时，合理的保存，才能保持住原有的药性。

◎选购：野菊花为头状花序类球形，呈棕黄色，总苞片4~5层，最外一层苞片呈卵形或卵状三角形，表面呈绿色或淡棕色，有白毛附着；中层苞片呈卵形；内层苞片呈长椭圆形。在选购时，首先要观其色，以深黄色者为佳。其次，要嗅其味，以气味芳香，无霉臭味、苦味者为佳。

◎储存：野菊花的储存很简单，可将其置于干燥的容器内，放在通风干燥处即可。

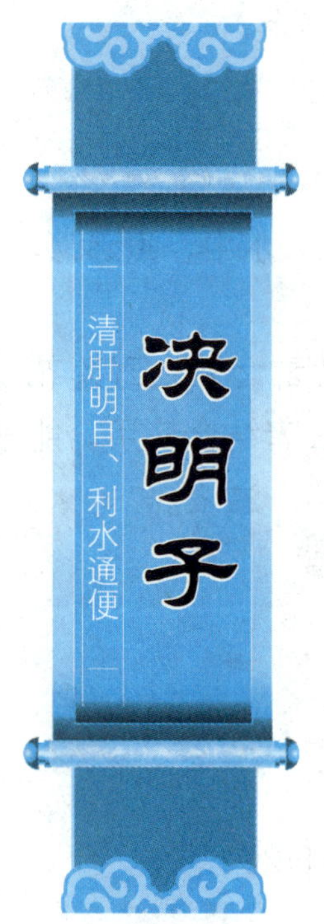

决明子小档案

别名	草决明、羊角、马蹄决明、野青豆、假绿豆、羊尾豆、钝叶决明
性味归经	性微寒，味苦、甘、咸；归肝、肾、大肠经
适用人群	脾胃虚寒、腹泻便溏者忌食
食用禁忌	气虚胃寒、脾虚泄泻者均慎食；阳虚体质者忌食
主要产地	安徽、广西、四川、浙江、广东等地区

功效主治

■ 清泻肝火、明目护眼

决明子性寒，有利于泄热，而且主入肝经，可清泻肝火、疏散风热、养肝明目。决明子对肝火旺盛所致的各种眼疾均有显著疗效，为明目佳品，善治目赤肿痛、怕光流泪、视物模糊、目暗不明等；并有利于减肥，适用于肥胖者。若是风热上壅头目，常与菊花、蝉蜕等搭配食用，长于疏散风热，改善目赤肿痛之症；若是肝火旺而视物模糊，可与女贞子、枸杞子、生地黄等搭配食用，长于滋阴清肝明目。

■ 清头目、除烦躁

决明子对肝阳上亢引起的头痛、目眩、烦躁不安、易怒、目赤肿痛等症均有显著疗效。

■ 润肠通便、生津止渴

决明子入大肠经，可滑肠、润燥、通便，并在除燥的同时又能生津，能有效地改善大便燥结、排便艰涩、习惯性便秘以及口干舌燥、消渴、咽干喉痒等不适。

居家调养实用方

决明子菊花粥

取决明子15克，菊花10克，大米100克，白糖适量。将决明子、菊花、大米分别洗净；将决明子炒香，再加入清水，煎煮半小时，再加入菊花继续煎煮5分钟，去渣取汁。另取锅，倒入大米、水，煮至米烂粥稠，加入药汁，调入白糖拌匀即可。温服，每日1剂，可分2次服用。

本品具有清热、平肝、明目的功效，适用于目赤肿痛、头痛头胀、视物模糊等症。

决明子炖茄子

取决明子10克，茄子2个，生姜、葱、盐各适量。将决明子洗净，放入砂锅中，加适量水煎煮，去渣取汁。将茄子洗净，对切成四块；生姜切丝；葱切段。热油锅，放入茄子，煎至焦黄，加入适量水，倒入药汁，放入姜丝、葱段、盐，翻炒均匀，加盖焖约10分钟即可。佐餐食用。

本品具有清热解毒、润肠通便的作用，适用于便秘患者。

决明子罗布茶

取决明子12克，罗布麻叶10克。热锅，倒入决明子炒至散发出香气，倒出，凉凉，再与罗布麻叶一起放入杯中，倒入沸水冲泡即可。代茶频饮，每日1剂。

本品具有清肝火、平肝阳、除烦躁的功效，能改善头晕目眩、烦躁不安、高血压等。

选购与储存指南

◎选购：决明子大多都呈菱形，形似马蹄，表面呈黄褐色或绿褐色，质地坚硬且不易破碎，断面皮层较薄且多折叠、皱缩。在选购时应以颗粒均匀、饱满且干燥者为佳。

◎储存：为了防止决明子受潮而发霉、遭虫蛀，则应该置于阴凉、干燥、通风性较好的地方储存。

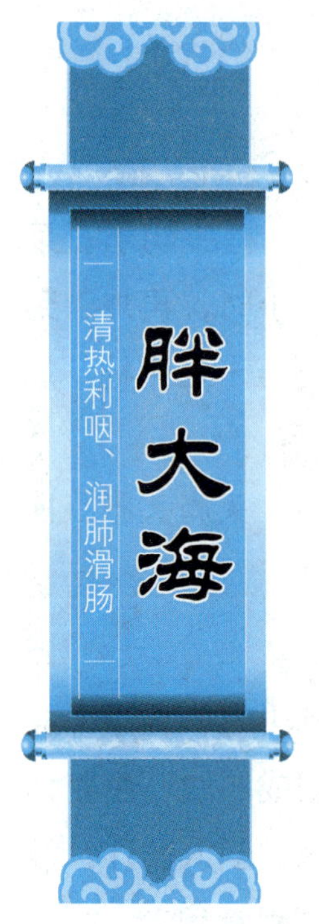

胖大海小档案

别名	大海子、安南子、胡大海、通大海、大发、大海榄、大洞果、新洲子
性味归经	性凉，味甘、淡；归肺、大肠经
适用人群	燥热伤津、痰热郁肺、热结肠胃者均可食用
食用禁忌	脾胃虚寒腹泻、肺寒咳嗽者均忌食；感冒患者慎食；不宜久食
主要产地	越南、印度尼西亚、马来西亚、泰国等地以及我国的广东、海南等地区

功效主治

■ 清肺热、利咽喉

胖大海性寒，偏入肺经，故可上清肺热、利咽开音，是教师、声乐家、演讲者的日常保健佳品，善于治疗咽喉痒痛、咳嗽、痰多且黏稠、口干舌燥、声音嘶哑、咽喉肿痛等不适。若与桔梗、甘草、薄荷等搭配入药，能够清泄肺热、止咳化痰，适用于痰热咳嗽、声音沙哑、咽喉肿痛等不适。

■ 润肠燥、通大便

胖大海质地较为柔润，有润燥、滑肠、通便的功效，常用于改善肠燥引起的便秘、大便燥结等不适。另外，胖大海泡水后的浸出液可刺激大肠，从而刺激排便，是习惯性便秘患者的首选。

■ 降压利尿、抗菌消炎

胖大海的水浸液还具有降压、利尿、消炎、镇痛等作用，能改善尿道炎、前列腺炎、附件炎以及月经失调等病症，此外胖大海还是高血压患者的保健佳品。

居家调养实用方

胖大海开音茶

取胖大海1颗，甘草3克，桔梗、菊花、金银花各5克。将上述材料一起放入杯中，倒入沸水冲泡，可反复冲泡。趁热温服，代茶频饮，每日1剂。

本品具有清热解毒、利咽开音的功效，适用于咽喉肿痛、声音嘶哑等不适，并可预防中暑。

胖大海猪肝汤

取胖大海10克，猪肝300克，葱段、姜丝各5克，花椒、八角、盐、胡椒粉、鸡精各适量。将猪肝洗净，入锅中，加葱段、姜丝、八角、花椒一起煮半小时，捞出后切片；胖大海、猪肝、胡椒粉、八角、盐一起放入砂锅中，加水以小火炖煮半小时，调入鸡精即可。佐餐食用，隔3日1剂。

本品具有清泻肺热、化痰止咳、养肝明目的功效，能改善目赤肿痛、咽喉肿痛、声音嘶哑、咳嗽痰多等不适。

胖大海菊花粥

取胖大海4颗，菊花15克，香米100克，白糖适量。将胖大海、菊花、香米均洗净；锅中加入胖大海与水，用小火煎煮10分钟，再加入菊花、香米熬煮，煮至米烂粥稠，调入白糖拌匀即可。早餐食用，每日1剂。

本品有润肺、化痰、止咳的功效，可用于风热感冒、咽喉肿痛、痰多黏稠等。

选购与储存指南

胖大海是居家必备的保健药材，是消除咽喉疼痛的良药。要想令药材发挥其最佳的保健治疗功效，在选购和储存上要格外注意。

◎选购：用手摇一摇，无声者为正品，反之为伪品。用眼看一看，形似橄榄、有光泽且有不规则的皱纹者为正品；外形类圆形，表面有光泽但皱纹较紧密者为伪品。

◎储存：一般可将胖大海装入瓶中，再置于通风、干燥处保存，通常可保存1年左右。

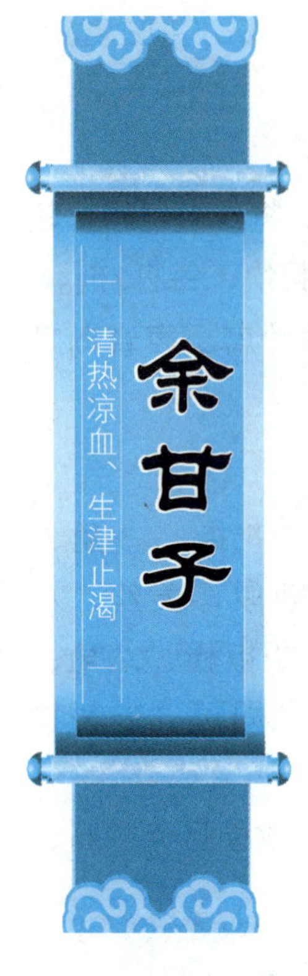

余甘子小档案

别名	柚柑、滇橄榄、庵摩勒、庵摩落迦果、土橄榄、望果
性味归经	性凉，味甘、酸、涩；归胃、肺经
适用人群	血热血瘀者、消化不良者、咳嗽喉痛者均可食用
食用禁忌	脾胃虚寒腹泻者慎食；孕妇忌食；不宜与辛辣、鱼类食物同食
主要产地	福建、台湾、广东、广西、四川、贵州、云南等地区

功效主治

■ 清热凉血、健胃消食、润肺生津

余甘子性凉，能清热、凉血、润肺，可改善中暑、风热、慢性咽炎等不适，并可治疗消渴、高血压、高脂血症、糖尿病、消化不良等。

居家调养实用方

余甘子银杏龙眼肉粥

取余甘子20克，银杏30克，龙眼肉5颗，大米150克。将大米、余甘子分别洗净，银杏、龙眼肉均去壳；将四种材料一起放入砂锅中，加入适量清水，煮至米烂粥稠即可。早餐食用，趁热服用，每日1剂。

本品具有清热利湿、补血凉血、健脾益胃的功效，可改善消化不良、食欲不振、腹胀、腹痛、咽喉肿痛、目赤肿痛、视物不清等不适。

余甘子饮

取余甘子15个，知母5克，石膏20克。将二者水煎，去渣取汁，每日1~2次。

此方对治疗实热火盛引起的咽痛、牙痛有很好的疗效。

选购与储存指南

◎选购：应该以个头大、肉厚、气微、味酸且回甜较浓者为佳。

◎储存：应以防霉变、防虫蛀为主，故需装入塑料袋中，密封后置于阴凉、干燥、通风性较好的地方储存。

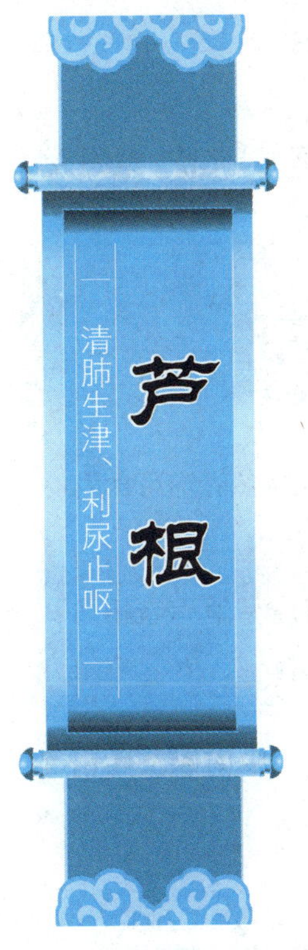

芦根小档案

别名	芦苇根、芦头、苇根、甜梗子、芦芽根、芦茅根、芦通、苇子根
性味归经	性寒，味甘；归胃、肺经
适用人群	肺热蕴脓、肺阴不足、麻疹初起、胃热炽盛者均可食用
食用禁忌	脾胃虚寒泄泻者忌食
主要产地	全国大部分地区均有出产

功效主治

上清肺热、下利膀胱

芦根性寒质轻，上走肺经，下入膀胱，有清热、利尿的功效，善治肺热引起的咳嗽、痰多黄稠、咯血、口渴、舌燥以及热结膀胱引起的小便不利、小便短赤等。

居家调养实用方

芦根冬瓜子汤

取芦根50克，冬瓜子60克，冰糖适量。将芦根洗净，切小段；冬瓜子去除外层黏液；芦根与冬瓜子一起放入锅中，加适量水，煮沸后改小火煎煮1小时，滤渣取汁，加入冰糖调味即可。每日1剂，分2次服用完，连续服用5日。

本品具有清泻肺热、化痰止咳、生津润燥的功效，能改善咳嗽、口干喜饮、痰多黄稠且不易咳出等症状。

芦根青皮粥

取鲜芦根、粳米各100克，青皮5克，生姜2片。将芦根洗净切段与青皮共煎成汁，去渣，放入粳米煮至粥稠，出锅前放入姜片即可。

此方具有清热养胃、滋阴止痛的作用。

选购与储存指南

◎选购：优质芦根表面呈黄白色，富有光泽，断面中空，边缘还有一行小孔，在选购时，还应注意无根须者为佳。

◎储存：将新鲜的芦根洗净后理齐，再装入保鲜袋，密封，置于冰箱中冷藏储存。

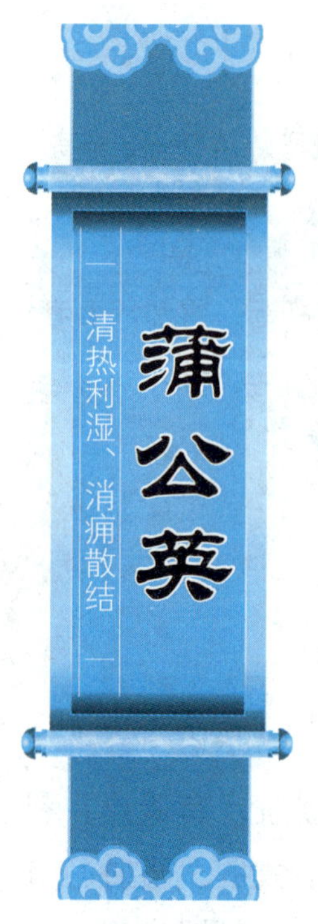

蒲公英小档案

别名	黄花地丁、婆婆丁、奶汁草、黄花苗、黄狗头、公英、蒲公草
性味归经	性寒，味苦、甘；归肝、胃经
适用人群	痈肿疔疮、乳痈初起、肝胆湿热者均可食用
食用禁忌	非实热之证者忌食；脾胃虚寒泄泻者慎食；一次不宜食用过多
主要产地	东北、华北、西北、华东、中南以及西南等地区

功效主治

■ 清热解毒、消痈散结

蒲公英以清热解毒、凉血消痈为主，可内服亦可外敷，专治痈肿疔疮所致的皮肤红肿、麻痒肿痛、皮肤瘙痒难忍等不适。若与金银花、连翘、菊花、赤芍等搭配入药，可增强清热解毒之力；也可与鲜芦根、冬瓜子、桃仁、鱼腥草等搭配入药，可用于清肺热、清热毒、解乳痈、止肿痛等。

■ 保肝利胆、利尿通淋

蒲公英入肝经，故可清肝、胆等脏腑的湿热，善治面色萎黄、眼白发黄、神疲身乏等。另外，对于膀胱湿热所致的小便不利、小便短赤甚至热痛等症，也能起到一定的治疗功效。

■ 抗菌消炎、抗病毒

现代医学证实，蒲公英还具有抗菌消炎、抗病毒的功效，故经常用来治疗急性乳腺炎、急性阑尾炎、急性黄疸型肝炎、急性胆囊炎、急性尿道炎以及各种急性皮肤感染等病症。

居家调养实用方

蒲公英鱼片粥

取蒲公英50克，鱼片80克，大米100克，盐适量。将蒲公英去除杂质、洗净，放入锅中，加水煎煮，去渣取汁；将大米洗净，放入锅中，加入清水与药汁，小火慢熬，至米烂粥稠时加入鱼片稍煮，再调入盐拌匀即可。趁热温服，每日1剂。

本品具有清热解毒、消痈散结的功效，适用于急性乳腺炎、急性扁桃体炎、尿路感染、急性胆囊炎、急性结膜炎以及便秘等症。

蒲公英茶

取蒲公英50克，白糖适量。将蒲公英洗净，切碎后捣成泥状，倒入锅中，加入适量清水，调入白糖，煮沸即可。代茶饮，趁热饮用，每日1剂，可分3次服用。

本品具有清热、凉血、利尿的功效，适用于小儿痢疾、发热以及肛门红肿等症，也可辅助治疗胃及十二指肠溃疡。

蒲公英酒

取蒲公英40克，米酒1小杯。将蒲公英捣烂，加入米酒中，浸泡1小时后去渣取汁。每日1剂，可分服，每次饮用15毫升左右。

本品具有清热解毒、活血通络、消肿止痛的功效，可改善急性乳腺炎所致的乳房红肿及乳房肿痛。将药渣外敷于乳房红肿处，效果则会更明显。

选购与储存指南

◎选购：蒲公英有新鲜与干品之别，故在选购上要注意区别。新鲜的蒲公英要选择叶片干净、略带香气者；干燥的蒲公英则要选择颜色灰绿、叶多、根完整、花黄、无杂质、躯干干燥者。

◎储存：要将蒲公英装入透气性较好的袋子中，置于通风、干燥的地方即可，以更好地防止霉变或虫蛀。

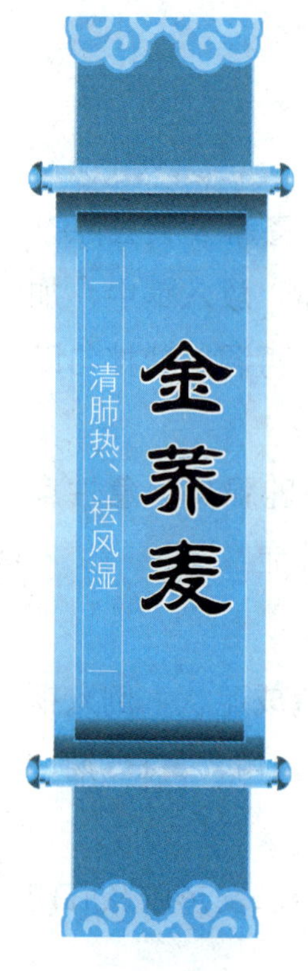

金荞麦小档案

别名	野荞麦、金锁银开、荞麦三七
性味归经	性凉，味涩、微辛；归脾、肺、胃经
适用人群	肺热咳喘、风湿痹证以及跌打损伤者均可食用
食用禁忌	脾胃虚寒泄泻或便溏者忌食
主要产地	河南、江苏、安徽、浙江、江西、湖北、湖南、广东、广西、陕西、甘肃、西藏等地区

功效主治

清肺化痰、祛风除湿

金荞麦可有效清肺热、化痰湿、排脓液，主治慢性支气管炎、慢性咽炎、肺脓疡、扁桃体炎、痢疾、风湿性关节炎以及跌打损伤等病症。

居家调养实用方

金荞麦桃仁粥

取金荞麦10克，桃仁20克，糯米100克。将金荞麦、桃仁、糯米分别洗净，一起放入砂锅中，加入适量清水，大火煮沸后改用小火煮约半小时，至米烂粥稠即可。当早餐食用，温服，每日或隔日1剂。长期服用，效果更佳。

本品具有清热解毒、润肠通便、清肺化痰的功效，可改善咳嗽痰多、肺结核、便秘、目赤肿痛等不适。

金荞麦瘦肉汤

取瘦猪肉250克，金荞麦100克，冬瓜子30克，桔梗15克，生姜3片，大枣5颗。将猪肉洗净切块氽烫，与其余材料一同放入炖盅内，加水，小火隔水炖3小时即可。

此方能有效缓解支气管炎。

选购与储存指南

◎选购：金荞麦根部呈黑褐色，茎直立、无毛，叶子呈三角形、边缘全缘、两面俱有柔毛。要以个头大、质坚且不易断者为佳。

◎储存：要选择干燥、阴凉且通风处为佳，最好可以密封保存。

【第五章】

止咳化痰，保证呼吸顺畅

咳嗽，是一种反射性的自我保护反应，有利于排出呼吸道内的分泌物，故痰咳者应“先化痰，后止咳”，使呼吸道分泌物（即痰液）及时并彻底地咳出，才能防止肺气肿、支气管炎等并发症的出现，从而有效缓解咳嗽症状。那么，什么样的药食才适合患者呢？痰咳有热、寒之别，故用药及配伍时也要辨证施治，切不可乱投医、滥用药，以免耽误治疗、加重病情。

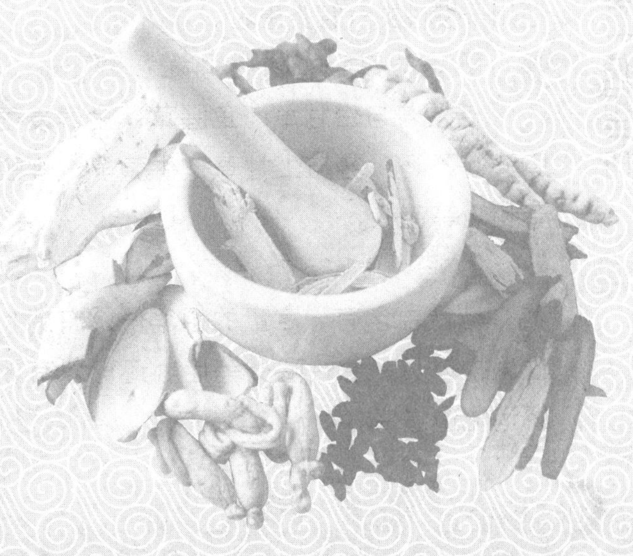

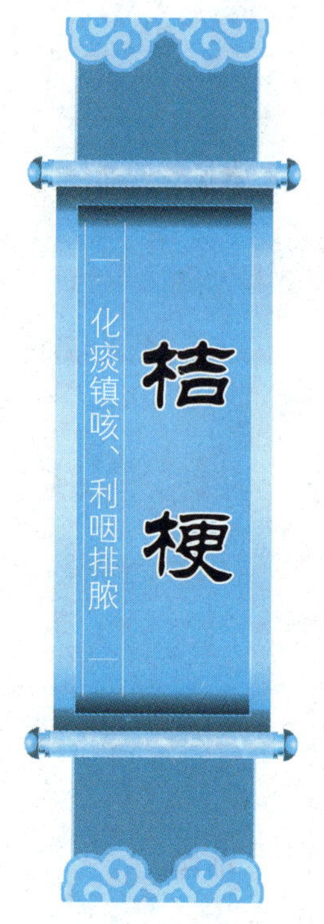

桔梗小档案

别名	梗草、苦桔梗、苦根、大药、铃铛花、和尚头花、苦菜根
性味归经	性平，味苦、辛；归肺经
适用人群	外感风寒、咳嗽痰多、咽痛音哑者均可食用
食用禁忌	阴虚久咳、气逆、咯血、呕吐者均应忌食；胃及十二指肠溃疡者慎食
主要产地	安徽、河南、湖北、河北、内蒙古、辽宁、吉林等地区

功效主治

■ 开宣肺气、镇咳化痰

桔梗性平，入肺经，能宣肺气、祛风寒、止咳化痰，对风寒感冒、风热咳嗽、咳嗽胸闷、痰多气喘等均有显著疗效。另外，桔梗中含有桔梗皂甙，对咳嗽、咳喘、痰多等症也有明显的疗效。若与金橘、金银花、菊花等搭配入药，可清热、降火，改善风热感冒引起的咳嗽、咳喘、痰多等不适，尤其适用于慢性支气管炎患者。

■ 消痈排脓、利咽润嗓

桔梗若与生甘草、鱼腥草、金荞麦配伍入药，可治疗肺痈吐脓、咳喘胸痛等不适；若与生甘草、牛蒡子、蝉蜕搭配入药，可治疗咽喉肿痛、声音嘶哑等症状。

■ 消炎止痛、抗溃疡

桔梗中含有一定量的粗皂甙，有消炎止痛的功效，善治支气管炎、急性扁桃体炎、急性咽炎等症。还可以有效地抑制胃酸分泌，从而治疗或缓解消化道溃疡。

居家调养实用方

桔梗陈皮梨汁

取桔梗15克，陈皮10克，雪梨100克，冰糖适量。将桔梗、陈皮分别洗净，浸泡10分钟后切丁；雪梨去皮后切丁。将桔梗、陈皮放入砂锅中，加入水煎煮10分钟左右，过滤留汁，再加入雪梨、冰糖，熬煮10分钟左右即可。温服，食梨饮汤，每日1剂。

本品具有润燥、宣肺、止咳、化痰、生津的功效，可改善慢性咽炎、慢性支气管炎、咳嗽不止、痰多黄稠、咽喉肿痛、声音嘶哑等不适，是秋燥季节的养生保健佳品。

桔梗丝瓜汤

取桔梗100克，丝瓜400克，生姜、葱、盐、鸡精各适量。将桔梗洗净，切片；丝瓜去皮、洗净、切块；生姜切片、葱切段。热油锅，爆香葱、姜，加入水，大火煮沸，下入桔梗、丝瓜，将熟时加入盐、鸡精调味即可。佐餐食用，隔日1剂。

本品具有清热解毒、宣肺理气、止咳化痰的功效，能改善热病烦渴、风热咳喘、水肿、小便不利等症状。

桔梗金银花膏

取金银花5克，桔梗2克，醋2大匙，鸡蛋1个。先将醋与水一起倒入锅中，待煮沸后加入金银花、桔梗同煮，约5分钟左右即可滤渣取药汁。鸡蛋取蛋清，与药汁一起搅匀，置于火上熬煮成膏即可。用筷子夹一小块食用，每日2次。

本品具有清热解毒、消炎止痛的功效，善治慢性咽炎、感冒咳嗽等不适症状。

选购与储存指南

◎选购：应该以根部肥大、色白、质坚实，味道先甜后苦者为佳。不宜选择长有绒毛的桔梗。表面若是有很多毛，则多半为仿品或伪品。

◎储存：桔梗怕潮湿，更怕高温，故保存时尽量选择通风、阴凉、干燥、低温处。

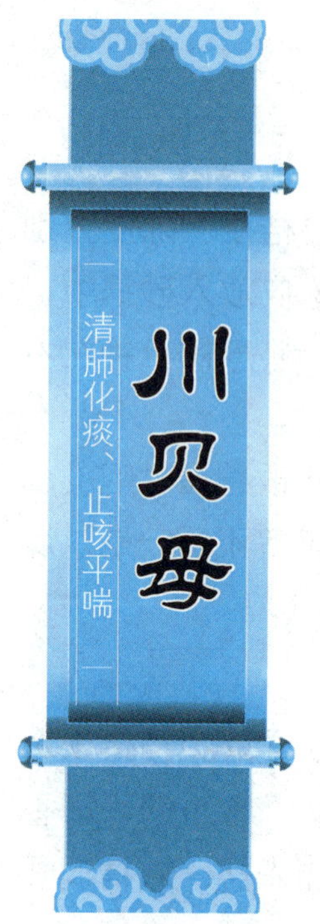

川贝母小档案

别名	川贝、贝母、卷叶贝母、尖贝母、青贝、松贝、炉贝
性味归经	性微寒，味苦、甘；归肺、心经
适用人群	肺热燥咳、阴虚燥咳、痰火郁结者均可食用
食用禁忌	脾胃虚寒者忌食。寒痰、湿痰者均应慎食。不宜与乌头、矾石、莽草、秦艽同食
主要产地	四川的阿坝、昌都，云南的德钦、大理以及青海、四川与云南的交界处等地区

功效主治

■ 清肺润燥、止咳化痰

川贝母性寒，质地较为柔润，药性也比较和缓，在清火泄热的同时又可润燥，故有清肺化痰、润肺止咳之功，适用于秋燥季节养肺、镇咳、平喘，常用于治疗肺阴虚或燥邪伤肺所致的劳嗽久咳、干咳少痰、咯血、吐脓等症。

■ 清热去火、散结消肿

川贝母以清热化痰见长，兼有去火、散结、消肿之功，若与玄参、牡蛎等搭配入药，则可改善痰火郁结所致的乳痈、瘰疬、肺痈等症状。若是将川贝母研磨成粉，并搭配蒲公英、连翘、天花粉等，用于外敷，则可治疗疮痈肿痛等皮肤疾患。

■ 降低血压、控制血糖

现代医学研究发现，川贝母除了上述功效以外，在一定程度上还能调节血压、控制血糖。

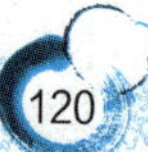

居家调养实用方

川贝炖雪梨

取川贝母10克，雪梨2个，银耳20克，冰糖适量。将川贝母洗净；雪梨去皮，切块；银耳泡发。将上述三种材料一起放入锅中，加入适量水，放入冰糖，炖煮30分钟左右即可。温服，每日1剂。

本品具有润肺止咳、清热化痰的功效，适用于肺痈、肺阴虚所致的久咳、痰多黄稠、慢性咽炎、慢性支气管炎、咳喘等症。

川贝茯苓润肺羹

取川贝母10克，茯苓15克，雪梨500克，蜂蜜、冰糖各适量。将川贝母洗净；梨去皮、核，切丁；茯苓切方块。将川贝母、茯苓放入砂锅中，加水，中火煎煮半小时，再放入梨、蜂蜜、冰糖，煮至梨熟即可。温服，食梨饮汤，每周1剂。

本品具有润肺化燥、止咳平喘、生津健脾的功效，善治咽干唇裂、烦躁口渴、大便燥结、咳嗽少痰或痰多黄稠、咳喘不止等症。

川贝猪肺汤

取猪肺1个，川贝母、杏仁各15克，玉兰片30克，生姜、盐、料酒各适量。将猪肺洗净，切方块；川贝母洗净；杏仁去皮、洗净；生姜拍松；玉兰片泡发，切薄片。将上述五种材料一起放入砂锅中，倒入料酒，加入适量水，大火煮沸后撇去浮沫，再改用小火炖煮，调入盐拌匀即可。佐餐食用，每周1剂。

本品具有清热泻火、润肺散结的功效，可有效改善肺结核、久咳痰多、肺痈、疮毒等症状。

选购与储存指南

◎选购：川贝母基本上可分为松贝、炉贝、青贝三个品种，在选购上也要区别对待。

松贝质坚硬，颗粒要均匀、整齐，顶端不能开裂，表面呈洁白色，断面粉性足。炉贝质地坚实，表面呈白色。青贝颗粒小且均匀，表面呈洁白色，顶部开裂，断面富有粉性。

◎储存：川贝母不宜长时间保存，因为会影响功效。在保存时只需密封防潮，然后置于干燥、常温处即可。

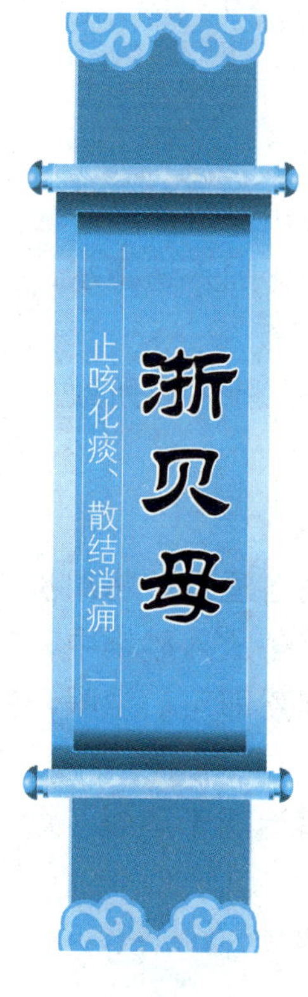

浙贝母小档案

别名	浙贝、象贝母、象贝、大贝母、大贝
性味归经	性寒，味苦；归肺、心经
适用人群	风热侵肺、痰热郁肺者均可食用
食用禁忌	虚寒证以及湿痰、寒痰者均不宜食用；不宜与乌头同食
主要产地	浙江、江苏、安徽、湖南、江西等地区

功效主治

■ 清热痰、降肺气、消痈肿

浙贝母性寒味苦，功似川贝母，但清热化痰、散结消痈的功效更强，但凡痰火郁结所致的瘰疬结核、乳痈、肺痈、疔疮等症状均可服用浙贝母。

居家调养实用方

浙贝母粥

取浙贝母5克，大米50克，冰糖适量。将浙贝母研碎磨成粉状；大米用水淘洗干净。将大米与冰糖一同倒入砂锅中，加入适量清水熬煮成粥，待粥将熟时倒入浙贝母粉，搅拌均匀，用小火稍煮即可。空腹温服，每日1剂，早、晚分服。

本品具有清热化痰、止咳平喘、散结消痈的功效，主治咽喉肿痛、咳痰、瘰疬、疮毒、乳痈、肺痈等症。

浙贝止咳饮

取浙贝母、知母、桑叶、杏仁各9克，紫苏6克。将以上药材用水煎煮，去渣取汁饮用。

此方适用于风热感冒引起的咳嗽。

选购与储存指南

◎选购：浙贝母包括大贝和珠贝，不论是哪种类型的浙贝母，选购时都应以鳞叶肥厚、质地坚硬、断面粉性足且呈白色者为佳。

◎储存：将浙贝母放入玻璃瓶中，密封，置于阴凉、干燥、通风处保存，无需冷藏，常温即可，以免受潮而影响药效的发挥。

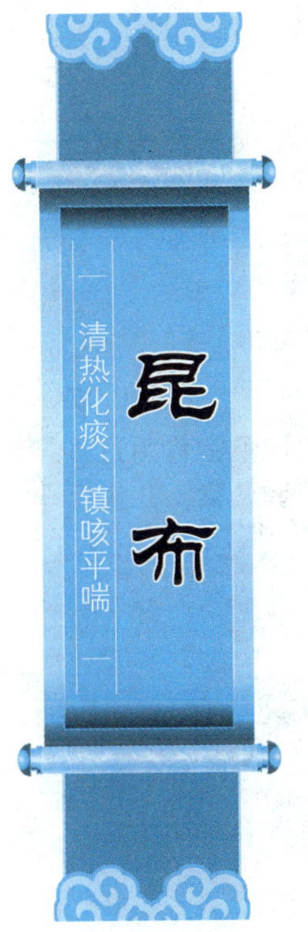

昆布小档案

别名	海带、海昆布、纶布、昆布菜
性味归经	性寒，味咸；归肝、胃、肾经
适用人群	肝气郁结、痰火旺盛以及水肿者均可食用
食用禁忌	虚寒证以及湿痰、寒痰者均不宜食用；结核病者慎食
主要产地	山东、辽宁、福建、浙江等沿海地区

功效主治

■ 清热散结、止咳化痰、利水消肿

昆布性寒，善走中下焦，具有清热化痰、软坚散结、利水消肿的功效，为暑热季节的保健佳品，善治瘿病、瘰疬、睾丸炎、甲状腺肿大、肾源性水肿等病症。

居家调养实用方

昆布川贝母粥

取昆布、川贝母各10克，薏苡仁30克，冬瓜50克，大米100克，红糖适量。将冬瓜去皮，切小块；薏苡仁、大米分别洗净；昆布、川贝母共研碎。将川贝母放入砂锅中，加水煎煮1小时，去渣留汁，再下入薏苡仁、冬瓜、大米、昆布煮至米烂粥稠，倒入红糖调味即可。空腹温服，每日1剂，分2次服用。

本品具有清热化痰、利水渗湿、健脾开胃的功效，善治食欲不振、肢体酸重、便秘、水肿、脘腹胀痛、咳喘不止等不适。

昆布木耳羹

取干品昆布15克，黑木耳15克，瘦猪肉丝60克。将昆布、黑木耳用水泡发，洗净，切丝，与肉丝一起放入锅中，加水煮至肉丝熟透，用盐、味精调味，出锅前用水淀粉勾芡，即可。

此方对高脂血症、高血压、冠心病、甲状腺肿大等症有很好的食疗功效。

选购与储存指南

◎选购：要以片大、体厚、青绿色、气味腥者为佳。

◎储存：可装入塑料袋，密封后置于阴凉、干燥处，也可置于冰箱中冷藏储存。

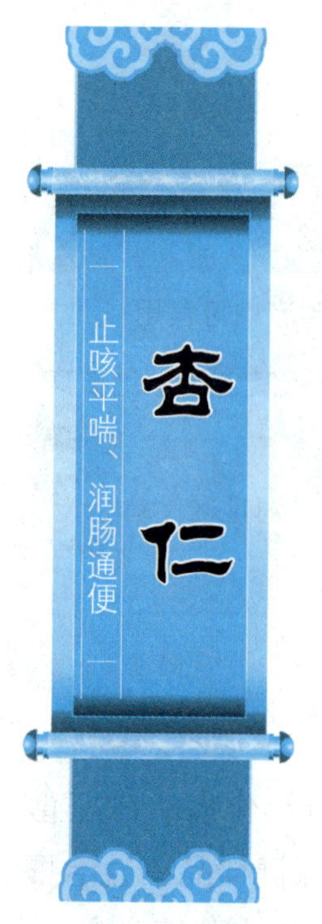

杏仁小档案

别名	苦核仁、杏子、苦杏仁、甜杏仁、杏梅仁、木落子、北杏仁
性味归经	性微温，味甘；归肺、大肠经
适用人群	肠燥便秘者、咳喘者均可食用
食用禁忌	不宜连皮带尖食用；一次性不宜食用过多；阴虚咳喘、脾胃虚寒便溏者忌食；儿童、孕妇慎食
主要产地	东北、华北、西北等地区
使用区别	苦杏仁：性苦泄，专治咳喘实证； 甜杏仁：偏于滋润，善治肺虚久咳

功效主治

■ 降肺气、止咳平喘

杏仁味苦，有降泄作用，入肺经，降肺气的同时可起到止咳平喘的作用，为治咳喘的要药，也是秋季润燥的首选保健品，善治风寒或风热感冒引起的咳嗽、肺热引起的咳喘等。对于风寒咳喘，可与麻黄、甘草等配伍，以祛风散寒、宣肺平喘；对于风热咳嗽，可与桑叶配伍，以清热止咳。

杏仁的止咳效果明显，但有小毒，故入药或单独食用都要注意用量，切忌过量，以免中毒。若中毒应立即用鲜萝卜榨汁，服用。

■ 润肠燥、滑肠通便

杏仁富含油脂，有润肠燥、通便的功效，适用于习惯性便秘者，并可改善体虚者的咳喘。

■ 抗肿瘤、养肝护肝

杏仁有保肝作用，可有效抑制转氨酶升高，抑制肝结缔组织增生，并能起到一定的抗肿瘤作用。

居家调养实用方

杏仁橘皮粥

取杏仁、橘皮各10克，大米100克，白糖适量。将杏仁、橘皮分别洗净，再放入砂锅中，加入适量水，煎煮，滤渣留汁。大米洗净后倒入药汁中，小火慢熬，待粥将成时调入白糖即可。空腹温服，每日1剂。

本品具有润肺化痰、止咳平喘、润肠通便的功效，适用于肠燥便秘、腹胀腹痛、肺痈咳喘者，是秋燥季节的保健佳品。

杏仁豆腐羹

取杏仁10克，豆腐2块，苹果1个，香菇2朵，盐、鸡精各适量。将豆腐切块，香菇洗净后切碎；二者一起倒入锅中，加水煮沸，再调入盐、鸡精及熟油制成豆腐羹。杏仁去皮、拍碎；苹果去皮后切丁。待豆腐羹冷却后，撒上杏仁碎、苹果丁，拌匀即可。每日1剂，分3次服用。

本品可清热化痰、止咳平喘，善治咳嗽痰多、干咳少痰、咳喘不止、咯血等症，尤其适用于小儿发热引起的咳嗽。

杏仁麦门冬饮

取杏仁12克，麦门冬15克，冰糖适量。将杏仁洗净、浸泡透，加水打成汁；麦门冬洗净，入锅，加水煎煮15分钟，再倒入杏仁汁，加入冰糖，继续煎煮5分钟左右即可。温服，每日1剂。

本品具有止咳平喘、滋阴润肺的功效，适用于肺热引起的咳喘不止、痰多等症，并可改善烦躁不安、消渴等。

选购与储存指南

◎选购：应以形似鸡心或扁圆形，颗粒大、饱满、均匀、富有光泽，仁衣呈浅黄色略红，皮纹清楚但不深，果仁白白净净者为宜。

◎储存：可装入塑料袋或密封罐，置于阴凉干燥处或放入冰箱冷藏，以防潮、防虫蛀。

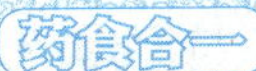
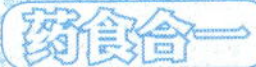

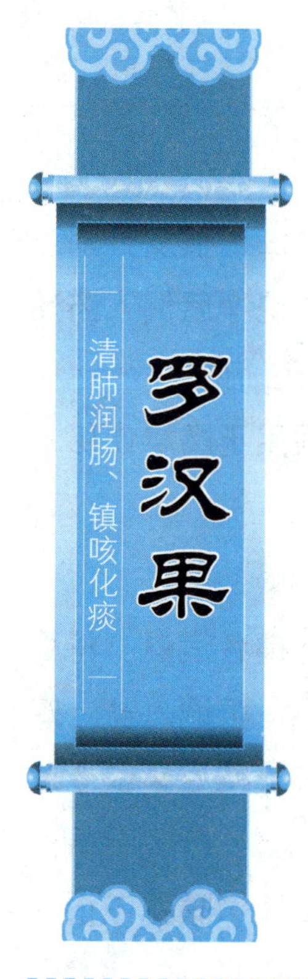

罗汉果小档案

别名	拉汗果、青皮果、假苦瓜
性味归经	性凉，味甘；归脾、肺经
适用人群	痰火咳嗽、血燥便秘及百日咳者均可食用
食用禁忌	风寒咳嗽、肺寒者应忌食；糖尿病患者不宜多食久食
主要产地	江西、广东、广西、贵州等地区

功效主治

■ 清肺热、止咳化痰、润肠通便

罗汉果性凉，可清肺润肠，有止咳化痰、润燥通便的功效，善治慢性气管炎、慢性咽喉炎、慢性扁桃体炎、便秘、百日咳等症，也是糖尿病患者及肥胖者的食疗保健品。

居家调养实用方

罗汉果菠菜豆腐汤

取罗汉果1个，菠菜、豆腐各150克，姜片、葱段、盐、鸡精、胡椒粉各适量。将罗汉果研磨成细粉；菠菜洗净后切丁；豆腐洗净后切丁。热油锅，爆香葱段、姜片，加入适量水烧开，再放入罗汉果、豆腐，用小火煮10分钟，下入菠菜，加入盐、胡椒粉、鸡精调味即可。佐餐食用，每日1剂。长期服用，效果更佳。

本品具有清肺化痰、利咽止咳的功效，可改善久咳、干咳、咳喘、肺结核、慢性咽炎、慢性支气管炎等病症。

选购与储存指南

◎选购：应以个头大、完整，摇之不响、黄褐色、味甜且不苦者为佳。

◎储存：首先要确保外壳完整无破裂，否则易发霉；也不可在常温下保存，最好置于冰箱冷藏。储存干品时，可将其装入玻璃瓶中，然后置于干燥、通风、无阳光直射处，不可与气味较重的物品放置在一起。

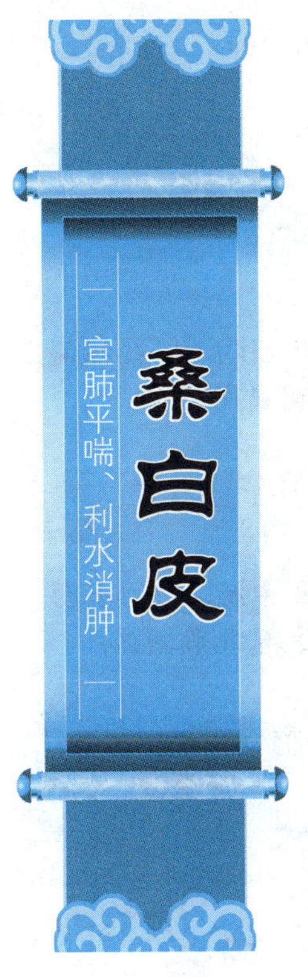

桑白皮小档案

别名	桑根皮、白桑皮、桑根白皮
性味归经	性寒，味甘；归肺经
适用人群	肺热咳喘、水肿、小便不利者均可食用
食用禁忌	肺虚无热、风寒咳嗽者均忌食
主要产地	安徽、河南、江苏、浙江、湖南等地区

功效主治

■ 泻肺热、止咳平喘、利尿消肿

桑白皮性寒，能散肺热，从而止咳平喘，适用于肺热咳嗽、咳喘痰多者；桑白皮还可以利水消肿，从而可改善水肿、小便不利等症。

居家调养实用方

桑白皮杏仁饮

取桑白皮10克，杏仁10克，茯苓10克，白糖适量。将桑白皮洗净，切碎；杏仁去皮，洗净；茯苓洗净，切成粒。将桑白皮、杏仁、茯苓一起放入砂锅中，加入适量清水，大火煮沸后改用小火煎煮半小时，滤渣取汁，再调入白糖拌匀即可。温服，每日1剂，早晚分服。长期服用，效果更佳。

本品具有清热散风、止咳平喘的功效，适用于慢性支气管炎、慢性咽炎、肺痈咳喘、风热咳嗽者。

选购与储存指南

◎ 选购：要先看整体，再看断面，最后撕裂看看局部，以免选到劣质品或仿冒品。

外表：体轻、皮厚、色白、质地柔韧、纤维性强。

撕裂：易纵向被撕裂，撕裂时有粉尘飘扬。

折断：难折断，断面粉性足。

◎ 储存：应注意防潮、防霉、防虫等，可先装入双层塑料袋中，再用铝箔纸包起来，置于干燥、通风、阴凉处即可。

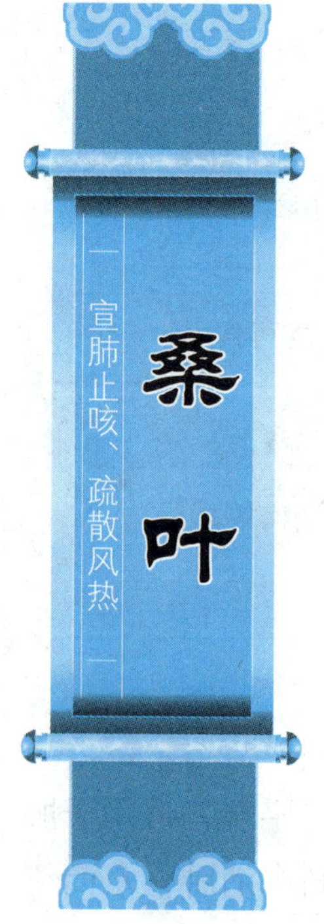

桑叶小档案

别名	铁扇子、霜桑叶、冬桑叶
性味归经	性寒，味苦、甘；归肺、肝经
适用人群	外感风热、湿热体质、肺热痰阻、肝经热盛、肝阴不足及产后惊风者均可食用
食用禁忌	虚寒、实寒证者忌食
主要产地	珠江流域、太湖流域、长江中游、黄河下游、黄土高原以及新疆、四川、东北等地区
使用区别	冬桑叶、霜桑叶：于深秋季节采收，解表功效显著，适用于风热感冒者；蒸桑叶：偏于明目，可治疗目赤肿痛

功效主治

■ 疏散风热、清泄郁热

桑叶性寒质轻，是春、夏季节预防感冒的保健药材，对于外感风热引起的发热恶风、口干喜饮、咽喉肿痛、咳嗽不止有较好的治疗作用。若与荷叶、金银花、菊花等搭配入药，可清热、降火，对于外感风热引起的恶心呕吐、高烧不退以及感冒引起的咳嗽、咽喉肿痛等不适均有治疗功效。日常生活中也可用桑叶来养生保健，预防上火、感冒等。

■ 清肺润燥、止咳化痰

桑叶擅长清泄，又入肺经，可清肺热、润肺燥，有止咳、平喘、化痰的功效，善治肺热所致的咽喉肿痛、咳嗽、痰多黄稠以及秋燥犯肺所致的干咳无痰、咽干口渴、咯血、胁痛等。

■ 平肝潜阳、明目除烦

桑叶还可降肝火，抑制肝阳上亢，起到养肝明目、清肝除烦的功效，善治头晕目眩、烦躁易怒、耳鸣、心悸、失眠等症，并可改善目赤肿痛、双目痛痒、羞明流泪、视物模糊、老眼昏花等不适。现代医学常用桑叶来治疗急性结膜炎、急性泪囊炎、麦粒肿等眼部疾病。

居家调养实用方

二叶解暑润肺粥

取桑叶10克，新鲜荷叶半张，大米50克，白糖适量。将桑叶洗净，荷叶洗净后切条；将荷叶、桑叶一起放入砂锅中，加水煎煮，滤渣取汁；大米洗净，放入锅中，加入水熬煮成粥，加入药汁，煮沸，调入白糖拌匀即可。空腹温服，每日1剂。

本品具有清热解暑、止咳化痰、降压降脂的功效，是高脂血症、高血压以及肥胖症患者的保健佳品，也可改善肺热咳喘、慢性支气管炎、肺结核等病症。

桑叶猪肝汤

取桑叶15克，猪肝100克，盐适量。将桑叶择洗干净，猪肝洗净后切薄片。锅中倒入清水，水开后放入猪肝及桑叶，煮至猪肝熟透，加入盐调味即可。佐餐食用，食猪肝饮汤，每日1剂。

本品具有疏散风热、止咳平喘、养肝明目的功效，善治慢性结膜炎、夜盲症、头晕目眩以及风热咳嗽、胁痛等症。

桑菊薄荷饮

取桑叶、菊花各10克，薄荷5克，蜂蜜适量。将前三者用水煎取汁液，以蜂蜜调味，即可饮用。

本品具有散风清热的作用，对外感风热引起的恶心呕吐、高热不退、咽喉肿痛等有很好的改善作用。

选购与储存指南

桑叶是宣肺止咳、疏散风热的理想材料，为保持最佳疗效，选购与储存要讲究方法。

◎选购：桑叶有新鲜与干燥两种区别，但作为药材，桑叶多为干品，选购时要以叶片完整、叶大、色黄绿、无污染者为佳。

◎储存：干品最好装入塑料袋或密封罐中，然后置于阴凉干燥处，以防受潮。鲜品则可用湿毛巾擦净，再装入保鲜盒中，并置于冰箱冷藏，每天还要上下翻动，并定期洒点水，以保持湿润。

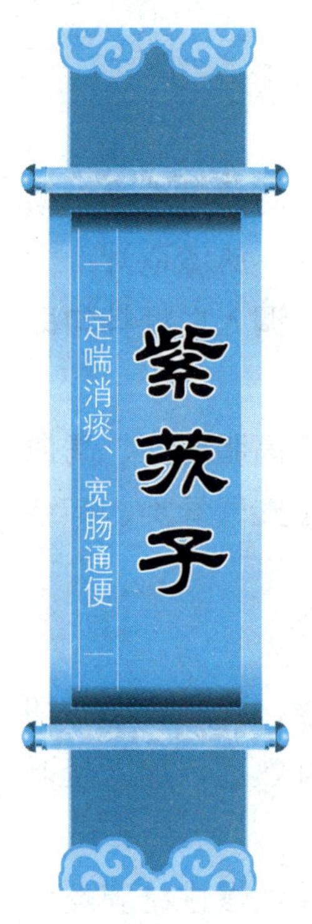

紫苏子小档案

别名	苏子、黑苏子、杜苏子
性味归经	性温，味辛；归肺、大肠经
适用人群	肠燥便秘、肺气郁结或上逆者均可食用
食用禁忌	气虚咳嗽、阴虚咳喘以及脾虚便秘者忌食
主要产地	江苏、湖北、广东、广西、河南、河北、山东、山西、浙江、四川等地区
使用区别	解表散寒多用紫苏叶，行气宽肠用紫苏子

功效主治

■ 降气化痰、止咳平喘

紫苏子的功效类似杏仁，有降肺气、祛痰湿、镇咳喘的功效，善治肺气郁结或上逆所致的咳嗽气喘、痰多黄稠、胸闷胁痛等症。

■ 润燥滑肠、宽肠通便

紫苏子质油润，可润肠燥、滑肠道，从而能有效改善便秘或大便燥结等症，对气血不足引起的便秘、头晕等症也有一定的治疗作用。若与杏仁、火麻仁搭配同食，有软坚散结、润肠通便的功效，适用于习惯性便秘者。

■ 发汗解表、抗菌防腐

紫苏子所含的挥发油中富含紫苏醛，有较强的防腐作用；其水浸剂对金黄色葡萄球菌、痢疾杆菌、大肠杆菌均有一定的抑制作用，有抗菌消炎的作用，可预防腹泻、痢疾等病症的发生；其水煎剂则有利于扩张皮下血管，刺激汗腺的分泌，从而发挥发汗解表的作用，适用于发热、外感风热引起的咳嗽等症。

居家调养实用方

紫 苏子麻仁粥

取紫苏子、火麻仁各10克，大米100克。将紫苏子、火麻仁分别研磨成细粉，再加水拌匀，过滤取汁，与大米一起倒入砂锅中，加入适量清水，大火煮沸后改用小火慢熬，熬煮至粥成即可。空腹服用，每日1剂，分2次服用。

本品具有降气止咳、宽肠通便、和胃消食的功效，尤其适合老年人或产妇常见的大便干结、便秘等症。

紫 苏子三仁粥

取紫苏子20克，瓜子仁、杏仁各10克，火麻仁5克，大米30克。将紫苏子洗净，用温水浸泡；瓜子仁、杏仁、火麻仁、大米均洗净。热锅，加水，烧开后放入所有材料，大火再次煮沸后改用小火慢熬，熬至米烂粥稠即可。空腹温服，每日1剂。

本品具有清肺润肠、止咳平喘的功效，在清热解暑的同时，还可改善习惯性便秘、肺痈咳喘、气喘胸闷、胁痛等不适。

紫 苏子麦糯粥

取紫苏子20克，大麦100克，糯米50克。将紫苏子洗净，用温水浸泡；大麦、糯米洗净。热锅，加入适量水，放入紫苏子、大麦、糯米，大火煮沸后改用小火熬煮半小时，煮至米烂粥稠即可。空腹温服，每日1剂，早晚分服。

本品具有降肺气平喘、消暑热止渴的功效，善治肺热、肺痈所致的咳嗽痰少、痰多黄稠、气逆咳喘以及中暑、口干舌燥、咽干喜饮等症。

选购与储存指南

◎选购：应以颗粒饱满、呈灰棕色、油性丰富者为宜。外形似圆形或球形，表面有隆起的暗紫色网纹，基部较尖；果皮较薄，很容易被压碎；种子呈黄白色，种皮为膜质，油性足。

◎储存：置于干燥、通风、阴凉处保存即可。

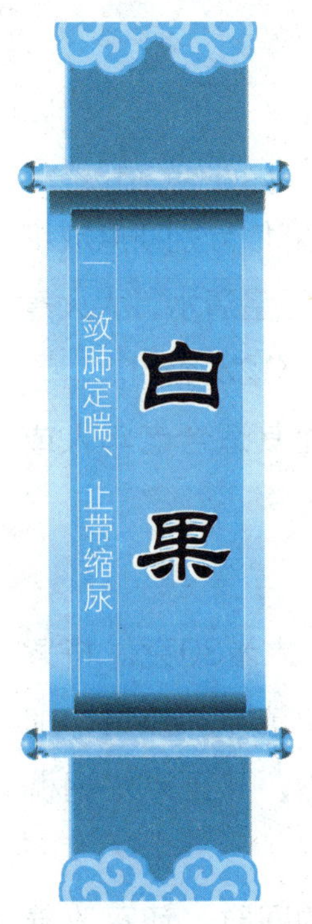

白果小档案

别名	银杏、白果仁、灵眼、佛指甲、佛指柑
性味归经	性平，味甘、苦、涩；归肺经
适用人群	肺热或肺虚咳喘、湿热体质、脾虚带下白浊者均可食用
食用禁忌	不宜大量食用；不宜生食；咳嗽痰稠者、儿童应慎食
主要产地	广西、四川、河南、山东、湖北、辽宁等地区

功效主治

■ 收敛肺气、止咳定喘

白果性平，入肺经，可收敛肺气而止咳、化痰、定喘，善治肺气不足所致的久咳虚喘、自汗不止等症，并对慢性支气管炎、哮喘、肺结核等症有显著的治疗作用。

若与莲子、银耳、川贝母等搭配入药，能宣肺理气、镇咳平喘、润肺止咳。

■ 收涩肾关、养肾固精

白果可固涩下焦、固守精关、止带缩尿，对于女性尿频尿急、遗尿、带下白浊、男性遗精、阳痿、早泄等症均有显著的疗效。

■ 抑菌消炎、抗衰老

白果可抑制结核杆菌的生长与繁殖，并对金黄色葡萄球菌、链球菌有一定的抑制作用，其水浸剂可抑制真菌的生长。

另外，白果富含多种氨基酸、无机盐等，可延缓衰老，预防和缓解老年性痴呆症状。

居家调养实用方

白果莲子粥

取白果20克，莲子15克，大米100克，白糖适量。将白果去壳、莲子取肉，再分别用水泡发；大米淘洗干净，倒入锅中，加入白果、莲子及适量清水，大火煮沸后改用小火熬煮，待粥将成时调入白糖拌匀即可。空腹温服，每日1剂。

本品具有敛肺止咳、涩精化浊的功效，善治带下、白浊、遗尿、遗精、早泄等症状，并对痤疮患者也颇有助益。

白果川贝银耳羹

取白果仁30克，川贝母5克，银耳30克，冰糖适量。将白果仁入沸水中浸泡，去除外衣；银耳用温水泡发，去除根部。将白果仁、银耳、川贝母一起放入砂锅中，加入适量清水，大火煮沸后改用小火慢炖半小时，加入冰糖继续煮，待冰糖溶化即可。每日1剂，早、晚分服。

本品具有润肺化痰、止咳平喘的功效，适用于哮喘、肺结核、慢性支气管炎、慢性咽炎等症，是秋燥季节的养生保健佳品。

白果莲子饮

取白果仁20克，冬瓜子30克，莲子25克，白糖适量。将白果仁泡入开水中，去除外衣；冬瓜子洗净；莲子去心。将白果、莲子、冬瓜子一起放入砂锅中，加入适量水，熬煮至熟，加入白糖调味即可。空腹温服，每日1剂。

本品具有清肺化痰、宣肺止咳的功效，善于治疗咳喘不止、慢性支气管炎等症，是哮喘患者日常膳食的首选。

选购与储存指南

◎选购：鲜品要保证新鲜、饱满、没浸过水等。先摇一摇，若果仁有晃动感，则多半是陈年白果；剥开外衣，若果仁发胀，甚至水分外溢，则多半是浸过水的白果。

◎储存：一则不宜晒，置于阴凉处即可。因为晒过太阳的白果会外干内湿，反而容易发生霉变。二则白果应剥去外衣，然后置于冰箱内冷冻，而非冷藏，以免变质。

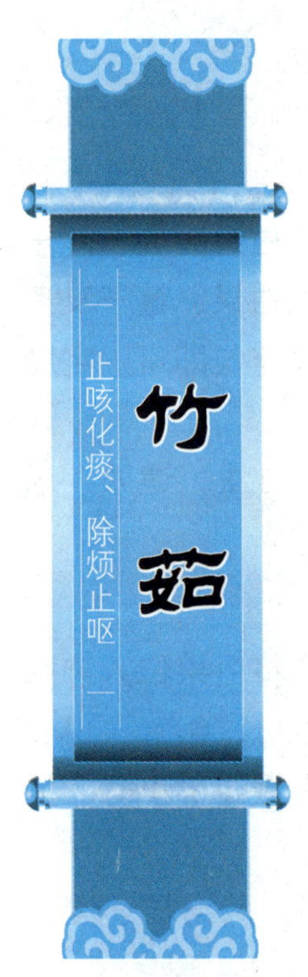

竹茹小档案

别名	竹皮、水竹茹、甘竹茹、罗汉竹茹、慈竹茹、竹二清、竹二皮
性味归经	性微寒，味甘；归肺、胃经
适用人群	痰热咳嗽、胆火旺盛者以及孕妇均可食用
食用禁忌	胃寒呕吐者忌食；高血糖者慎食
主要产地	广东、广西等华南地区

功效主治

■ 清肺热止咳化痰、清胃热止呕除烦

竹茹性微寒，入肺、胃经，擅长清泄肺胃之热，能止咳化痰、除烦止呕，善治咳嗽痰多、烦热呕吐、血热吐血以及妊娠期呕吐不止、胎动不安等症。

居家调养实用方

竹茹润肺汤

取竹茹20克，梨50克，银耳、杏仁各15克，冰糖适量。将梨去皮、切丁；竹茹洗净；银耳泡发、洗净。将梨、竹茹、银耳、杏仁、冰糖一起放入大碗中，并倒入少许水，入蒸锅中蒸熟即可。趁热服用，食梨饮汤，每日1剂。长期服用，效果更佳。

本品具有清热润肺、化痰止咳的功效，可改善咳嗽、咳痰、咯血、哮喘等不适。

竹茹粳米粥

取竹茹15克，粳米50克，生姜2片。将竹茹入水煎取汁液，去渣后约剩100毫升，将淘洗干净的粳米、姜片一同放入清水中煮粥，待粥黏稠时倒入竹茹药汁，再次煮沸后即可服用，每日2次，温服。

此方具有非常好的止呕作用，适用于妊娠呕吐。

选购与储存指南

◎选购：以色呈浅黄绿、质地柔韧、体轻松、富有弹性者为佳。

◎储存：可先将其装入塑料袋中，密封，置于干燥、通风处，以免受潮发霉或遭虫蛀。

【第六章】

活血化瘀，促进血液循环

人体脏腑功能失调、外伤等因素，易使血脉瘀阻，造成人体某一部位或组织血行不畅而感觉疼痛或形成肿块。这时需活血化瘀，以疏通血脉、消散瘀滞。血瘀证的发生部位各异，症状表现也不一，如瘀阻于心则心痛、口唇青紫；瘀阻于肺则胸痛咯血；瘀阻于肝则胁痛痞块；瘀阻于胞宫则月经失调、痛经；瘀阻于脉络则半身不遂等。治疗用药不仅要考虑瘀阻部位和症状的轻重，还要做到祛瘀而不伤正。

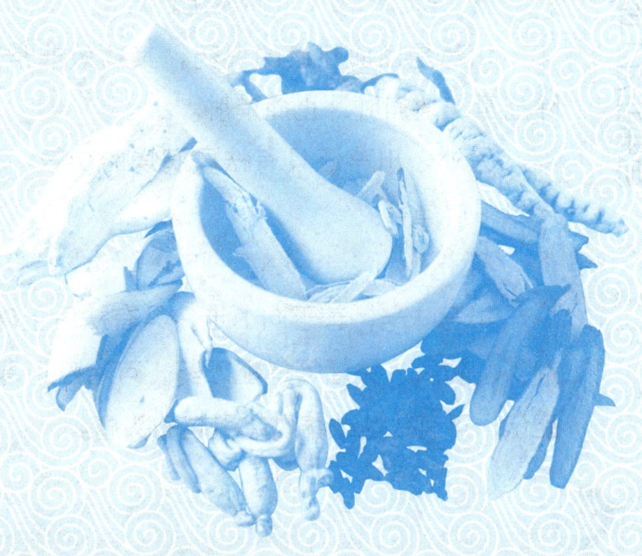

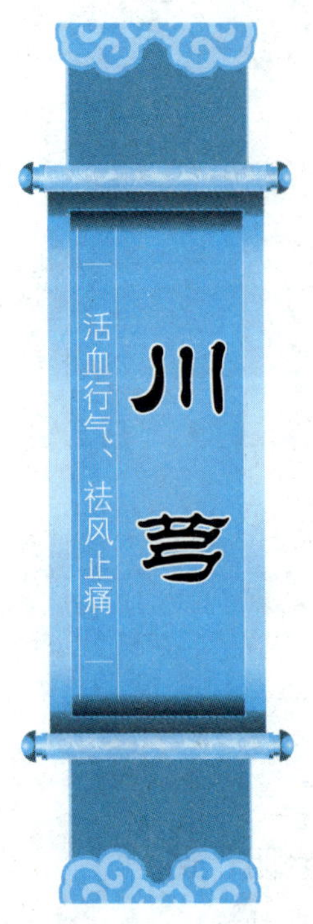

川芎小档案

别名	芎藭、小叶川芎、台芎、西芎
性味归经	性温，味辛；归肝、胆经
适用人群	风邪头痛、血瘀痹痛、难产、产后瘀阻疼痛者均可食用
食用禁忌	忌与黄连、狼毒、藜芦、硝石、滑石等同食；阴虚火旺、上实下虚、气虚出血者均忌食；孕妇慎食
主要产地	四川、陕西、甘肃、江苏、江西、湖北、贵州、云南以及内蒙古等地区

功效主治

■ 行气血、通经脉、化血瘀

川芎性温，可活血化瘀，且适用比较广泛，适用于各种瘀血阻滞所引起的病症，善治痛经、月经失调、小腹冷痛、闭经、手脚冰凉等病症，是妇科调经之要药。

■ 祛风湿、散痈肿、止疼痛

川芎是活血化瘀的良药，其功效非常显著。同时，川芎还能有效地消除疮毒、散痈肿、止痛消肿。

另外，川芎还具有祛风润燥的功效，与羌活、独活等配伍入药，可治疗风湿痹痛等。

■ 祛风邪、止头痛、防感冒

川芎味辛，善于向上走，具有祛风止痛的功效，善治头风、头痛。若与荆芥、防风、羌活等搭配入药，可治疗风寒引起的头痛；若与菊花、僵蚕等配伍，可有效地改善风热引起的头痛。

居家调养实用方

川芎黄芪粥

取川芎5克，黄芪15克，糯米100克，白糖适量。将川芎、黄芪分别洗净，入砂锅中，加入清水煎煮半小时，去渣取汁。将糯米洗净后，加水煮粥，待粥将成时倒入药汁，小火煮至粥稠，调入白糖拌匀即可。空腹温服，每日1剂。

本品具有活血化瘀、行气补气的功效，善治气虚、气滞、血瘀所致的肢体麻木、酸胀以及神疲乏力等。

川芎白芷鱼头煲

取鱼头1个，川芎5克，白芷10克，姜片、葱段、料酒、盐、胡椒粉各适量。将鱼头去鳃，洗净；川芎、白芷分别洗净。将鱼头、川芎、白芷一起放入砂锅中，加入适量清水，放入葱段、姜片、胡椒粉，大火煮沸，加入料酒、盐，改用小火煮半小时即可。空腹温服，食鱼头饮汤，每日1剂。

本品具有活血化瘀、祛风止痛的功效，善治头痛、头风、风湿痹痛、上呼吸道感染、类风湿关节炎、跌打损伤等病症，并可预防流感。

川芎天麻炖鸡汤

取川芎10克，天麻5克，鸡肉50克，葱段、姜片、盐各适量。将川芎、天麻分别洗净，天麻切片；鸡肉剁成鸡块，入沸水中氽烫。锅中加入适量水，倒入葱段、姜片、天麻、川芎、鸡肉块，大火煮沸后改用小火炖煮1小时左右。佐餐食用，食肉饮汤，隔日1剂。

本品具有活血化瘀、祛风止痛的功效，适用于血瘀、血虚证，症见头晕眼花、失眠、健忘等。

选购与储存指南

◎选购：不规则的结节状，形似拳形，呈黄褐色，表面粗糙皱缩，质地坚实，不易折断，气味浓香，味苦、辛，尝之有轻微的麻感。

◎储存：应注意防止受潮、发霉、变质，可将川芎置于阴凉、通风、干燥处。

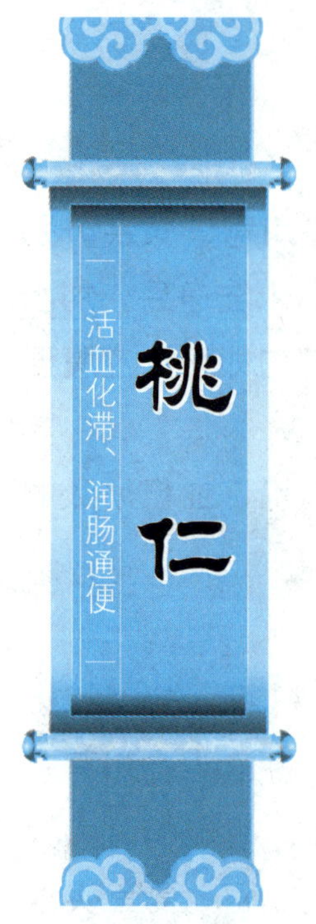

桃仁小档案

别名	山桃仁、光桃仁、桃核仁
性味归经	性平，味苦、甘；归心、肝、大肠经
适用人群	瘀血阻滞、肠燥便秘、咳嗽气喘以及软组织扭挫伤者均可食用
食用禁忌	孕妇、咯血者忌食；月经量多、有出血倾向、脾虚便溏者慎食；忌过量食用
主要产地	四川、云南、陕西、山东、河北、河南、山西、辽宁等地区

功效主治

■ 通经脉、活血化瘀

桃仁善入血分，可活血、祛瘀、化滞，且效果显著、应用广泛，善治瘀血阻滞引起的诸多病症，如闭经、痛经及产后腹痛、恶露不止等。对跌打损伤所致的瘀肿疼痛也有一定的缓解作用。

若与川芎、当归、郁金等搭配入药，治疗血瘀证效果更佳。

若与杏仁、柏子仁等搭配入药，有软坚散结、润肠通便的作用，且通便功效会更加显著，适用于肠燥引起的便秘、大便艰涩难下等病症。

■ 润肠燥、滑肠道、通大便

桃仁为山桃或桃的成熟种子，故富含油脂，可润燥滑肠，治疗大便秘结、习惯性便秘等症。

■ 降肺气、镇咳喘、散痈结

桃仁味苦质润，可降肺气，有止咳平喘的功效，可治疗肺气上逆引起的咳嗽气喘等症。桃仁散结消痈，常用于治疗肺痈；若与大黄、丹皮配伍，可有效改善肠痈症状。

居家调养实用方

桃仁芍药粥

取桃仁5克，芍药10克，大米50克。将芍药入砂锅中，加水煎取汁液；桃仁捣烂，加水研磨，去渣取汁。将大米、芍药汁、桃仁汁一起倒入砂锅中，熬煮至米烂粥成即可。空腹温服，每日1剂。

本品具有养血、祛瘀、止痛、和胃的功效，善治气血亏虚、经络阻滞所致的月经失调、痛经、产后腹痛、腰腿酸痛等症。

桃仁旋覆花蒸鸡

取桃仁、旋覆花各10克，沉香、三七各5克，鸡1只，香菇50克，姜、葱、盐、料酒、高汤各适量。将鸡处理干净；桃仁去皮及尖；旋覆花洗净；田七、沉香碾成粉末；香菇泡发，洗净；姜切丝；葱切段。鸡置于大碗中，用料酒、盐腌渍，桃仁、旋覆花、三七、沉香、姜丝、葱段填入鸡肚内，倒入高汤，再入蒸锅中，大火蒸至鸡肉熟透即可。佐餐食用，食肉饮汤，隔日1剂。

本品具有活血化瘀、补血行气的功效，善治心络阻滞所致的胸痹症状，并可改善痛经、月经失调、闭经等不适。

桃仁牛奶饮

取桃仁15克，牛奶250毫升，冰糖适量。将桃仁去皮、碾成粉末状；冰糖打成碎屑。牛奶倒入锅中，大火煮沸后加入桃仁粉，改用小火熬煮5分钟，倒入冰糖屑拌匀即可。空腹温服，每日1剂。

本品具有活血祛瘀、润肠通便的功效，善治痛经、月经失调、闭经等妇科病症，还能缓解大便燥结及习惯性便秘症状。

选购与储存指南

◎选购：应以颗粒均匀且饱满、种仁色白、不破碎者为佳。

◎储存：可用深色广口瓶装起来，盖紧瓶口，再置于阴凉、通风、干燥处储存即可，也可置于冰箱冷藏。

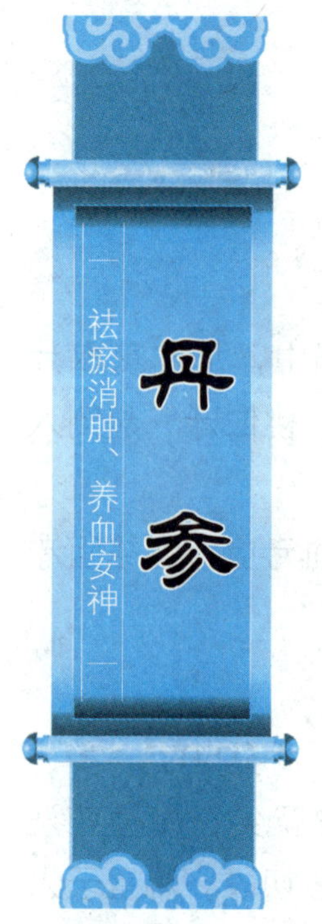

丹参小档案

别名	赤参、紫丹参、红根、紫党参、活血根、红参、山红萝卜
性味归经	性微温，味苦；归心、肝经
适用人群	血热瘀肿、胸胁疼痛、气血不足者均可食用
食用禁忌	月经量多、孕妇忌食；无血瘀证者慎食；不宜与藜芦同食
主要产地	安徽、山西、河北、四川、江苏、辽宁、甘肃等地区

功效主治

■ 活血祛瘀、消肿散结

丹参的活血化瘀功效显著且适用范围极为广泛，对月经失调、闭经、痛经以及胸胁疼痛等症颇有疗效，可有效改善气滞血瘀证，如胸腹疼痛等。若与砂仁、檀香、红花等搭配入药，可增强活血化瘀之功，并有和胃、理气之效，对于各种血瘀证均有显著的治疗作用，对气滞型胃痛也有明显的改善作用。

■ 散热凉血、解毒消疹

丹参善入血分，因性寒而有利于清热凉血，有解毒、消疹的功效，对温病热入营血、热毒疮疡、身发斑疹等病症有显著的治疗功效。

■ 养血安神、清心除烦

丹参入心经，在凉血的同时又可清心，有助于改善热、火攻心所致的头晕目眩、烦躁不安等不适；丹参还可补血养血，具有一定的宁心安神的功效，可有效缓解心悸失眠、多梦、夜不能寐等症状。

居家调养实用方

丹参炒鸡丁

取丹参20克，银杏50克，鸡肉250克，鸡蛋2个，葱段、盐、香油、料酒、水淀粉各适量，高汤少许。鸡蛋取蛋清，打散；将鸡肉切丁，置于大碗中，加入鸡蛋清、盐、水淀粉拌匀；银杏剥壳；丹参切片。热油锅，放入鸡丁滑炒，加入银杏炒匀，盛出备用。锅中加入葱段炒香，再倒入料酒、高汤，调入盐，放入鸡丁、银杏、丹参略炒，再用水淀粉勾芡，起锅前淋香油即可。佐餐食用，隔日1剂。

本品具有活血化瘀、止带定喘的功效，适用于老年性咳嗽气喘、尿频、尿急、崩漏、带下等症，对脂肪肝、高脂血症等也有一定的辅助治疗作用。

丹参炖小鸡

取丹参20克，小鸡1只，料酒、葱、姜、胡椒粉、盐各适量。将小鸡处理干净；丹参浸润透，切片；姜切片；葱切段。将丹参、小鸡、葱段、姜片一起放入砂锅中，倒入料酒、清水，大火煮沸后改用小火炖煮半小时左右，再加入盐、胡椒粉调味，稍炖一会儿即可。佐餐食用，每周食用3次。

本品具有活血化瘀、养心安神的功效，可改善血瘀证所致的痛经、月经失调、闭经等不适，并对男性不育症也有一定的疗效。

丹参香仁饮

取丹参30克，檀香、砂仁各5克。将上述三种药材一起放入砂锅中，加入适量清水，大火煮沸后改用小火煎煮，去渣取汁即可。温服，每日1剂。

本品具有活血化瘀、和胃益气的功效，除了辅助治疗血瘀证之外，还可有效地缓解慢性胃炎。

选购与储存指南

◎选购：表面呈砖红色、较为粗糙、没有须根，质地坚而脆、易折断，断面不平、疏松、有裂隙等。以条粗、内呈紫黑色、有菊花状白点者为佳。

◎储存：应置于通风、干燥、阴凉处储存，以免受潮发霉、长虫、变质等。

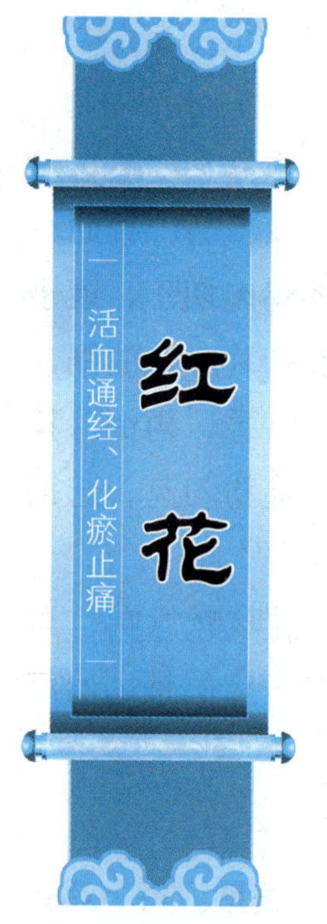

红花小档案

别名	草红花、刺红花、南红花、红蓝花、川红花、怀红花、藏红花
性味归经	性温，味辛；归心、肝经
适用人群	血瘀体质、经脉郁闭者以及产妇均可食用
食用禁忌	不宜大剂量入药膳；不宜久服；孕妇忌食；月经量多或有出血倾向者慎食
主要产地	河南怀庆、浙江宁波、四川南充、山西等地区

功效主治

■ 活血祛瘀、活络通经

红花辛散温通，入血分，以活血、化瘀、通经为所长，是女性及老年人的日常保健佳品，但用量不宜过大。其实，红花的化瘀功效比活血作用更强，是女性调理月经的常用品，常用于治疗痛经、月经失调、经闭腹痛以及产后恶露不止、腹痛等症。

■ 舒筋活络、消肿止痛

红花有消肿止痛的功效，适用于多种血瘀证，如胸痹心痛、胁腹疼痛、皮下青紫、中风偏瘫等症。

另外，跌打损伤、金疮劳损所致的四肢痹痛或瘀痛，使用红花也非常有效。

■ 活血化滞、祛除斑疹

红花还有活血凉血、清热解毒、化瘀化滞的作用，能有效地预防和改善麻疹、斑疹等皮肤问题，是女性美容养颜的理想品。

居家调养实用方

红花黑豆汤

取红花5克，黑豆50克，红糖适量。将黑豆洗净，放入砂锅中，加入适量清水，小火熬煮，待豆裂时加入红花，继续熬煮，待黑豆熟烂时加入红糖调味即可。温服，饮汤食豆，隔日1剂。

本品具有活血化瘀、通经活络、健脾养肾的功效，适用于痛经、闭经等妇科病症，并对产后的调养效果显著。

红花糯米粥

取红花3克，当归5克，糯米100克。将红花、当归放入砂锅中，加入适量清水，煎煮1小时左右，去渣留汁，再下入糯米，大火烧开后改用小火慢熬，米烂粥稠即可。空腹温服，每日1剂，可分早、晚服用。

本品具有活血、通经、止痛的功效，对女性气血亏虚、血脉阻滞所致的月经不调、痛经以及产后腹痛等症均有改善作用。

红花泽桂茶

取红花、泽兰、桂枝各5克。将上述药材一起研磨成粗末，倒入保温杯中，冲入沸水，加盖闷泡15分钟左右即可。代茶频饮，温服，每日1剂。

本品具有活血化瘀、通经止痛的功效，适用于闭经、月经失调、痛经等症。

月经量多、月经时间过长者均应忌服。

黑豆红花茶

取黑豆30 克，红花6 克，红糖30 克。将黑豆拣去杂质，洗净，与红花一同放入砂锅内，加入适量的清水，大火烧沸后，小火煮至黑豆熟烂。然后去渣取汁，加入红糖搅拌均匀后即可饮用。

本品具有非常好的活血通络、利水解毒作用。

选购与储存指南

◎选购：质地柔软、形状细长、色泽红艳、无枝刺、整体干燥者为佳。另外，柱头要呈类圆柱形，顶端微微分叉。

◎储存：将红花装入密封、避光的玻璃瓶中，置于阴凉干燥处即可。

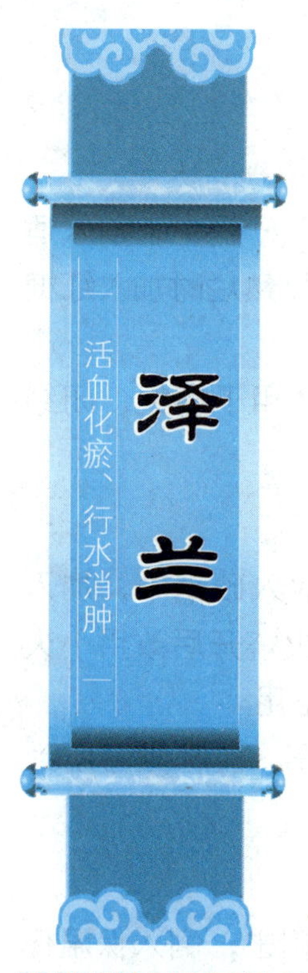

泽兰小档案

别名	地笋、提娄
性味归经	性微温，味苦、辛；归脾、肝经
适用人群	血瘀体质、血虚有火者均可食用
食用禁忌	月经量多者、孕妇忌食；血虚而无瘀滞者慎服
主要产地	全国大部分地区均出产

功效主治

■ 活气血、化瘀滞、消水肿

泽兰可活血化瘀，为妇科调经要药，主治月经失调、痛经等症；其还可消散瘀滞、消肿止痛，治跌打损伤、疮痈肿块等。泽兰也能利尿消肿，可用于产后小便不利、水肿等症。

居家调养实用方

泽兰苦瓜炒百合

取泽兰12克，苦瓜30克，新鲜百合60克，盐、葱段、姜片、水淀粉各适量。将苦瓜去皮，切块；泽兰入沸水中煎煮，去渣取汁；苦瓜块、百合分别入沸水中汆烫。热油锅，煸香葱段、姜片，下入苦瓜、百合、盐炒匀，再倒入泽兰汁炒熟，倒入水淀粉勾芡即可。佐餐食用，隔日1剂。

本品具有活血祛瘀、清心安神的功效，善治月经失调、痛经、闭经等妇科病症，还可有效缓解更年期综合征引起的失眠多梦、烦躁不安、情绪低落等不适。

调经粥

取黄芪、当归、白芍各15克，泽兰10克，糯米100克，红糖5克。将前四味加水煎15分钟，去渣取汁，与糯米一同煮粥，粥熟时放红糖煮化即可。月经前7天早、晚各1碗。

本品对调理月经有着非常好的疗效。

选购与储存指南

◎选购：应以质嫩、叶多、色绿、无臭、味淡者为佳。

◎储存：保证通风、干燥、阴凉即可。

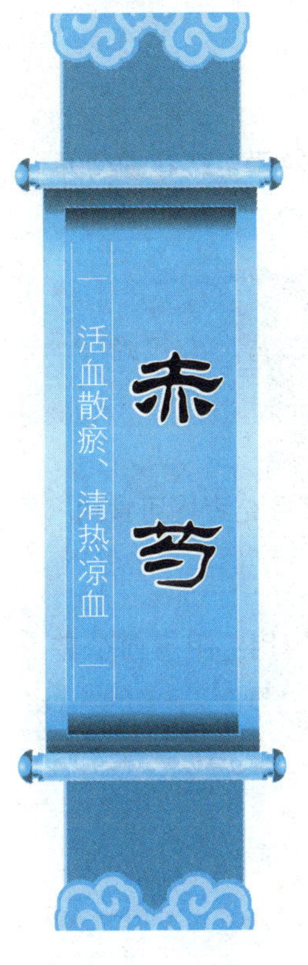

赤芍小档案

别名	木芍药、红芍药、草芍药、山芍药、野芍药
性味归经	性微寒，味苦；归肝经
适用人群	血瘀腹痛、痛经、月经失调者以及跌打损伤者均可食用
食用禁忌	忌与藜芦同食；血虚无瘀血者慎服；血寒闭经者忌食
主要产地	黑龙江、吉林、辽宁、河北、内蒙古、四川、山西、陕西等地区

功效主治

■ 清肝火、散瘀血、止肿痛

赤芍性微寒，具有清热凉血、散瘀止痛的功效，适用于温毒发斑、吐血衄血、目赤肿痛、胸胁疼痛、经闭痛经以及症瘕腹痛、跌打损伤、痈肿疮疡等不适。

居家调养实用方

赤芍冬瓜黑豆汤

取赤芍10克，黑豆15克，冬瓜300克，蜂蜜适量。将赤芍洗净；冬瓜去皮，切块；黑豆用温水泡发。将赤芍、黑豆一起放入锅中，加入适量清水，大火烧开后，加入冬瓜，改用小火煮至黑豆软烂，调入蜂蜜拌匀即可。温服，每日1剂，可早、晚分服。

本品具有清热凉血、利水消肿、散瘀化痰的功效，善治肺痈咳喘、小便不利、水肿以及血热瘀滞所致的痛经、月经失调等症。

赤芍粳米粥

取赤芍15克，粳米50克。将赤芍用200毫升水煎煮为汁，再将粳米加水煮成粥，待粥黏稠时，兑入赤芍汁液，再次煮沸后即可。每日2次，可连续服用10～15日。

本品可活血凉血，补脾和胃。

选购与储存指南

◎选购：以条长且粗、断面呈白色，粉性较大、气微香、味道略苦者为佳。

◎储存：应保证干燥、通风、阴凉、无阳光直射，并将其置于玻璃瓶中或塑料袋中。

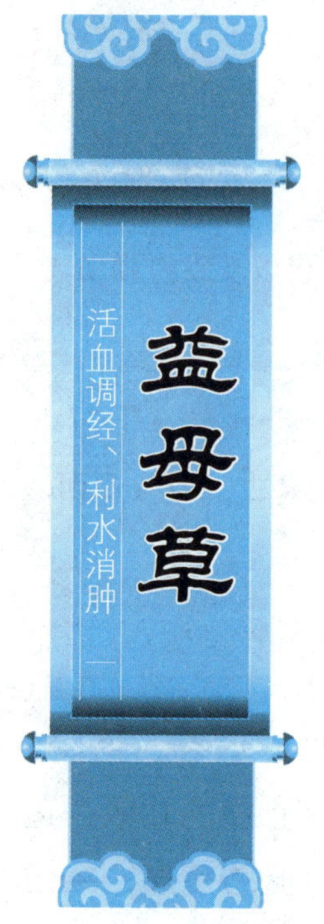

益母草小档案

别名	益母、茺蔚、益明、大札、坤草、红花益母草、月母草、野油麻
性味归经	性微寒，味苦、辛；归肝、肾、心包经
适用人群	瘀血阻滞、跌打损伤、水瘀互结者均可食用
食用禁忌	月经量多、有出血倾向者慎用；阴虚血少者、孕妇忌服
主要产地	全国大部分地区均盛产

功效主治

■ 活血调经、祛瘀生新

益母草寒凉清利，善于活血祛瘀、调经生新，是妇产科常用药，可有效改善闭经、月经失调、痛经以及产后腹痛、恶露不止等症。

若与当归、川芎、赤芍等搭配入药，擅于活血调经、祛瘀生新，是妇科常用的配伍。

■ 清热解毒、消肿止痛

益母草还有清热解毒功效，善治热壅血瘀所致的疮痈肿毒、皮肤红肿等；还善于消肿止痛，尤其适用于跌打损伤所致的瘀血不散、肿胀疼痛等。

■ 凉血消疹、利水消肿

益母草善走下焦，可入肾，有利水消肿的功效，可用于治疗急性或慢性肾炎水肿、小便短赤等症。

益母草性寒，还可凉血止痒，可治疗皮疹所引起的瘙痒疼痛、赤热等不适。

居家调养实用方

益母草当归酒

取益母草200克，当归、龙眼肉各100克，白酒2000毫升。将益母草、当归、龙眼肉分别洗净，然后一起放入容器中，再倒入白酒，密封保存1个月即可。每日1剂，每次饮用20毫升。

本品具有养血调经的功效，有利于治疗血虚闭经、月经失调、痛经等不适，并可通经活络，治疗跌打扭伤。

益母草莲藕粥

取益母草20克，莲藕50克，大米100克，生姜、蜂蜜各适量。将益母草、大米分别洗净；莲藕去皮，洗净，切小丁；生姜洗净，切丝。大米放入砂锅中，加入适量清水，大火烧开后放入莲藕、益母草、生姜，继续煮半小时左右，调入蜂蜜拌匀即可。空腹温服，每日1剂，分2次服用。

本品具有清热润肺、活血化瘀、止咳化痰、利水消肿的功效，有利于改善血滞经脉所致的月经失调、崩漏、闭经以及产后血晕、恶露不止、腹痛等症，并可辅助治疗肺痈咳喘、急、慢性肾源性水肿等。

益母草鸡蛋

取益母草30克，鸡蛋2个。将益母草、鸡蛋一起放入砂锅中，加适量清水，煮至鸡蛋熟透，再取出鸡蛋，去壳，继续煮半小时，滤去药渣即可。食蛋饮汤，每日1剂，于月经前1周食用，连服7日。

本品具有养血活血、调经止痛的功效，擅治月经失调、经血暗紫结块以及胸胁胀痛等不适。

选购与储存指南

◎选购：茎直且细、质轻而韧、色泽黄绿、有纵沟、茸毛密集、无杂质者为佳。

◎储存：益母草极易受潮发霉，故要将其装入密封罐中，并置于通风、阴凉、干燥处保存。

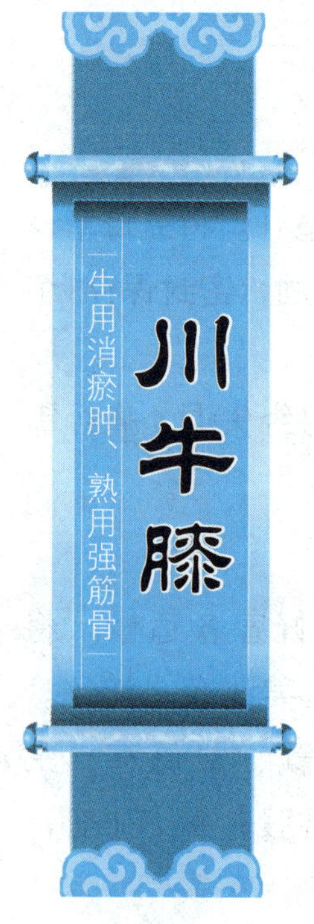

川牛膝小档案

别名	百倍、鸡胶骨、甜牛膝、大牛膝、肉牛膝
性味归经	性平，味苦、酸；归肝、肾经
适用人群	瘀血凝滞、肝肾不足、血热妄行者均可食用
食用禁忌	孕妇、月经量多者忌食；中气下陷、脾虚泄泻、下元不固者均应慎食；忌与龟甲、陆英、白前等同食
主要产地	四川、云南、贵州、陕西、湖北、湖南等地区

功效主治

■ 活血通经、祛瘀止痛

川牛膝药效较强，擅长活血、祛瘀、止痛，适用于瘀血内阻所致的妇产科病症，如闭经、痛经、月经失调以及产后腹痛等。另外，对跌打损伤所引起的酸痛和肿胀也有很好的治疗效果。

■ 养肝肾、强筋骨、利关节

川牛膝入肝、肾二经，可补养肝肾、强健筋骨、活血通络、通利关节等，是腰部、膝关节、下肢等部位的“守护神”，多用于治疗肝肾亏虚所致的腰膝酸软、下肢痹痛、腰膝关节疼痛以及风湿痹痛等。

居家调养实用方

牛膝桃仁粥

取川牛膝10克，桃仁20克，糯米50克，冰糖适量。将川牛膝、大米分别洗净；桃仁用温水浸泡5分钟，去皮。锅中加入适量水，下入川牛膝、桃仁、大米，大火烧开后改用小火慢熬，约30分钟后调入冰糖，继续煮5分钟左右即可。空腹温服，每日1剂，早、晚分服。

本品具有活血祛瘀、祛风消肿、止咳化痰的功效，适用于痛经、月经失调、闭经、咳嗽痰多、痰黄黏稠、类风湿关节炎等病症。

牛膝丹参止痛酒

取川牛膝、红花、郁金各15克，丹参、元胡各30克，白酒1000毫升。将所有药材一起放入玻璃瓶中，倒入白酒，密封保存，每隔3日用力摇动酒瓶，浸泡半个月左右即可。月经前2日饮服，行经结束即可停止饮服，每日2次，每次20毫升，连服4个月经周期。

本品具有活血散瘀、行气调经、消肿止痛的功效，善治痛经以及骨关节疼痛、肿胀等。

牛膝炖猪蹄

取川牛膝10克，猪蹄2只，豆豉5克，葱段、姜片、盐、酱油、料酒各适量。将川牛膝、猪蹄分别洗净，猪蹄剁成块，与川牛膝一起放入砂锅中，加入豆豉、适量水，大火烧开后，加入葱段、姜片、料酒、酱油、盐，再次烧开后改用小火慢炖，炖至猪蹄软烂即可。佐餐食用，食肉饮汤，隔日1剂。

本品具有补肝肾、强筋骨、通经络、祛风湿的功效，擅治腰膝酸软、关节活动不利且疼痛难耐、足踝肿痛等症，还可以有效改善类风湿关节炎、退行性骨关节病等。

选购与储存指南

◎选购：在购买川牛膝时，可从三个方面入手：

第一，外形：以条粗、质柔、分枝少、不易折断者为佳。

第二，色泽：表面呈黄棕色或灰褐色，断面呈浅黄色或黄棕色。

第三，气味：气微，味先甜后微苦。

◎储存：川牛膝也应先密封好，再置于通风、阴凉、干燥处储存，但是要经常拿出来晒一晒，以确保不发霉、无虫蛀。

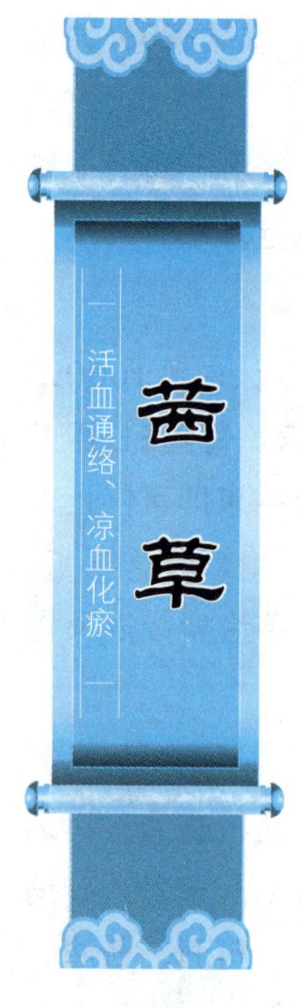

茜草小档案

别名	茜根、血见愁、过山龙、活血丹、地苏木、土丹参
性味归经	性寒，味苦；归心、肝经
适用人群	瘀滞肿痛、跌打损伤、功能性子宫出血及产后出血过多者均可食用
食用禁忌	脾胃虚寒及无瘀滞者忌食；不宜用铁质、铅质的器皿来煎制
主要产地	陕西、河南、河北、山东、湖北、甘肃、辽宁、广西等地区

功效主治

■ 行血通经、止血通痹

茜草性寒，可凉血止血、通经活血，适用于吐血、尿血、便血、风湿痹痛、跌打损伤、慢性支气管炎、咳血、消化道出血及功能性子宫出血、产后出血过多等症。

居家调养实用方

茜草猪蹄煲

取茜草30克，猪蹄1只，料酒适量，盐少许。将猪蹄划刀处理，茜草洗净；将猪蹄与茜草一起置于砂锅内，并加入适量清水，大火烧开后改用小火慢炖，待肉烂汤稠即可。饭前温服，饮汤食肉，每日1剂，早、晚分服。

本品具有清热、凉血、止血的功效，适用于阴虚血热者，擅治口干咽燥、小便短赤、大便燥结、习惯性便秘等症。

茜草酒

取茜草200 克，白酒500 克。将茜草放入白酒中浸泡7天，即可饮用。

本方可祛邪活血，高血压患者忌服。

选购与储存指南

◎选购：应以条粗长、表面呈红棕色、断面呈深红色、分枝少、细须及根少者为准。

◎储存：应以通风、干燥、阴凉的环境为首选，将其装入塑料袋中或玻璃瓶中即可，以免茜草受潮发霉、变质腐坏或遭虫蛀等。

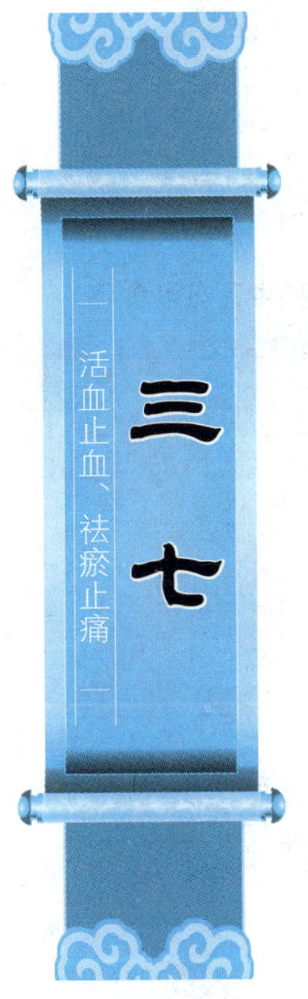

三七小档案

别名	田七、血参、田三七、金不换、山漆、参三七、人参三七
性味归经	性温，味甘、微苦；归肝、胃经
适用人群	各类血证、跌打损伤、筋伤者均可食用
食用禁忌	孕妇忌食
主要产地	云南、广西等地区

功效主治

■ 活血化瘀、消肿止痛

三七具有活血止血的功效，且止血不留瘀、化瘀不伤正，适用于人体内外各种出血之症，如咯血、吐血、便血、崩漏、外伤出血、胸腹刺痛以及跌打损伤、伤筋动骨所致的瘀血肿痛等症。

居家调养实用方

三七何首乌粥

取三七5克，何首乌（制）15克，大米100克，红枣2颗，白糖适量。将何首乌洗净，切片；三七研磨成粉末；红枣洗净、去核。将何首乌放入砂锅中，加入适量清水，煎煮，去渣留汁；将大米、红枣、白糖倒入砂锅中，加入清水，熬煮成粥，兑入药汁和三七粉，搅匀，小火煮沸即可。每日1剂，早、晚分服。

本品具有活血益气、养血滋阴的功效，适用于更年期和青春期女性，善治月经失调、烦躁不安、面色萎黄、心悸失眠、头晕目眩等症。

选购与储存指南

◎选购：三七从外观上看类似圆锥形或不规则块状，表面呈灰黄色或棕黑色，富有蜡样光泽；体重，质坚；断面呈灰绿色或黄绿色。

◎储存：可将三七装入塑料袋中或深色玻璃瓶中密封，并置于通风、干燥、阴凉处，以免其受潮、发霉、长虫或变质等。

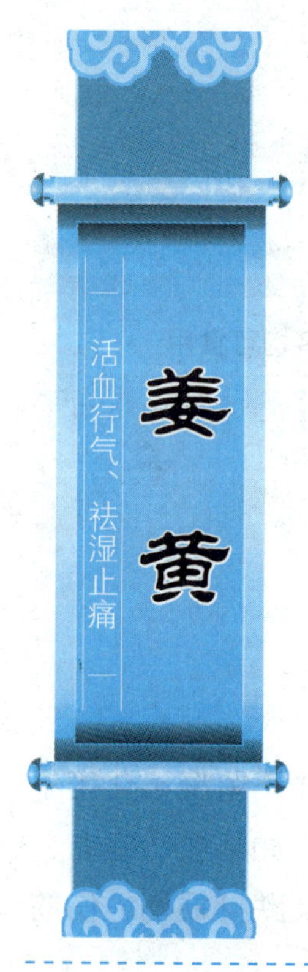

姜黄小档案

别名	宝鼎香、黄姜
性味归经	性温，味辛、苦；归脾、肝经
适用人群	胸胁疼痛、经闭腹痛、风湿痹痛者均可食用
食用禁忌	血虚而无气滞血瘀者、孕妇忌食；不宜与公丁香、母丁香同食
主要产地	陕西、江西、福建、湖北、广东、广西、四川、云南以及台湾等地区

功效主治

■ 活血通经、祛风除痹、行气止痛

姜黄以破血行气、通经止痛、祛风除痹之功见长，适用于风湿痹痛、肩周炎、产后瘀滞、痛经、月经失调、胸胁胀痛、骨刺等。

居家调养实用方

姜黄炒鸡丝

取姜黄10克，鸡胸肉150克，胡萝卜50克，盐、水淀粉、料酒、葱、姜各适量。将胡萝卜去皮，洗净，切丝；姜洗净后切丝；葱洗净后切段；鸡胸肉洗净，切丝，上浆滑油炒熟；姜黄加适量清水煎煮，去渣取汁，加盐、水淀粉搅匀制成芡汁。热油锅，煸香葱段、姜丝，下入鸡丝、胡萝卜丝，烹入料酒，倒入芡汁炒匀即可。佐餐食用，隔日1剂。

本品具有活血通络、补气宽中的功效，善治痛经、月经失调、血崩以及气虚等。

选购与储存指南

◎选购：可以从外形、气味两个角度鉴别优劣。

第一，外形：形似不规则的圆形、圆柱形或纺锤形，弯曲，具有诸多分枝；表面呈深黄色、比较粗糙、有褶皱和明显环节、有圆形分枝痕及须根痕；质地坚实，不易折断。

第二，气味：奇香扑鼻，味道微苦略辛。

◎储存：可将姜黄装入塑料袋中，直接置于阴凉、干燥处即可。

【第七章】

祛风湿、通经络，化湿浊、健脾胃

肌肉酸胀麻木、筋骨酸楚痹痛、关节活动不利、腰膝痿弱疼痛……风寒湿邪早已入侵你的身体，并滞留于经络、筋骨之间，这时祛风除湿才是关键，而羌活、独活、防风、桑枝、五加皮等药则会发挥巨大作用，促进人体新陈代谢，疏通血液循环，有效地祛风除湿、消除痹痛。

还有的人出现身体倦怠、脘腹胀闷、胃口不好、口甘多涎、大便稀薄、舌苔白腻……这是湿邪阻碍脾胃的正常运化功能，脾胃为后天之本，主运化水谷精微，喜燥而恶湿。这种情况，需要芳香药食，如藿香、砂仁、佩兰，可以宣化湿浊，恢复脾胃功能。

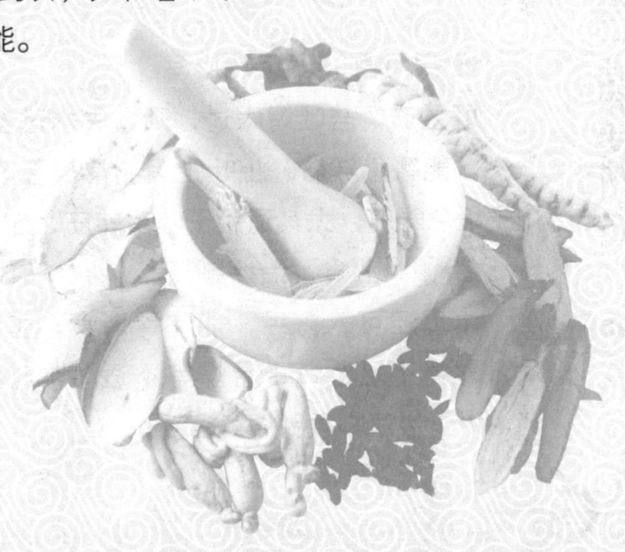

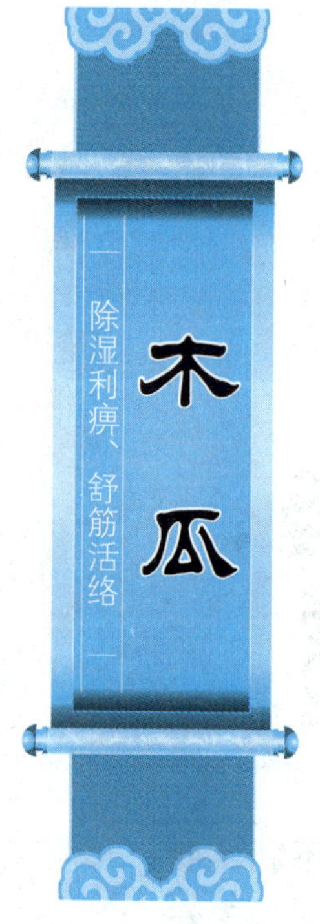

木瓜小档案

别名	宜木瓜、铁脚梨、木瓜实、皱皮木瓜、贴梗木瓜、川木瓜、花木瓜
性味归经	性温，味酸；归脾、肝、胃经
适用人群	风湿痹痛、筋脉拘挛、吐泻转筋、暑湿霍乱者均可食用
食用禁忌	阴虚、腰膝酸痛无力者慎食；伤食积滞、内热小便短赤者忌食；普通人不宜多食
主要产地	陕西、甘肃、山东、安徽、江苏、浙江、江西、福建、湖北、湖南、广东、四川、云南等地区

功效主治

■ 化湿除痹、舒筋活络

木瓜性温，具有舒筋活络、除痹止痛、化湿祛浊的功效，适宜于长夏季节祛除暑湿，是中老年人的保健佳品。常用来治疗湿盛引起的关节酸痛、筋脉拘挛、劲项强痛等病症。另外，木瓜自古就是舒筋活络的要药，善治经气不行、血脉不和引起的腰膝酸软、手足麻木、拘挛疼痛等不适。

■ 缓急舒筋、止吐止泻

肝主筋，若吐泻太过，则会失水过多、筋失所养，而木瓜入肝，善调气机，能缓急舒筋、止吐止泻。常与薏苡仁、黄连、吴茱萸等搭配入药，用于缓急舒筋，尤其适用于吐泻转筋之症。

■ 和胃消食、治疗脚气

木瓜还可入胃经，能和胃消食，善治消化不良、食积不化、食少纳呆、胃津不足、口干舌燥等不适。常与吴茱萸、紫苏叶、槟榔等搭配入药，用于治疗脚气肿痛之症。

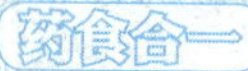
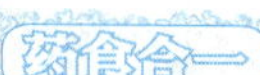
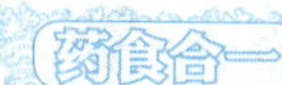

居家调养实用方

木瓜枸杞粥

取干制木瓜20克，枸杞子15克，大米100克，冰糖适量。将木瓜洗净，加入适量清水煎煮浓汁，去渣留汁，加入洗净的大米、枸杞子以及适量清水，小火熬煮，待粥将成时加入冰糖调味，待冰糖溶化后即可。空腹温服，每日1剂。

本品具有舒筋活络、健脾和胃的功效，善治消化不良、风湿性关节炎、类风湿关节炎、骨刺、脾虚泄泻、食积不化、胃脘疼痛等。

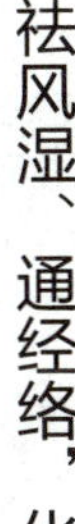

木瓜姜醋饮

取新鲜木瓜200克，生姜30克，米醋500毫升。将木瓜去皮，切块；生姜洗净，切片。将木瓜、生姜、米醋一起放入砂锅中，用小火煎煮1小时左右，去渣取汁即可。代茶饮，每日1剂，随时饮用。

本品具有健脾化湿、温中和胃、舒筋通络的功效，适用于病后体弱所致的四肢乏力、食欲不佳、慢性萎缩性胃炎、消化不良等，并有通乳的功效，可改善产后脾胃不和所致的缺乳。

木瓜葡萄汤

取干制木瓜30克，葡萄300克，冰糖适量。将木瓜用水浸透，切成薄片；葡萄洗净，去皮、籽；冰糖打成碎屑。将木瓜、葡萄一起放入锅中，加入适量清水，大火煮沸后改用小火慢熬半小时左右，加入冰糖屑调味即可。每日1剂，早、晚分服。

本品具有疏通经络、舒筋化湿、止痢镇痛的功效，善治风湿性关节炎、黄疸、脾虚痢疾以及孕妇胸腹胀满等不适。

选购与储存指南

◎选购：要以个头大、皮皱、表皮呈紫红色、质地坚实、味道微酸者为佳。

◎储存：可装入塑料袋中，置于冰箱中冷藏储存。新鲜的木瓜切开后可用保鲜膜覆盖好，并置于冰箱冷藏，保存时间不宜过长。

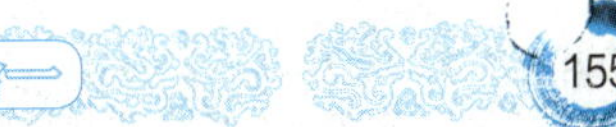

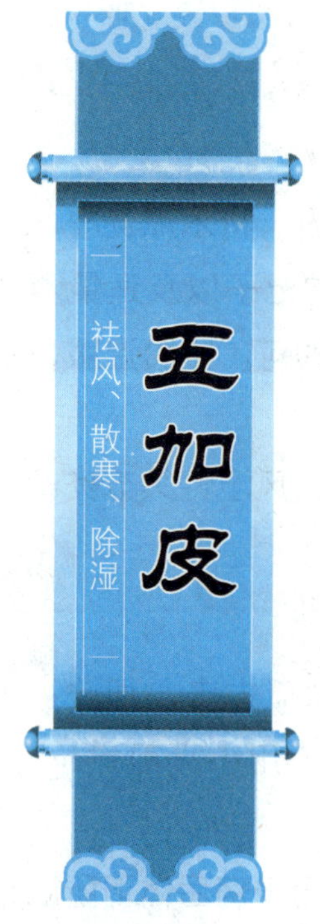

五加皮小档案

别名	五加、南五加皮、刺五加皮、豺漆、细柱五加、五花、五佳、追风使、白刺、五花眉
性味归经	性温，味辛、苦；归肝、肾经
适用人群	风湿痹痛、气滞血瘀、经络痹阻者以及肝肾虚亏者均可食用
食用禁忌	实热及阴虚火旺者忌食；不宜与蛇床子、玄参同食
主要产地	湖北、河南、安徽、陕西、四川、广西、江苏、浙江等地区

功效主治

■ 祛风散寒、通络除湿

五加皮味辛可祛风，性温可散寒，温经可化湿，是中老年人的日常保健佳品，适用于关节痹痛、四肢屈伸不利、筋脉拘挛等症，对于风寒湿邪所致的双脚骨节湿冷痹痛等症也有显著疗效。常与羌活、威灵仙等搭配入药，在补肝肾、强筋骨的同时还可起到祛除风湿的作用，是治疗肝肾不足型风湿痹痛者的要药。

■ 补益肝肾、强健筋骨

五加皮入肝、肾经，在养肝固肾的基础上，还具有强筋健骨的功效，可改善肝肾亏虚所致的腰膝酸软、四肢无力等症，尤其适用于中老年人。常与牛膝、木瓜、续断等搭配入药，适用于肝肾不足所致的腰膝酸痛、行走不便等，对于小儿行迟也有一定的疗效。

■ 助阳化气、利水消肿

五加皮还可助阳化气、利尿消肿，可用于治疗气化不利、水液循环不畅所致的急、慢性肾源性水肿、小便不利等。

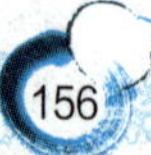

居家调养实用方

五加皮温肾酒

取五加皮、枸杞子各50克，淫羊藿、胡桃肉、熟地黄各100克，白酒1000毫升。将所有中药材一起放入研钵中捣碎，装入瓦罐中，倒入白酒，加盖；将瓦罐隔水加热至沸腾，取出，置于阴凉干燥处，密封保存约10日即可。温服，每日1剂，早、晚分服，每次15毫升。阴虚火旺者忌服。

本品具有温肾阳、祛风湿的功效，适用于风湿痹痛、肝肾不足者，善治男性的腰膝酸软、阳痿、不育症以及女性的小腹冷痛、经少色淡、宫寒不孕等症，还可有效改善风湿性及类风湿关节炎、慢性肾源性水肿等。

五加皮强骨粥

取五加皮、木瓜、川牛膝各10克，小鸡1只，猪脊骨200克，大米100克。先将小鸡处理干净；三味药材则一起放入砂锅中，加入清水煎煮1小时左右，去渣留汁；将小鸡、猪脊骨一起放入锅中，小火慢炖至汤成；将药汁、汤汁混合，下入大米，煮至粥熟，加入适量盐拌匀。佐餐食用，每隔3日1剂。

本品具有补肝肾、强筋骨的功效，是儿童及中老年人的日常保健佳品，尤其适用于小儿发育不良、行走迟等情况。

双五固肾茶

取五加皮、五味子各100克，白糖适量。将五加皮、五味子分别干燥，再研磨成粉末，混在一起搅匀，装瓶密封保存；使用时取出20克，倒入保温瓶中，加入适量白糖，注入沸水，盖上盖闷泡20分钟即可。代茶频饮，每日1剂。

本品具有补肾固精、强壮筋骨、通络除湿的功效，善治遗精、遗尿、盗汗、神经衰弱、失眠、记忆力下降、腰膝酸软、风湿性关节炎等。

选购与储存指南

◎选购：应以粗长、皮厚、气香、断面呈灰白色、无木心者为佳。

◎储存：应储存于通风、干燥、阴凉的环境。

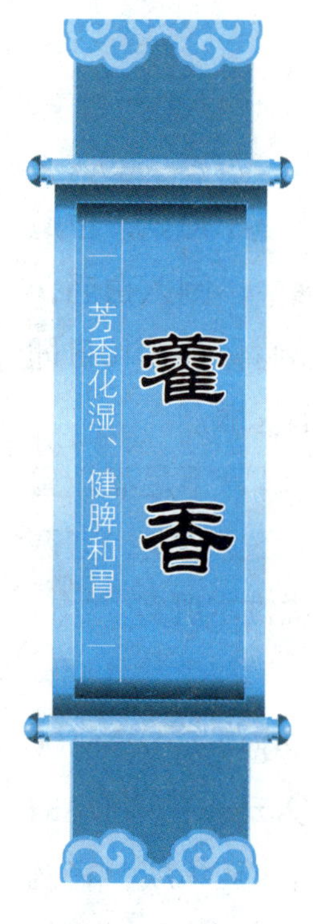

藿香小档案

别名	广藿香、土藿香、枝香、排香草、伙香、川藿香、杜藿香、野藿香
性味归经	性微温，味辛；归脾、肺、胃经
适用人群	脾胃湿重、湿热体质者可食用
食用禁忌	中焦火盛、阴虚内热、虚火上炎、胃热呕吐者均应忌食；藿香梗应慎食；不宜久煎
主要产地	广东、四川、江苏、浙江、湖北、云南、辽宁等地区

功效主治

■ 化湿浊、醒脾胃、消积食

藿香性温、味辛，入脾、胃经，具有化湿浊、健运脾胃的功效。适用于湿困脾胃、中焦不和所致的脘腹胀满、食少纳差、大便泄泻、痢疾、食欲不振、消化不良等。

■ 解表、祛暑湿

藿香有化湿而不燥热的特点，故擅长解暑，尤其适用于暑湿诸证，如夏伤暑湿所致的头晕、胸闷、恶心呕吐、不思饮食、泄泻、肢体倦怠、头痛无汗等症。

■ 和中辟秽、理气止呕

藿香以化湿浊、健脾胃之力而能辟秽浊、止呕吐，善治胃气上逆所致的恶心呕吐和胃火盛所致的反酸呕吐、口干唇燥、口舌生疮、脘腹胀满等症。若为胃寒呕吐，可与半夏搭配入药，能暖胃散寒；若为妊娠呕吐，可与砂仁搭配同用，能改善妊娠呕吐；若为脾胃虚弱所致的呕吐，可与甘草、党参等搭配入药，能调理脾胃。

居家调养实用方

藿香粥

取藿香10克，大米100克，白糖适量。将藿香择洗干净，放入锅中，加入适量清水，浸泡10分钟，小火煎煮，去渣取汁；加入洗净的大米煮粥，粥将成时加入白糖调味，煮沸1~2次即可。空腹温服，每日1剂，早、晚分服。若用新鲜的藿香则要加量。阴虚火旺者不宜食用。

本品具有解表化湿、解暑止呕的功效，善治暑湿呕吐、温阻中焦所致的脘腹胀痛等症，还可有效预防和治疗旅行过程中易患的胃肠道不适。

藿香佩兰茶

取藿香、佩兰各10克，茶叶适量。将藿香、佩兰、茶叶一起放入茶壶中，倒入适量沸水，加盖闷泡10分钟左右即可。代茶频饮，每日1剂。夏季饮用建议每周1剂。

本品具有解暑湿、醒脾胃、止呕泻的功效，善治中暑所致的头晕头痛、烦闷口渴、全身乏力等不适，也是夏日旅行中肠胃功能失调的预防饮品。

藿香菖蒲鸡汤

取藿香15克，石菖蒲、砂仁各5克，鸡肉100克，盐适量。鸡肉洗净、切小块；藿香、石菖蒲、砂仁分别洗净。将所有材料一起放入砂锅中，加入适量清水，大火煮沸后改用小火慢炖，半小时左右即可加盐调味。温服，食肉喝汤，隔日1剂。

本品芳香而有利于化湿浊，可有效地改善暑热季节易患的中暑、头晕脑胀、全身乏力等不适；本品还可宣通鼻腔，慢性过敏性鼻炎患者适宜多食。

选购与储存指南

◎选购：以身干、整齐、茎叶色绿、叶子厚实且柔软、香气浓郁者为佳。另外，中医认为，广藿香质优于土藿香。

◎储存：干品藿香可直接置于干燥的布袋中，放在阴凉、通风、干燥处保存即可；新鲜的藿香则要先阴干，保证表面没有水分，再装入布袋中保存。

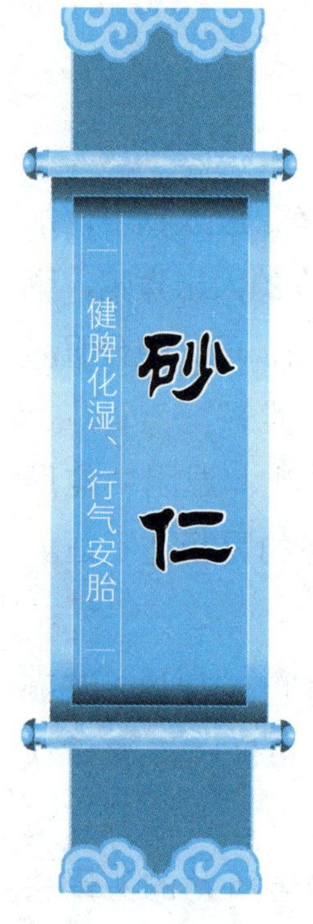

砂仁小档案

别名	缩沙蜜、缩砂仁、阳春砂、蜜砂仁、春砂仁
性味归经	性温，味辛；归脾、胃、肾经
适用人群	脾胃湿阻者、寒湿气滞者、脾胃虚寒者、胃气上逆者以及孕妇均可食用
食用禁忌	阴虚内热者、血热者均应忌食
主要产地	福建、广东、广西、云南、海南等地区

功效主治

■ 行气化湿、健脾和胃

砂仁气味芬芳，专入脾胃，因其辛散温通，故而可行气化湿、醒脾和胃，适用于寒湿气滞引起的诸多症状，善治脾胃湿气重所致的脘腹胀痛、食欲不振、大便溏稀以及脾胃气滞严重所致的脘腹胀满疼痛、厌食、嗳气、小儿疳积等不适。

■ 温脾止泻、和胃止呕

砂仁具有温而不燥、利而不破的优势，健脾而可止泄泻，和胃方能止呕吐，适用于胃脘冷痛、呕吐、呃逆、腹痛肠鸣、大便溏稀、倦怠乏力等不适。

■ 宽中开胃、理气安胎

本品辛香馥郁，常被用于作料，起到祛除滋腻、开胃醒脾、增进食欲的作用；正因为砂仁的香味浓重，故有利于宽中、理气、安胎、止吐等，是孕早期及习惯性流产女性的福音，适用于胎动不安、腰酸腹胀、厌食喜呕、恶阻呕吐、食少纳呆等不适。

居家调养实用方

砂仁粥

取砂仁5克，大米100克，白糖适量。将砂仁洗净，放入砂锅中，加入适量清水，浸泡10分钟左右，小火煎煮，去渣留汁；再加入洗净的大米，待粥将成时调入白糖拌匀，再次煮沸1~2次即可。空腹温服，每日1剂，早、晚分服。

本品具有理气化湿、止泻止呕、安胎养胎的功效，特别适合妊娠女性食用，可有效地改善妊娠恶阻、早孕反应、胎动不安以及习惯性流产等症状。

砂仁淮山饮

取砂仁15克，淮山50克，白糖适量，木香少许。将砂仁、淮山、木香分别研磨成粉末，再混合均匀，一起倒入大碗中，加入沸水冲泡，调入白糖搅匀即可。代茶频饮，每日1剂，连服数日。

本品具有开胃健脾、理气化湿的功效，有利于改善脾胃虚弱所致的食欲不振、脘腹胀满、妊娠恶阻等不适，尤其适用于早孕反应严重者。

砂仁面饼

取砂仁20克，发酵面粉600克，白糖、苏打粉、食用油各适量。将砂仁研磨成细粉末，与白糖、苏打粉一同放入面粉中，反复揉匀，醒面数分钟后再揉面，揉搓成长圆条，切成若干个小面剂，刷上食用油，放入锅中蒸约10分钟即可。每日2次，每次最多食用2块面饼。

本品具有健脾开胃、化痰除湿的功效，善治痰湿诸症，症见月经过少、经色淡红、胸闷呕吐、体胖身乏等。

选购与储存指南

目前用于药用的砂仁主要有三种，广东省的春砂、海南省的壳砂、东南亚地区的缩砂密。其中春砂入药的疗效比较显著，品质也较好，在市场上享有盛誉。但是无论是哪种砂仁，在选购与储存方面都有一定的标准。

◎选购：要以身干、个大、质坚、仁饱满、香味浓烈为准。

◎储存：要以干燥、通风、阴凉等环境为首选，并要装入塑料袋密封好。

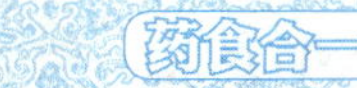
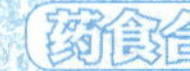

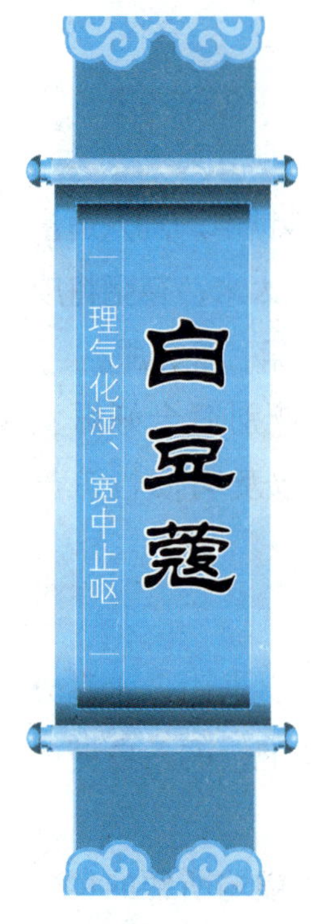

白豆蔻小档案

别名	多骨、壳蔻、白蔻、百叩、叩仁
性味归经	性温，味辛；归脾、肺、胃经
适用人群	脾胃不和者、湿热体质者、胃寒湿滞者、邪气滞留中焦者以及孕产妇均可食用
食用禁忌	不宜过量久服；阴虚血燥者、胃火肺火旺盛者忌食
主要产地	海南、广西、云南等地区

功效主治

■ 化湿浊、健脾胃、除胀满

白豆蔻偏入上、中二焦，可行气化湿、醒脾健胃，常用于治疗腹胀、食欲不振等症，还善于治疗脾胃不和所致的岔气刺痛、恶心呕吐、胸闷胁痛、反胃、腹胀腹泻等不适。

■ 清热除湿、祛邪化湿

白豆蔻化湿功效显著，尤其擅长于祛除暑湿，是长夏时节的日常保健佳品，适用于湿温初起所致的恶寒病症，症见头痛、身体酸困、胸闷、午后身热、舌苔厚实等。

■ 宽膈行滞、降逆止呕

白豆蔻性温味辛，有利于温中散寒，故而能发挥温脾暖胃、降逆止呕、宽膈行滞的功效，善治胃寒所致的脘腹冷痛、寒阻中焦所致的呃逆与妊娠呕吐、胃气上逆所致的产后呕吐、胃气虚冷所致的反酸、不思饮食等不适。若是胃寒呕吐，可与半夏、藿香、生姜等搭配入药，有利于散寒止呕；若是小儿吐奶，可与砂仁、甘草等搭配，有利于暖胃止吐。

居家调养实用方

白豆蔻红枣炖猪蹄

取白豆蔻10克，红枣6颗，猪蹄2只，老抽、盐各适量。将白豆蔻洗净；红枣用温水浸泡、去核；猪蹄洗净后剁成块，入沸水锅中汆烫。热锅，加入适量清水，下入白豆蔻、红枣、猪蹄，倒入老抽，调入盐，大火煮沸后改用小火煮至猪蹄软烂即可。佐餐食用，每周1剂。

本品具有健脾温中、行气暖胃、滋阴散寒的功效，善治脾胃虚寒所致的脘腹胀满、食欲不振、肢冷胃寒等症。

白豆蔻生姜粥

取白豆蔻3克，生姜3片，大米60克。将白豆蔻、生姜洗净，放入锅中，加入适量清水，浸泡约10分钟，再小火煎煮，去渣取汁，下入大米煮粥即可。晨起空腹温服，每日1剂。脾胃积热所致的腹痛、呕吐者不宜食用。

本品具有温中散寒、暖胃健脾、止泻止呕的功效，适用于湿阻中焦所致的脘腹疼痛、食欲不振、肠鸣腹泻、恶心呕吐、身体困重等病症。

白豆蔻姜茶

取白豆蔻3克，新鲜生姜5克。将白豆蔻剥去外壳，果仁捣碎；生姜洗净、去皮、切薄片。将白豆蔻末与姜片一同放入茶杯中，冲入沸水，加盖闷5分钟，过滤去渣即可。温服，每日代茶饮。

本品具有和中理气、暖胃止呕的功效，适用于小儿胃肠受凉所致的呕吐、食欲不振、厌食等不适，对晕动症也有一定的治疗功效。

选购与储存指南

◎选购：白豆蔻入药后按照产地不同可分为原豆蔻、印尼豆蔻，但无论是哪种豆蔻，均应以个头大、果粒饱满、果壳完整、气味浓厚者为宜。

◎储存：白豆蔻可研磨成细粉末后，装入玻璃瓶内，然后置于阴凉、干燥、通风处储存，以免受潮发霉、长虫等。但不要炒制后保存，否则极易失去或减弱白豆蔻特有的芳香而影响疗效。

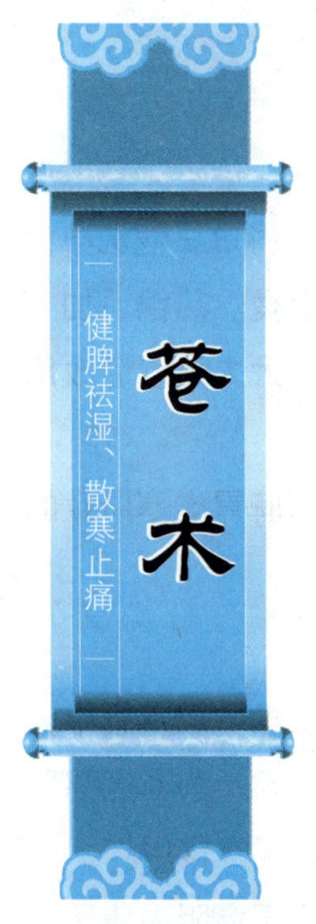

苍术小档案

别名	南苍术、茅山苍术
性味归经	性温，味辛、苦；归脾、胃经
适用人群	湿阻脾胃、寒湿吐泻、风寒湿痹者均可食用
食用禁忌	阴虚内热、气虚多汗者忌食；一次食用量不宜过多
主要产地	河南、山东、安徽、江苏、浙江、江西、湖北、四川等地区

功效主治

■ 健运脾胃、祛除寒湿

苍术性温、味辛，可燥湿健脾，适用于寒湿较重的病症，如舌苔白腻厚浊、脘腹胀满等。苍术属温燥的中药材，常与清热之品配伍，有利于除湿热。例如，治疗湿热白带，可与知母、苦参等搭配入药；治疗湿热下注、脚膝肿痛无力，可与黄柏、牛膝等搭配入药；若治疗湿温病，可搭配石膏、知母等。

■ 祛风化湿、通痹止痛

苍术性温能除湿、味辛可祛风，可祛除经络、肢体中的风湿之邪，尤其适用于寒湿较重的痹痛。常搭配羌活、独活等药，治疗风湿性关节炎、类风湿关节炎所致的风湿痹痛、关节活动不利、四肢屈伸疼痛等不适。

■ 散寒、解表、明目

苍术可散寒解表，与羌活、细辛、防风等药配伍入药，能改善风寒湿邪所致的头痛、身乏、无汗等不适。苍术亦有明目之功，可治疗夜盲、眼目昏暗、两目干涩症等。

居家调养实用方

苍术炒猪肝

取苍术10克，猪肝250克，黄瓜5克，冬笋15克，黑木耳8克，葱段、姜片、料酒、盐、胡椒粉各适量。将苍术洗净后上笼蒸20分钟；猪肝洗净后切片，上浆滑油；黑木瓜洗净；黄瓜、冬笋洗净后分别切片。热油，煸香葱段、姜片，烹入料酒，调入盐、胡椒粉，倒入苍术、猪肝、黑木耳、黄瓜、冬笋快速翻炒至熟即可。佐餐食用，隔日1剂。

本品具有祛风燥湿、健脾补肝、养血明目的功效，是风湿性关节炎及类风湿关节炎的辅助治疗佳品，常食还有助于改善夜盲症。

苍术炸猪里脊

取苍术20克，猪里脊肉150克，盐、料酒、鸡精、干淀粉、胡椒粉各适量，鸡蛋1个，面包糠少许。将苍术洗净后煎煮，去渣留汁，加入盐、鸡精、胡椒粉、料酒调匀制成味汁；鸡蛋打散搅匀；猪里脊肉洗净后切条，倒入味汁拌匀，抹上干淀粉，托鸡蛋液，裹上面包糠，入油锅中炸至金黄色即可。佐餐食用，每日1剂。

本品的燥湿健脾功效显著，适用于湿阻脾胃所致的消化不良、食欲不振、泄泻不止、全身困乏等。

苍术荷叶饭

取苍术、荷叶各30克，莲子10克，大米50克，白糖适量。将荷叶洗净，平铺于大碗底部；苍术、莲子、大米分别洗净，一起放在荷叶上，用荷叶包好，上笼蒸熟，食用时调入白糖即可。温服，每日1剂。

本品具有清热解毒、祛风化湿的功效，是暑热季节的保健佳品，适用于暑湿较重所致头晕、头痛、全身乏力、呕吐、泄泻等病症。

选购与储存指南

◎选购：应以质坚、断面朱砂点多、香气浓郁者为佳。

◎储存：可先将苍术装入玻璃瓶内，再置于阴凉、干燥、通风处保存，最好是将其置于冰箱中冷藏。

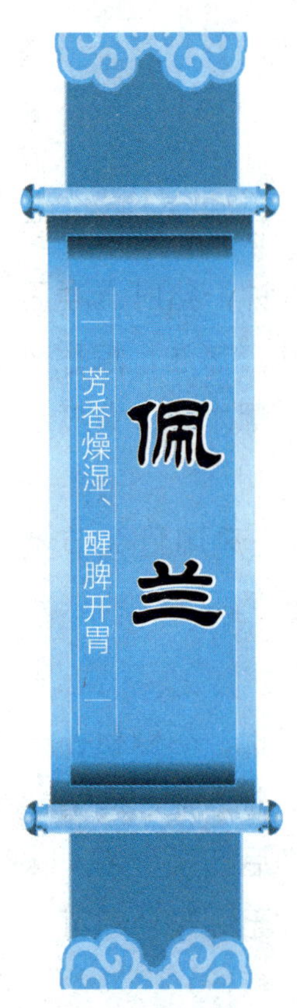

佩兰小档案

别名	兰草、水香、大泽兰、孩儿菊、女兰、香草、鸡骨香、杭佩兰
性味归经	性平，味辛；归脾、胃经
适用人群	湿阻脾胃、暑湿内蕴、口中甜腻及被毒蛇咬伤者均可食用
食用禁忌	阴虚体质、气虚体质者忌食
主要产地	陕西、河北、山东以及长江以南大部分地区

功效主治

■ 健脾燥湿、解表消暑

佩兰气味芬芳，与藿香的功效相近，可化湿醒脾，是治疗湿温病症的要药，常与藿香、黄芩等配伍，可治疗湿热内阻所致的脘腹胀满、口气难闻、口中甜腻等不适。佩兰可解暑湿，对发热、头晕、胸闷等中暑症状有显著疗效。

居家调养实用方

佩兰樱桃酒

取佩兰50克，樱桃500克，白酒1000毫升。将佩兰、樱桃分别洗净；白酒倒入大容器中，放入佩兰、樱桃，密封保存，两周左右即可饮用。每日1剂，每次饮用50毫升。

本品具有芳香化湿、利水消肿、补气益血的功效，善治风湿性关节炎、类风湿关节炎所致的关节痹痛、活动不利等不适，还可消除肿痛。

藿佩冬瓜汤

取鲜藿香、鲜佩兰各5克，去皮、籽的冬瓜500克，盐适量。将藿香、佩兰煎取汁液，再入冬瓜片，煮熟后用盐调味即可。

本品具有较好的消暑祛风功效。

选购与储存指南

◎选购：应以干燥、叶多、色绿、茎少、未开花、香气浓郁者为佳。

◎储存：佩兰属于芳香药，故要保证密闭性，可装入玻璃瓶中密封好，以免芳香物质挥发殆尽后而失去疗效；其次，要保证储存环境的干燥、阴凉。

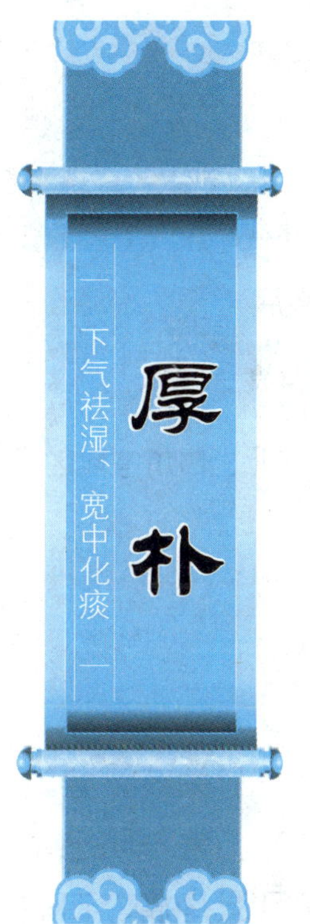

厚朴小档案

别名	川朴、紫油厚朴、重皮、赤朴
性味归经	性温，味苦、辛；归脾、胃、大肠经
适用人群	湿阻气滞、痰气互结、便秘、胸闷咳喘者均可食用
食用禁忌	孕妇慎食
主要产地	四川、湖北、贵州、湖南、浙江等地区

功效主治

■ 温中下气、燥湿化痰

本品为芳香化湿要药，具有散寒燥湿、行气宽中、除胀平喘的功效，善治脘腹胀满疼痛、胸腹胀痛、便秘腹胀、咳嗽痰多、胸痛咯血等症。

居家调养实用方

厚朴香附炖猪肘

取厚朴15克，香附10克，枳壳15克，川芎6克，猪肘500克。将前4味压碎入纱袋，与猪肘共入锅中，加水，炖熟，调味即可。

本品对脾胃湿滞、胸胁胀闷等症有效。

厚朴香藿扁豆饮

取厚朴、藿香各5克，白扁豆15克，白糖适量。将厚朴、藿香、白扁豆分别洗净，倒入砂锅中，加入适量清水，大火煮沸后改用小火煎煮，去渣取汁，加入白糖调味即可。代茶频饮，温服，每日1剂。长期服用，效果更佳。

本品中的厚朴、藿香与白扁豆均有祛除暑湿、发汗解表的功效，常饮有利于改善暑湿感冒引起的头晕头痛、食欲不佳、恶心呕吐、全身乏力等。

选购与储存指南

◎选购：要以皮粗肉细、内表面呈深紫色、油性丰富、香味浓郁、味道苦、辛且略带甜味、嚼之无残渣者为准。

◎储存：首先要保证密闭性，最好装入玻璃瓶内密封，以免药效受到影响。其次，厚朴的存放环境尽量保证干燥、阴凉，避免太阳直射，并防止受潮发霉或长虫。

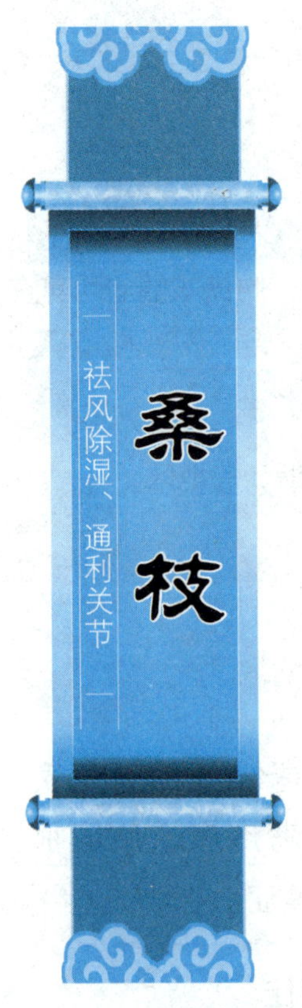

桑枝小档案

别名	桑条
性味归经	性平，味苦、微辛；归肝、肺经
适用人群	风湿热痹、关节红肿者均可食用
食用禁忌	一次性食用不宜过多；孕妇慎食
主要产地	江苏、浙江、安徽、湖南、河北、四川等地区

功效主治

■ 祛风通络、除湿通痹

桑枝善于疏通经络、祛风除湿、通利关节，善治风湿痹痛、腰酸背痛、上肢活动不利等。常与防己、独活、羌活、威灵仙等药配伍，治疗风湿疼痛、四肢麻木、筋骨酸痛等病症。

居家调养实用方

桑枝菊花双子粥

取桑枝15克，菊花、莲子、枸杞子各5克，糯米60克。将桑枝、菊花加适量清水，入锅中煮20分钟，去渣留汁。糯米洗净，加水放入砂锅中，加入莲子、枸杞子，倒入药汁，大火烧开后改用小火熬煮半小时即可。晨起空腹温服，每日1剂。长期服用，效果更佳。

本品具有祛风除湿、通利关节、清热解毒的功效，善治风湿性关节炎或类风湿关节炎所致的关节活动不利、关节红肿疼痛等，还可以改善暑湿所致的食欲不振、消化不良、呕吐、腹泻等。

选购与储存指南

◎选购：以质地坚硬、有弹性，难折断，横断面呈黄白色、有淡淡的青草香气者为佳。

◎储存：桑枝的储存方法很简单，只要将其放在阴凉干燥处保存即可。

【第八章】

宁心安神，神志清、心无恙

快节奏的现代生活、难以回避的现实压力，心不平、气不合，精神状态也日益下降，日常生活中，失眠、心悸、抑郁、神志恍惚、心神不宁的人屡见不鲜。为了改变或缓解这些症状，宁心安神药膳应运而生。心神不宁多由热扰心神、肝火旺盛、痰热侵心、阴血不能养心等造成，不同病因应选用不同药膳，以保证标本兼治。如阴血不足所致的心悸、失眠，需选用酸枣仁、远志等；心神不宁或躁动不安，则要选择珍珠、牡蛎等重镇安神药。

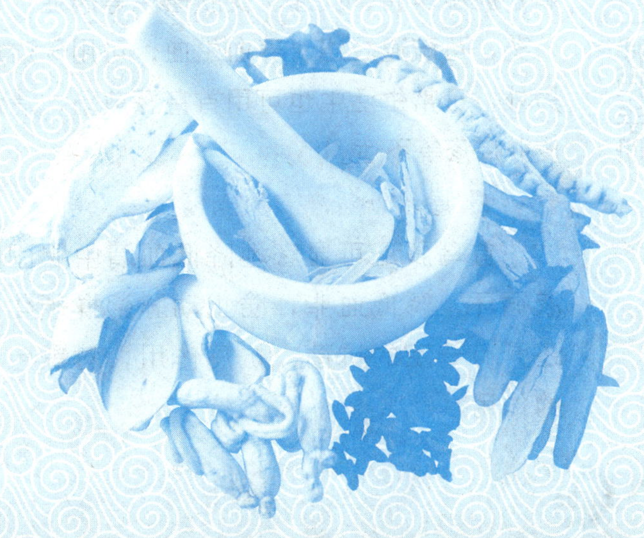

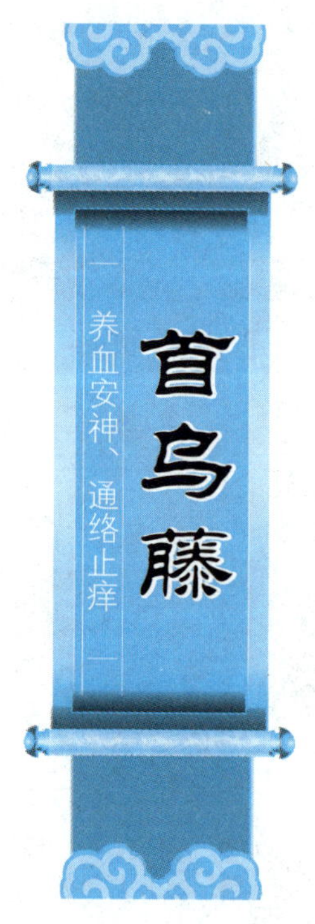

首乌藤小档案

别名	夜交藤
性味归经	性平，味甘；归心、肝经
适用人群	血虚体质、阴虚体质、皮肤瘙痒以及心情抑郁者均可食用
食用禁忌	孕妇忌食
主要产地	东北、华北及陕西、宁夏、甘肃、青海、河南、四川、云南、西藏等地区

功效主治

■ 养心安神、镇静安眠

首乌藤入心经，且性平，药性和缓，善于养血滋阴、安神镇静、促进睡眠，主治阴虚血少所致的失眠。

■ 祛风通络、镇痛止痒

首乌藤养血的同时还可祛风湿、通经络、止痛止痒，适用于全身酸痛、风湿痹痛、皮疹、皮肤瘙痒等病症。常与当归、地黄、鸡血藤等搭配入药，可疏通经络、养血生血，可用于治疗因血虚引起的全身酸痛之症。另外，日常生活中也可用首乌藤煎汤，清洗皮肤，有止痒的作用，适用于皮肤痒疹等不适。

■ 调节血脂、抗菌抗癌

首乌藤还可显著地降低血清中胆固醇与三酰甘油的含量，促进血液循环，降低血脂，防止动脉粥样硬化，防治脂肪肝。另外，首乌藤还具有一定的抗菌、抗癌作用，对黑色素瘤、乳腺癌等有预防与控制的作用。

居家调养实用方

首乌藤防风鸡煲

取首乌藤30克，防风20克，鸡肉400克，葱段、姜片、盐各适量。将首乌藤、防风分别洗净，一起入蒸锅蒸软；鸡肉切大块，入沸水中汆烫，再放入砂锅中，加入清水、葱段、姜片，大火煮沸，转用小火炖至鸡肉软烂，调入盐拌匀入味即可。佐餐食用，食肉喝汤，隔2日1剂。

本品具有养心安神、通络解表、益气健脾的功效，善治心神不宁、烦躁消渴、风寒感冒、风湿性关节炎等，尤其适用于神经官能症患者。

首乌藤枣杞粥

取首乌藤30克，枸杞子20克，大枣10颗，大米60克，白糖适量。将首乌藤泡软，切丁，入蒸锅蒸熟；大米、大枣、枸杞子分别洗净。锅中加入大米，倒入清水，大火煮沸后加入首乌藤、大枣、枸杞子，熬煮半小时，加糖调味即可。晨起空腹温服，每日1剂。

本品具有养心安神、祛风通络、滋阴养血的功效，适用于阴血不足所致的心烦失眠、惊悸多梦、神志不宁、抑郁症，对老年性痴呆也有一定的辅助治疗功效。

首乌藤黑豆小麦汤

取首乌藤15克，黑豆30克，小麦60克。将三味材料一起放入砂锅中，加入适量清水，大火烧开后改用小火煎煮，过滤取汁。温服，每日1剂。

本品为治疗失眠的常用方，对改善心神不宁、心悸失眠等症状均有显著疗效。

选购与储存指南

◎选购：在购买首乌藤时，可采用下面四个方法。

第一，外形：形似稍长的圆柱形，略扭曲，具有长短不一的诸多分枝。

第二，表面：呈紫红色，摸之表面粗糙，外皮薄且易剥离。

第三，断面：质脆易断，皮部呈紫红色，木部呈黄白色，髓部疏松呈白色。

第四，气味：闻之无臭味，尝之略带苦味、涩味。

◎储存：首乌藤在储存时保证干燥、通风即可。

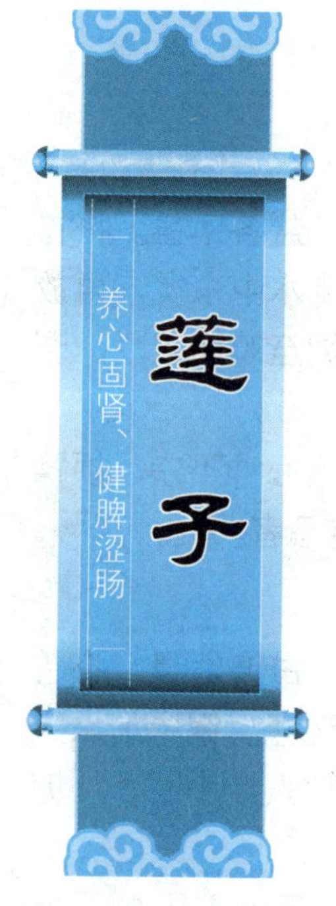

莲子小档案

别名	藕实、水芝丹、莲实、泽芝、莲蓬子
性味归经	性平，味甘、涩；归脾、肾、心经
适用人群	肾精亏虚、脾气亏虚、心肾不交及肿瘤化疗者均可食用
食用禁忌	实热体质者忌食；表邪未解、咳嗽初起、麻疹初期者均应慎食；不宜与莲心同用
主要产地	湖南、湖北、福建、江苏、浙江、江西等地区

功效主治

■ 养心安神、镇静安眠

莲子入心经，补益心肾的同时更有安神定志、促进睡眠的作用，适用于心肾不交所致的虚烦心悸、失眠健忘、少寐多梦等。

■ 固肾止泄、固精止遗

莲子性平，药性和缓，入肾经，可补、可涩，且具有标本兼治的特点，擅长固肾涩精、止遗止泻等，可以有效改善肾虚所致的遗精、滑精、早泄、阳痿等病症。

■ 健脾涩肠、止泻止带

莲子还可以健脾益气、固肠止泻，适用于脾肾亏虚导致的腰膝酸软、带下量多、腹泻不止、痢疾、食欲不振等症。

居家调养实用方

莲子红枣龙眼肉羹

取莲子30克，红枣、龙眼肉各20克，冰糖适量。莲子去心；红枣去核；将二者与龙眼肉一起放入砂锅中，加入适量清水，小火炖至莲子软烂，调入冰糖煮至溶化，拌匀即可。温服，每日1剂，早、晚分服。

本品具有补血、养心、安神、健脾的功效，适用于心脾亏虚、气血不足者，善治头晕眼花、神疲身乏、心悸失眠、健忘等症状，并可用于产后催乳。

莲子乌鸡汤

取莲子20克，白果15克，乌鸡1只，生姜、葱、胡椒粉、盐各适量。将乌鸡处理干净，莲子去心，葱切段，姜切片。将莲子、白果研磨成粗粉末，填入鸡腹内，并加入姜片、葱段，调入盐、胡椒粉等，一起放入砂锅中，添入适量清水，小火慢炖至鸡肉熟烂即可。佐餐食用，食肉喝汤，隔日1剂。

本品具有补肾养肝、健脾润肺、涩精止带、宁心安神之功，善治心肾不交所致的心悸失眠、腰膝酸软、全身乏力、自汗盗汗、遗精早泄、夜尿频多等。

莲子拌肚丝

取莲子50克，猪肚1个，干淀粉、香油、葱、姜、盐各适量。将猪肚用盐、干淀粉使劲搓揉，再漂洗干净；莲子去心，泡入清水4小时；葱、姜分别洗净、切丝。将莲子塞入猪肚内，缝合，入锅，加水和葱丝、姜丝，炖至肉烂，捞出，凉凉，再将猪肚切成细丝，与莲子一起装盘，并调入盐、香油，拌匀即可。佐餐食用，隔日1剂。

本品具有宁心安神、增强免疫力的功效，善治食少纳差、腹泻不止、水肿、心神不宁、神经衰弱等。

选购与储存指南

◎选购：以个头大、饱满、质坚者为佳。表面色泽呈浅黄棕色至红棕色，颜色应越浅越好。莲子心要呈绿色，且味道极苦。

◎储存：新鲜的莲子可放入冰箱速冻，最好的办法是将其晒干，再置于玻璃瓶中密封保存。干莲子则可直接装入塑料袋中，置于冰箱冷藏即可。

另外，莲子从生长环境来分，有田莲、池莲、湖莲之分，以田莲的质量最佳；从采收季节来分，又有伏莲与秋莲之分，以伏莲为首选，因为伏莲颗粒饱满、口感软糯。

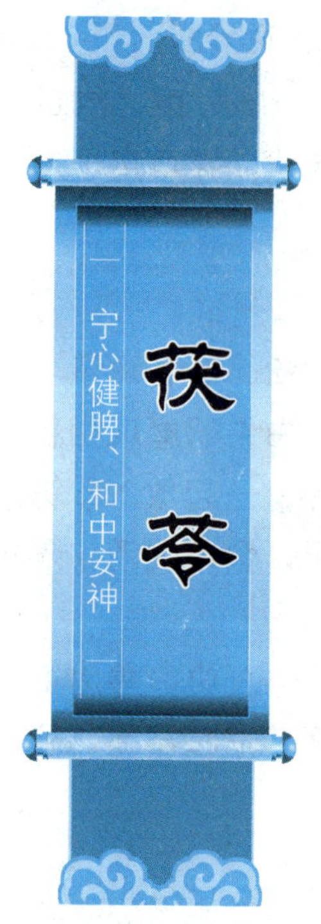

茯苓小档案

别名	茯菟、茯灵、松薯、松苓、白茯苓、赤茯苓、云苓
性味归经	性平，味甘淡；归心、脾、肺经
适用人群	心脾两虚、气血不足、膀胱湿热及心情抑郁者均可食用
食用禁忌	阴虚无湿热者忌食；虚寒滑精、气虚下陷者均应慎食；忌与白敛、牡蒙、地榆、雄黄、秦艽等同用
主要产地	湖北、云南、安徽、河南、四川、贵州、广西、福建等地区

功效主治

■ 养心安神、延年益寿

茯苓入心经，药性和缓，茯苓为常用的延年益寿品，能开心益智、增强记忆力、暖腰膝、养神定志、强身健体。其次，茯苓可益心脾而宁心、交心肾而安神，适用于心悸、失眠、健忘、多梦、抑郁症等病症。常与山药、酸枣仁、当归、莲子等搭配入药，有补肾、清心、安神的作用，是治疗失眠多梦、神经衰弱、神志不安、记忆力减退等病症的良方，日常生活中可常食这类药材制成的药膳。

■ 除湿利水、通淋止带

茯苓味甘、淡，入脾经，有健脾除湿的功效，尤以利水消肿、通淋止带见长，善治水湿停滞、脾虚失调等症。

■ 健脾渗湿、止咳化痰

中医认为，脾为生痰之根，肺为储痰之所。茯苓有健脾渗湿的功效，可使湿气无所聚、痰液无从生。能改善咳嗽痰多、胸胁胀满、短气咳喘、眩晕呕吐等病症。

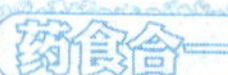
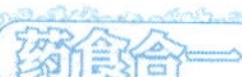
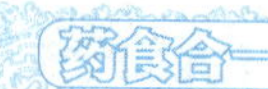

居家调养实用方

茯苓莲藕粥

取茯苓15克，莲藕80克，大枣50克，大米100克，白糖适量。大米洗净；莲藕去皮，洗净，切丁；茯苓研磨成细粉末；大枣洗净，去核。将大米与水一起放入砂锅中，小火慢熬，待粥将成时加入茯苓粉、大枣、莲藕丁，煮熟后调入白糖拌匀即可。晨起空腹温服，每日1剂。

本品具有健脾开胃、滋阴润燥、宁神醒脑的功效，可改善更年期综合征所致的烦躁不安以及抑郁症、焦虑症等。

茯苓陈皮花茶

取茯苓5克，陈皮2克，花茶适量。将茯苓、陈皮分别洗净，一起放入砂锅中，加入适量清水，小火煎煮20分钟左右，去渣取汁，用药汁冲泡花茶，加盖闷泡5分钟即可。代茶频饮，每日1剂。

本品具有健脾化湿、醒脑提神、安神宁心的功效，善治胸脘胀满、头晕身重、心神不宁、记忆力减退等症状，还有利于减肥。

茯苓饼

取茯苓250克，大米500克，白糖适量。将茯苓研磨成细粉末，过筛；大米洗净，晾干，研磨成细粉末，也过筛。将茯苓粉、大米粉一起倒入大盆中，加入适量水、白糖拌匀，调成糊状。热油锅，倒入大米茯苓糊，以小火摊成薄饼即可。当作点心空腹食用，连服7日。

本品具有健脾益气、宁心安神的功效，适用于老年人及更年期女性，善治大便溏稀、食少纳差、气虚水肿、心神不安、心烦气躁等不适。

选购与储存指南

◎选购：要以质重而坚、外皮呈黑褐色、富有光泽、无裂痕、断面呈白色、粘牙力强者为佳。选购茯苓片时还要注意片大、完整、味淡者为宜。

◎储存：可放于深色玻璃瓶中，置于阴凉、通风、干燥处保存即可，以免受潮、发霉或长虫等。

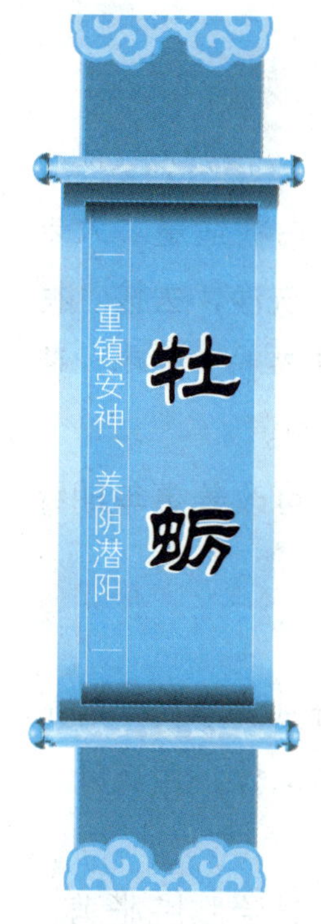

牡蛎小档案

别名	蛎蛤、古贲、牡蛤、蛎房、海蛎子壳、左壳
性味归经	性平，味咸、涩；归肝、肾经
适用人群	肾虚滑泄、惊痫、神经衰弱者及佝偻病患者均可食用
食用禁忌	忌与麻黄、茱萸、辛夷同食；虚寒体质者慎食；肾虚有虚火者忌食
主要产地	江苏、福建、广东、浙江、河北、辽宁、山东等沿海地区

功效主治

■ 重镇安神、促进睡眠

牡蛎可重镇安神，有利于改善心悸惊厥、失眠多梦、夜不能寐、神志不安等症，甚至对神经衰弱、癫痫等疾病也有显著的疗效。若与甘草、当归、熟地黄等搭配入药，在清心火、降心热的同时，还可定惊安神，可改善神经衰弱、夜不能寐、夜间惊风等不适。

■ 平肝潜阳、收敛固涩

牡蛎入肝、肾经，具有养阴潜阳、平肝收涩之功，适用于肝阴不足、肝阳上亢以及体虚滑脱等证。善治头晕目眩、惊厥、癫痫、四肢抽搐等病症；搭配龙骨入药，能改善遗精、崩漏、虚汗、泄泻、带下等病症。

■ 软坚散结、和胃止痛

牡蛎的重镇安神之功不及龙骨，但软坚散结作用较强，可用于止咳化痰。另外，牡蛎善制酸止痛，适用于胃痛反酸之症。常与酸枣仁、山楂等搭配入药，有软坚散结、滑肠通便的作用，适用于习惯性便秘患者。

居家调养实用方

牡蛎养阴安神饮

取牡蛎20克，白芍、川芎各15克，当归25克，忍冬藤、甘草各5克，升麻、黄芪各10克，白糖适量。将上述药材一起放入砂锅中，加适量清水，小火煎煮，去渣取汁，调入白糖拌匀即可。代茶频饮，温服，每日1剂。

本品具有养阴益气、宁心安神、醒脑提神、祛湿化痰的功效，善治心神不宁、记忆力减退、神疲身乏、咳嗽气喘等症。

牡蛎豆腐汤

取牡蛎15克，豆腐200克，青菜叶50克，鸡汤1大碗，葱、姜、胡椒粉各适量，盐少许。将牡蛎研磨成细粉末；豆腐洗净后切块，入沸水中汆烫；青菜叶择洗干净；葱切段，姜切片。砂锅中倒入鸡汤，加入葱段、姜片、胡椒粉烧开，再放入牡蛎粉、豆腐块，小火煮15分钟，加入青菜叶、调入盐即可。佐餐食用，食菜饮汤，每日1剂。

本品具有软坚散结、宁心安神的功效，善治习惯性便秘、神经衰弱、记忆力减退、神志不安、心情抑郁等不适。

牡蛎炒猪心

取牡蛎10克，酸枣仁20克，猪心300克，黑木耳5朵，蒜苗50克，葱段、姜片、盐、酱油、水淀粉各适量。将猪心处理干净后切薄片，上浆，入油锅滑炒至熟；黑木耳洗净，撕小片，汆烫；酸枣仁研磨成细粉末；牡蛎煎取浓汁；蒜苗洗净后切段。热油锅，煸香葱、姜，下入猪心，倒入料酒，加入黑木耳、蒜苗，再倒入牡蛎汁、酸枣仁粉，调入盐、酱油，翻炒至熟，加入水淀粉勾芡即可。佐餐食用，隔日1剂。

本品具有宁心安神、润肠通便的功效，善治焦虑症、抑郁症等不适。

选购与储存指南

◎选购：牡蛎的药用部位为牡蛎壳，应以个头大、边缘整齐、内壁光洁、质地坚硬、不易破碎者为佳。

◎储存：将牡蛎装入塑料袋中，置于冰箱冷藏即可。

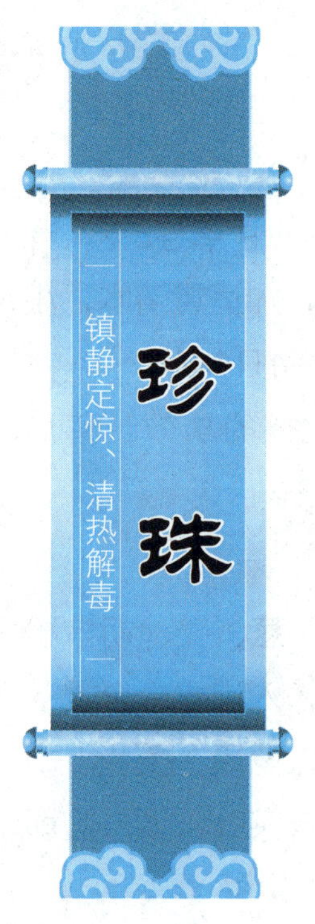

珍珠小档案

别名	走盘珠、真珠
性味归经	性寒，味甘、咸；归心、肝经
适用人群	热病惊悸、失眠惊风、咽喉肿痛、溃疡、目赤肿痛者均可食用
食用禁忌	溃疡内毒未清者忌食；一次性不宜食用过多
主要产地	江苏、福建、广东、广西、浙江、河北、辽宁、山东等沿海地区

功效主治

■ 镇静定心、清心安神

珍珠入心经、性寒、味甘，能清心经之热、降心经之火，有镇静安神的功效。若与地黄、当归、人参、朱砂等搭配入药，可镇静、定惊、安神，适用于惊悸、癫痫、小儿惊风等症。

■ 清肝火、养肝阴、清热毒

珍珠兼走肝经，可清肝火、养肝阴，可清热解毒、明目润喉。珍珠常单用，研磨成粉末，沸水冲泡温服，可用于治疗肝阴虚有热引起的目赤翳障等不适；珍珠性寒，也可清热解毒，善治咽喉肿痛、溃疡等。

■ 收敛生肌、美肤抗溃疡

随着生活水平的提高，珍珠因其具有较好的美容养颜功效，深受广大女性喜爱，已越来越多地出现在保健和美容制品中。其中所含的营养成分，能增强皮肤新陈代谢、促进表皮细胞再生，合理使用珍珠粉可使肌肤白嫩、细腻。另外，珍珠粉还有一项功效，那就是延缓肌肤衰老速度，可称之为美容养颜佳品。

此外，珍珠味咸，收敛作用很强，对于治疗溃疡也有很强的作用。

居家调养实用方

珍珠芦荟山药粥

取珍珠10克，山药40克，芦荟30克，大米100克。将芦荟去皮、洗净、切小块；珍珠研磨成粉；大米洗净。将大米放入砂锅中，加入适量清水，大火烧开后，小火熬煮，再加入芦荟、珍珠粉、山药等一起熬煮至米烂粥稠即可。晨起空腹温服，每日1剂。

本品具有清心安神、养肝明目、生肌美容的功效，善治目赤肿痛、目有翳障、神经衰弱、情志抑郁、心神不宁、皮肤溃疡等。

珍珠茶

取珍珠50克，绿茶适量。将珍珠研磨成粉末；茶叶置于杯中，倒入沸水冲泡，加盖闷泡5分钟左右，再倒入珍珠粉拌匀即可。代茶频饮，温服，每日1剂。珍珠粉之所以后放，是为了避免热水对所含的氨基酸成分的破坏。

本品具有养心安神、清心镇静的功效，适用于神经衰弱、精神萎靡、抑郁症、焦虑症、神经官能症等病症。本品还有润肤、美颜的作用，能促进皮肤破损处愈合。

选购与储存指南

◎选购：珍珠的优劣取决于颜色、光泽、形状、大小、光滑度等，这些也是选购珍珠的要点。

第一，皮色：生长水域的不同，与珍珠颜色有关的金属离子的含量也会有所差异，故珍珠可呈现出多种颜色，其中最好的珍珠应为黑色、金色及白色。

第二，光泽：上品珍珠光泽极强，如同钻石的光彩。

第三，形状：珠圆玉润，珍珠越圆越好，走盘珠最好，稀有价高。

第四，光滑度：优质珍珠以光滑、洁净、细腻者为佳；若有斑点、砂眼、气泡或凹凸不平，则属于瑕疵。

第五，大小：同等品质，珍珠越大，价格越高。

◎储存：珍珠可磨成粉末，装入玻璃瓶中，置于通风、干燥、阴凉处保存即可。

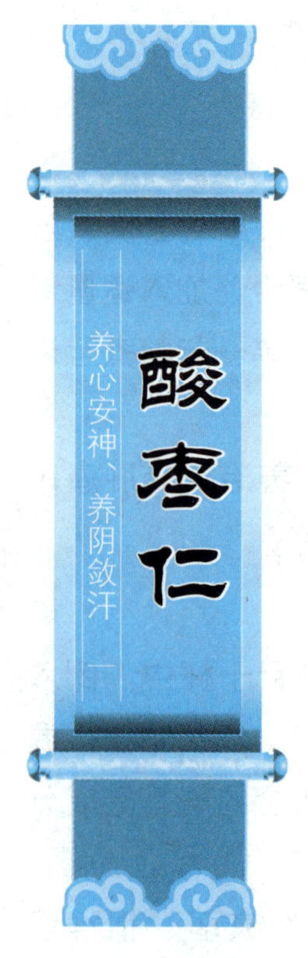

酸枣仁小档案

别名	山枣、棘酸枣、刺枣、酸枣、枣仁、山枣仁
性味归经	性平，味甘、酸；归心、脾、肝、胆经
适用人群	心血亏虚、虚汗不止者均可食用
食用禁忌	实热内盛、表邪未解、湿阻中焦者忌食
主要产地	河北、陕西、辽宁、河南、内蒙古、甘肃、山东等地区
使用区别	炒枣仁：长于养心、安神；生枣仁：长于敛汗、滋阴

功效主治

养心安神、养阴敛汗

酸枣仁味酸，入心经，内养心之阴血，外敛表之虚汗，为养心安神之要药，善治心悸失眠、健忘多梦、自汗、盗汗等，还可以有效改善更年期综合征、抑郁症、焦虑症等病症。

居家调养实用方

酸枣仁参须茶

取酸枣仁15克，红参须5克，红茶3克。将酸枣仁、红茶一起研磨成细粉末；红参须放入砂锅中，加入适量清水，小火煎煮2小时，去渣留汁，倒入酸枣仁及红茶粉末，调匀即可。代茶频饮，温服，每日1剂，分2次服完。

本品具有养心补血、健脾益气、宁神定志的功效，善治烦躁不安、心悸失眠、健忘多梦、神经衰弱、四肢倦怠等。

选购与储存指南

酸枣仁是日常生活中比较常见的保健中药材，药用、食用都有很好的效果。在选购与储存方面要格外注意。

◎选购：要以颗粒大、手感饱满、外皮呈紫红色、光滑且富有光泽者为佳。

◎储存：酸枣仁放久之后会吸收湿气，一经阳光照射便会变成暗红色，均会使药效受损，从而影响药效的发挥。所以，应将其放置于阴凉、通风处储存，以免受潮、发霉或长虫。

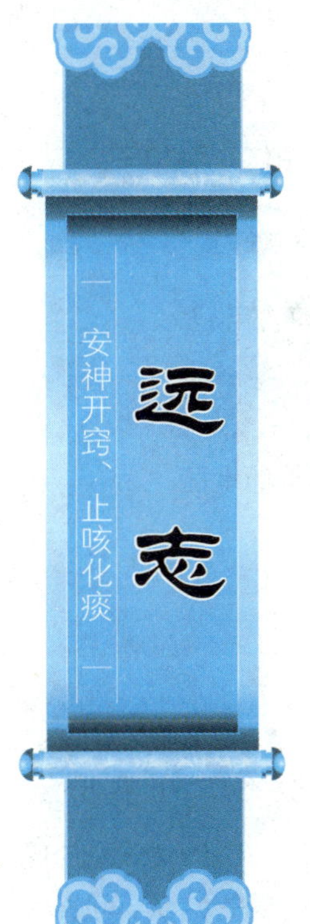

远志小档案

别名	棘菀、苦远志、细草、小草、细叶远志
性味归经	性温，味苦、辛；归肺、心、肾经
适用人群	神经衰弱、夜不能寐、惊悸多梦者均可食用
食用禁忌	忌与珍珠、藜芦等同食；心肾不交、阴虚阳亢者忌食
主要产地	山西、陕西、河南、河北、山东、内蒙古、安徽、吉林、辽宁等地区

功效主治

■ 安心神、抗惊悸、化痰

远志对神经系统有一定的调节作用，长于开窍益智，可促进睡眠、抗惊悸。另外，远志入肺经，能促进痰液排出，止咳祛痰。

居家调养实用方

远志龙眼肉粥

取远志40克，龙眼肉80克，大米100克，白糖适量。将远志洗净，装入布袋中，与龙眼肉一起放入锅中，加入适量清水，大火煮沸后改用小火熬煮半小时，取出药袋，留汁备用。将大米洗净，倒入锅中，加入适量清水、药汁熬煮，待粥稠时调入白糖拌匀即可。空腹温服，每日1剂。

本品具有安神、补气、生津的功效，可改善心烦气躁、神志不清、神经衰弱、烦渴等。

选购与储存指南

远志为常用中药材之一，最早见于《神农本草经》中的记载，被列为上品，为养生要药。日常生活中要注意选购与储存方法的科学性。

◎选购：远志包括远志筒、远志肉、远志棒等。远志筒：外形似筒、中空、弯曲不直、质脆易断、断面呈黄白色、散发有淡淡青草香；远志肉：大多破碎、肉比较薄、横纹较少；远志棒：体型细小、中间有较硬的木心，木心呈淡黄色。

◎储存：可将远志装入塑料袋中，置于阴凉、干燥、通风处储存即可。

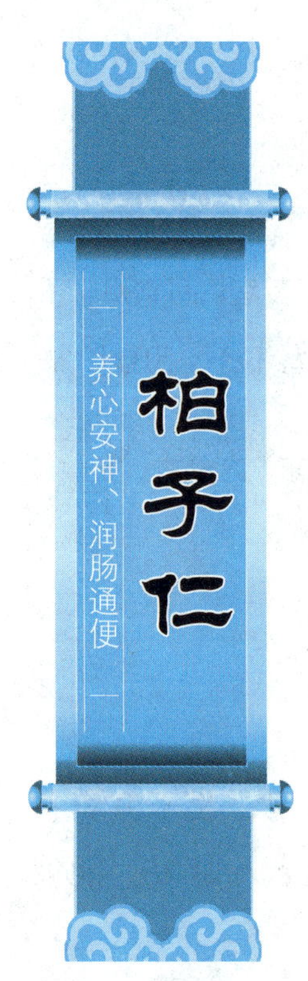

柏子仁小档案

别名	扁柏、柏树、香柏、柏实、柏仁、侧柏子
性味归经	性平，味甘；归心、肾、大肠经
适用人群	心血亏虚、习惯性便秘者均可食用
食用禁忌	大便溏稀、湿盛痰多者慎食
主要产地	除了青海、新疆以外的全国其他地区

功效主治

养心安神、润肠通便

柏子仁质润多脂，善入心、大肠经，可养心安神、润肠通便，多用于治疗阴血不足、心神失养所致的心悸失眠、健忘多梦、习惯性便秘、产妇大便燥结等，对抑郁症、焦虑症等精神疾病也有显著疗效。

居家调养实用方

二仁百合大枣饮

取柏子仁15克，酸枣仁10克，新鲜百合50克，大枣10颗，蜂蜜适量。将百合、柏子仁、酸枣仁放入砂锅中，加入适量清水，煎煮1小时左右，去渣留汁；下入大枣和适量清水，用小火煎煮半小时左右，调入蜂蜜拌匀即可。每日1剂，午饭后与睡前分服。

本品具有清心安神、润肺健脾、滑肠通便的功效，适用于中老年人及更年期女性保健，善治气阴不足、虚热上扰所致的心悸失眠、夜不能寐、健忘、自汗、盗汗及便秘等。

选购与储存指南

◎选购：要以颗粒饱满、质坚、不泛油、气微香、味道较淡者为佳。若要选购鲜品，则要以黄白色者为佳。

◎储存：柏子仁易走油，故应放置于干燥、阴凉处储存，并要装入塑料袋中，排尽空气，然后放入密封桶内，隔绝空气的同时更要避光。

【第九章】

健胃消食，增强胃肠动力

食积停滞，人体会出现脘腹胀满、嗳气反酸、恶心呕吐、大便燥结、消化不良等不适。此时，开胃运脾方能消食化积。并非所有的食积停滞症状都可服用消食药，唯有食积中焦，方可用消食药来治疗。若食积上脘，要用涌吐药使之呕吐；食积下焦，要用泻下药润肠通便。除此之外，还要结合证型、病因合理用药。其中，山楂、鸡内金比较常见且应用广泛适用，症状较重时需用鸡内金，症状较轻时则可用麦芽、谷芽等；食积且有气滞时当用莱菔子等。

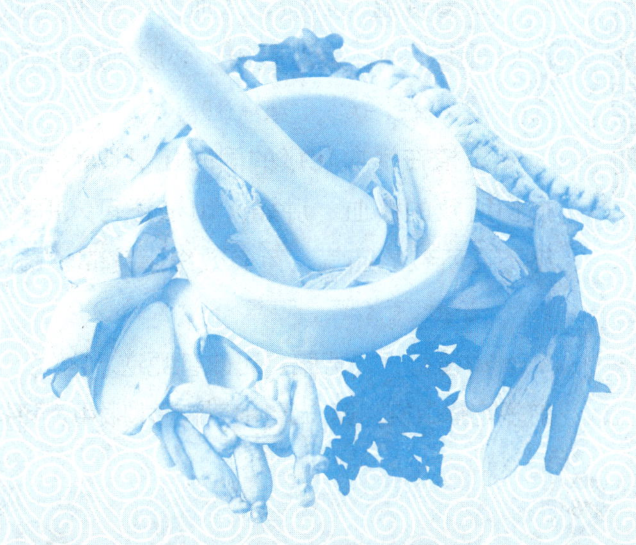

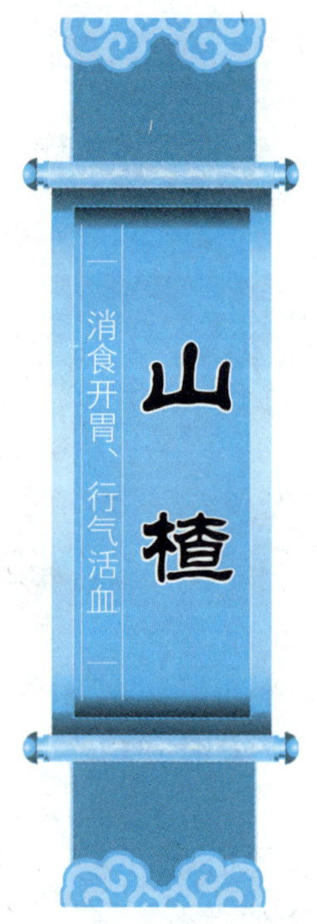

山楂小档案

别名	山里红、北山楂、南山楂、红果、大山楂
性味归经	性微温，味酸、甘；归脾、胃、肝经
适用人群	肉食积滞难化、气滞血瘀、肥胖者、女性产后均可食用
食用禁忌	脾胃虚弱、反酸烧心、实热内盛、表证未解者忌食；胃酸过多者、孕妇慎食
主要产地	东北、华北及陕西、河南、山东、江苏等地区

功效主治

■ 健脾开胃、消食化积

山楂微酸，入脾、胃经，擅长健脾开胃、消食化积，适用于肉食积滞，可有效促消化、增食欲、化食积等。山楂可药可食，善治积滞难化所致的脘腹胀满、嗳气反酸、厌食、便溏等症。

■ 活血化瘀、止痢

山楂性温、味酸，入血分，具有活血化瘀、止痢的功效，能有效改善产妇恶露不净、瘀滞腹痛、心腹刺痛等症状。

■ 舒经活络、缓急止痛

山楂在活血化瘀的同时还可以治疗气滞血瘀所致的诸多痛证，如跌打损伤所致的瘀血、肿痛。山楂还可入肝经，善治肝经湿热、食积不化、经络不通所致的疝气，可有效缓解疼痛、疏通经络。

■ 行气宽膈、驱除绦虫

山楂行气、宽膈，可改善呃逆、痞气、吞酸、积块等。另外，第一天晚饭前多吃鲜山楂，第二天用槟榔煎水服用，可排出绦虫。

居家调养实用方

山楂藕片汤

取山楂25克，莲藕15克，冰糖适量。将山楂洗净，去籽，切片；莲藕去皮，洗净，切片。砂锅中加入适量清水，倒入冰糖熬煮至融化，再下入藕片、山楂片继续煮半小时即可。空腹温服，每日1剂。

本品具有消食开胃、消脂减肥的功效，善治脾胃不和、食积不化所致的反酸欲呕、厌食纳差、脘腹胀满，对单纯性肥胖、高脂血症均有一定的辅助治疗功效。

山楂炒肉丝

取山楂10克，猪瘦肉100克，姜片、葱段、料酒、老抽、盐各适量，香油、白糖各少许。将山楂去籽、拍破，分成2份，一份置于锅中，加水，煮沸后下入猪肉，煮至六成熟，捞出切粗条，置于碗中，加入葱段、姜片、料酒、老抽、盐等腌制1小时；将肉条放入油锅中炸至微黄捞出。另一份山楂置于油锅中爆炒，再倒入肉条，翻炒，烘干，加入香油、白糖拌匀即可。佐餐食用，隔日1剂。

本品有消食化积、润燥活血的功效，善治食欲减退、反酸嗳气、心悸胸闷、脘腹胀满等不适。

山楂益母茶

取山楂、益母草各10克，茶叶适量。将山楂、益母草、茶叶一起放入茶杯中，倒入沸水冲泡10分钟，可反复续水冲泡。温服，代茶频饮。

本品具有消积食、祛瘀滞、清头目的功效，善治脾胃不和所致的积食反酸、厌食纳差、脘腹胀闷，对女性月经失调、闭经、痛经等症也有改善。

选购与储存指南

◎选购：应以个头大、质坚、皮红、肉厚、气清香、味酸甜者为佳。

◎储存：将山楂用保鲜袋密封好，再放入冰箱冷藏保存即可。需要注意一点，保鲜袋中的空气一定要全部挤出来，以免山楂变质。

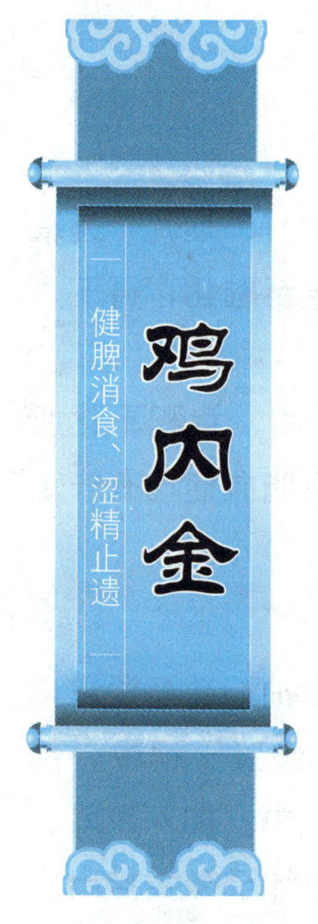

鸡内金小档案

别名	内金、鸡内筋、鸡碗皮、鸡肫内黄皮、鸡黄皮、化石胆
性味归经	性平，味甘；归脾、胃、肾、膀胱经
适用人群	食积停滞、肾虚遗精、下焦湿热者均可食用
食用禁忌	脾虚无积滞者慎食；不宜与地榆、石榴皮、五倍子、虎杖、仙鹤草同食；不宜与苹果、柿子、茶叶、咖啡等同食
主要产地	全国各省区均出产

功效主治

■ 健运脾胃、消食化积

鸡内金可健脾胃、补脾气、消积食，适用于一切食积停滞之症，如肉积、乳积、谷积等。善治脘腹胀满、食欲不振、反酸嗳气、反胃呕吐等不适；若消化不良症状较轻，只需将鸡内金研磨成粉末，用开水冲服。长期服用，效果会更加明显。

■ 强肾固精、止遗缩尿

鸡内金可入肾经，具有固精、止遗、缩尿之功，善治遗尿、滑精、小便频多等症。对于病症较轻者，可取鸡内金1克，炒焦后研磨成粉末，以热黄酒或温开水调服，每日2次，于晨起与临睡前空腹服用即可。坚持服用15~20日，症状可明显改善。

■ 清利下焦、通淋排石

鸡内金性偏凉，入膀胱经，可通下焦、清湿热，具有通淋排石的功效，适用于湿热蕴结所致的石淋证，如尿频、尿急、尿痛、尿血等症状。

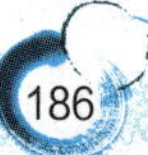

居家调养实用方

鸡内金陈皮大米粥

取鸡内金5克，陈皮3克，砂仁2克，大米50克，白糖适量。将陈皮、鸡内金、砂仁分别研磨成细粉末；大米洗净，放入锅内，加入适量清水烧开，加入药粉搅匀，用小火熬煮至米烂粥稠，调入白糖拌匀即可。早、晚空腹温服，每日1剂。

本品具有健胃消食、宽中理气的功效，善治小儿消化不良、老年人消化功能下降等；还有固精止遗的功效，可辅助治疗遗尿、遗精、滑泻等病症。

鸡内金糯米粉

取鸡内金30克，糯米1000克，白糖适量。将鸡内金用中火炒至发黄，取出后凉凉，研磨成粉末，过筛；糯米入清水中浸泡，捞出晾干，上笼蒸熟，再晒干，研磨成粉末，过筛。两种粉末混合在一起，装瓶备用。取适量粉末，用开水冲调，加入白糖拌匀即可。每日2次，每次2大匙。

本品具有健胃消食、补中益气的功效，善治脾胃虚弱所致的食欲不佳、嗳气反酸、脘腹胀满及胆结石、胃下垂等病症，尤其适用于老年人及小儿保健。

鸡内金化疳积糖

取鸡内金50克，车前子60克，白糖适量。将鸡内金研磨成细粉末，过筛；车前子炒制后研磨成细粉末。鸡内金末、车前子末混合在一起，加入白糖拌匀即可。每日服用2次，早、晚分服，每次服用1~2匙。

本品具有健脾燥湿、消积化滞的功效，善治消化不良、脾虚泄泻、食欲不振、脘腹胀满等，尤其适用于小儿疳积症状。

选购与储存指南

鸡内金是鸡的砂囊内壁，是消食中药之一，主要用于消化食积。

◎选购：应以全身干燥、完整、个头大、色黄、质脆易碎者为佳。

◎储存：可将鸡内金置于保鲜袋中密封好，再放入冰箱冷藏即可。

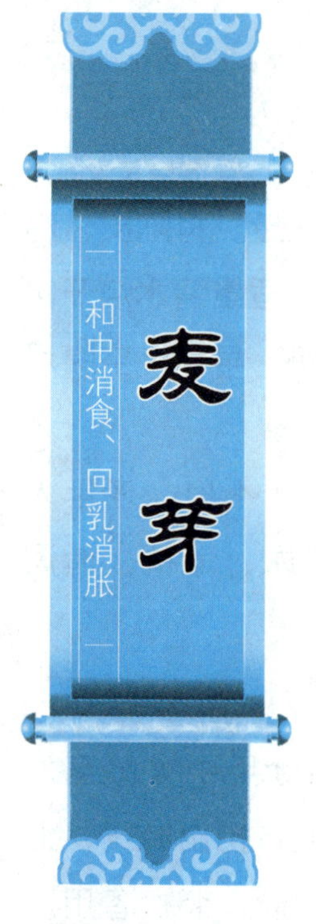

麦芽小档案

别名	麦蘖、大麦蘖、大麦芽、大麦毛、扩麦蘖、草大麦
性味归经	性平，味甘；归脾、胃经
适用人群	脘腹胀满、不思饮食者、女性断奶时均可食用
食用禁忌	哺乳期女性、孕妇忌食；无宿食积滞、脾胃虚弱者应慎食
主要产地	全国各地均出产

功效主治

■ 健脾开胃、行气消食

麦芽入脾、胃二经，有健脾开胃、行气消食的功效，尤其擅长促进淀粉类食物（面食、薯类、芋类食物等）的消化，适用于脘腹胀满、反酸嗳气、不思饮食等症。常与橘皮、陈皮、青皮等开胃理气的中药材搭配同食，可增强开胃健脾之力，对食欲不振、消化不良、腹胀腹痛、胃脘胀满、恶心呕吐等均有显著疗效。

■ 断奶回乳、消除胀痛

麦芽有回乳消胀之功，是断奶期的首选之物。一般而言，将炒麦芽与水煎服，可帮助断奶，需小量麦芽即可；若断奶时乳汁郁结而使得乳房胀痛，则要适当增加麦芽的使用量，以增强回乳消胀之力。

■ 降血糖、降血脂

常食麦芽，有利于疏通血脉、增强血管壁弹性，从而有效降低血糖、降低血液中的血清胆固醇，预防或辅助治疗动脉粥样硬化。

居家调养实用方

麦芽陈皮小米粥

取生麦芽、陈皮各15克，小米150克，白糖适量。将陈皮、麦芽、小米分别洗净，再放入锅中，大火煮沸后改用小火慢煮，待粥稠时加入白糖调味即可。晨起空腹温服，每日1剂。

此粥具有开胃消食、健脾和中的功效，善治脾胃不足、食积不化所致的不思饮食、反酸呕吐、消化不良、脘腹胀痛等。

麦芽参术健脾茶

取炒麦芽100克，党参30克，白术15克，冰糖适量。将党参、白术分别切片；麦芽洗净，放入锅中，加适量水，大火煮沸后改用小火煎煮5分钟左右，下入党参片、白术片，继续煎煮20分钟，调入冰糖，至冰糖溶化，凉凉，过滤取汁，装瓶备用即可。代茶频饮，每日2次，每次饮用50毫升。

本品具有健脾燥湿、和胃消食的功效，善治消化不良、食积不化、食欲不佳等症状，并适用于病后体虚者及糖尿病患者。

麦芽青皮饮

取生麦芽30克，青皮10克。将二者放入砂锅中，加入适量清水，大火烧开后改用小火煎煮半小时，去渣取汁即可。代茶频饮，温服，每日1剂。

本品具有开胃消食、疏肝理气的功效，善治肝气郁结、肠胃不适所致的不思饮食、两胁胀痛、食少纳差等。

选购与储存指南

◎选购：在挑选上品麦芽时，可从果皮、胚芽、气味等角度加以鉴别。

第一，果皮：色黄、背面基部长有胚芽与须根。

第二，胚芽：紧贴果实，长披针状，呈黄白色，须根细且卷曲。

第三，气味：闻之没有任何气味，尝之略带淡淡的甜味。

◎储存：干燥麦芽，可以直接装入布袋或密封罐中，再放置于阴凉、通风、干燥处储存即可。

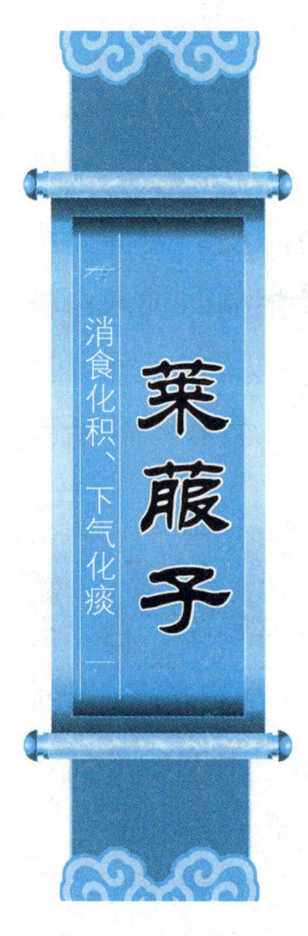

莱菔子小档案

别名	萝卜子、菜头、萝白子、罗服
性味归经	性平，味辛、甘；归脾、胃、肺经
适用人群	咳嗽痰喘、食积气滞、胸闷腹胀者均可食用
食用禁忌	气虚体质、痰滞者慎食；不宜与人参同食
主要产地	河北、河南、浙江、黑龙江等地区

功效主治

■ 和胃消食、下气化痰

莱菔子入脾、胃经，可缓解脾胃不适，适用于食积停滞、胃脘痞满、嗳气反酸、腹痛泄泻等症。

居家调养实用方

莱菔子莲子心饮

取莱菔子20克，莲子心5克，冰糖适量。将莱菔子、莲子心分别洗净，一起放入砂锅中，加入适量清水，大火煮沸，加入冰糖，小火熬煮半小时，去渣留汁即可。代茶频饮，温服，每日1剂。长期服用，效果会更加明显。

本品具有清火宁心、消食化积的功效，适用于食积不化、更年期综合征等病症，可辅助治疗胃脘胀满、消化不良、不思饮食以及心烦气躁、失眠、心悸等。

选购与储存指南

莱菔子即萝卜的成熟种子，外形类似圆形或椭圆形，一端有圆形种脐，一侧有纵沟，种皮薄且脆，子叶呈黄白色且富有油性。

◎选购：要以粒大、饱满、质坚、表面呈红棕色、无杂质、闻之无臭味、尝之味道淡且略显苦与辛者为宜。

◎储存：莱菔子应置于通风干燥处，以更好地防蛀、防潮。日常生活中，人们习惯将莱菔子装入布袋或塑料袋中，然后扎紧袋口，将其悬挂在室内墙壁上或屋顶，以防潮、防发霉、防长虫等。

【第十章】

温里散寒，温通经络

体内阳气不足，或外界寒邪入侵，人体就会出现不同程度的里寒病症。这时需用温里药来治疗，以其温热之性可温通经脉寒滞、温散脏腑寒邪，以补火助阳、回阳救逆、温经止痛等。寒证有轻重缓急之分，心肾阳衰、阴寒内盛极易产生急证，表现为四肢厥逆、脉微欲绝等；阳虚寒困易引发脾胃虚寒、肺经或肝经虚寒等症。不同的病理表现，应根据温里药的性能以及寒证的发病部位选择用药，以求标本兼治。

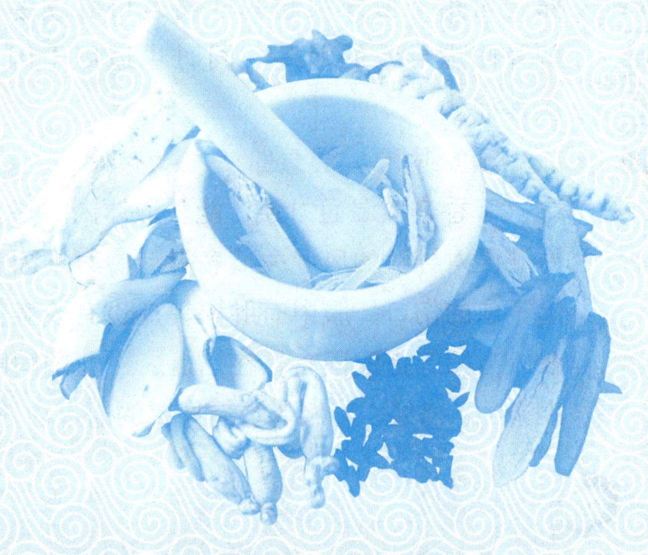

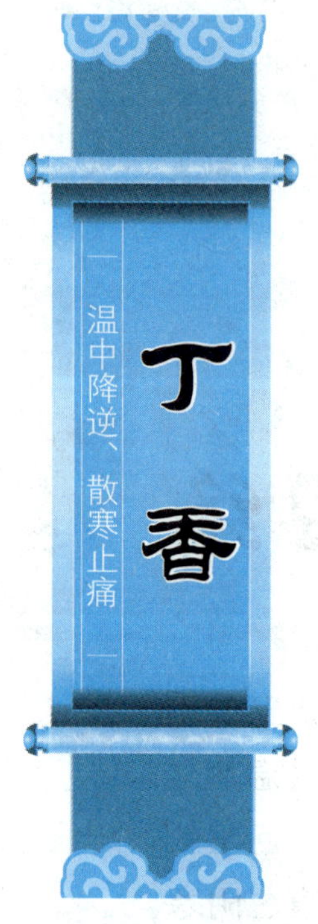

丁香小档案

别名	公丁香、母丁香、鸡舌香、洋丁香
性味归经	性温，味辛；归脾、肾经
适用人群	胃寒呃逆、肾阳虚衰、寒疝腹痛者均可食用
食用禁忌	热病、阴虚内热者忌服，不宜与郁金同用
主要产地	马来西亚、印度尼西亚以及坦桑尼亚等地，我国的广东、广西等地也盛产

功效主治

■ 温中暖胃，降逆止呃

丁香性温，入脾、胃二经，可温散胃中寒气，适用于胃脘冷痛、胃寒泻痢、心腹冷痛等症。

■ 下气止痛，补肾助阳

丁香具有消炎止痛的功效，外敷、内服能抑菌消炎，从而减轻疼痛，可用于虫牙引起的牙痛、口腔溃疡等症。丁香入肾经，可治疗因脾肾阳虚导致的泄泻，同时也适用于因肾阳不足引起的腰膝酸痛、阳痿等症。

■ 驱阴寒，通气血

丁香辛散温通力强，能驱散体内阴寒，适用于寒凝气滞导致的痛经及寒湿侵入导致的风湿关节痛等症。对于因气血壅滞而导致的痈疽恶肉、久治不愈的伤口、腹中有肿块等症也有改善作用。日常生活中，丁香可与红参、当归等搭配同食，在活血、生血的同时，更可增强行气功效，对于经期紊乱、痛经、闭经等均有显著的治疗功效。

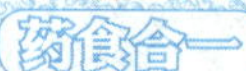

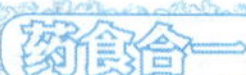

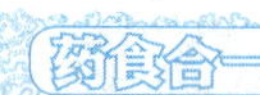

居家调养实用方

丁香粥

取丁香5克，大米100克，姜少许，红糖适量。将丁香、姜片洗净，一同放入锅中，加入适量清水，煎成汁待用；大米洗净，放入砂锅中，加入清水，以大火煮沸，加入红糖，转小火熬煮，煮至粥将成便可加入丁香汁。早、晚空腹温服，每日1剂。

此粥具有温中暖胃、补肾助阳的功效，适用于胃脘冷痛、不思饮食、肾虚阳痿以及脾胃虚寒等症。

丁香鸡

取丁香5克，胡椒粉5克，笋片15克，香菇25克，盐少许，葱、姜各适量，料酒少许，鸡1只。将材料洗净，笋片、香菇分别切片，鸡剁成块，过沸水汆烫，一同放入砂锅，加入适量清水、葱、姜、料酒、丁香，大火煮沸后转小火煮45分钟，临起锅加入盐调味即可。佐餐食用，每周1剂。

本品具有温中降逆、散寒止痛的功效，适用于脾胃虚弱、反胃呕吐所致的胃痛等症。

丁香茶

取丁香3克，人参3克，柿蒂10个。将丁香、人参、柿蒂洗净，一同用纱布包好，放入合适的杯中，加入适量的沸水，用盖闷15分钟即可饮用。代茶频饮，每日1剂。

此茶具有补脾降呃、养胃止呕的功效，适用于脾阳不足、恶心呕吐、胃寒呃逆等症，同样也适用于脾胃虚弱者。

选购与储存指南

◎选购：应以颗粒粗大、香味浓郁、味辛、色泽呈紫棕色、无碎屑、富有油性者为佳。另外，若将丁香放置于水中，入水即沉者，为优质丁香。

◎储存：丁香可装入塑料袋或密封罐中，并置于通风、干燥、阴凉处储存即可，防止受潮、发霉或遭虫蛀，并要避免花香散失而影响疗效。

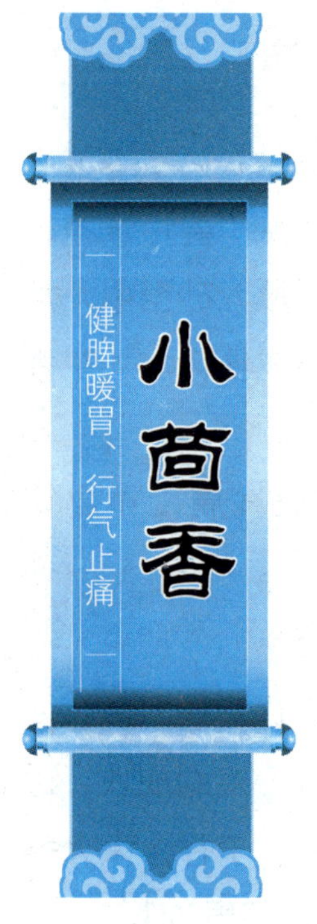

小茴香小档案

别名	小茴、茴香子、小茴香子
性味归经	性温，味辛；归肝、肾、脾、胃经
适用人群	寒凝气滞、痉挛疼痛、脾胃虚寒者均可食用
食用禁忌	阴虚火旺者不宜食用
主要产地	山西、辽宁、甘肃、内蒙古等地区

功效主治

■ 行气止痛、温肾散寒

小茴香可药可食，长于温肾散寒、和中暖胃、行气止痛。适用于寒凝肝脉，经络气滞所致的疝气痛，或睾丸偏坠胀痛，或肝经受寒所致的少腹冷痛，或中焦寒凝气滞所致的脘腹冷痛、呕吐食少，或冲任虚寒、气滞血瘀所致的痛经、少腹冷痛、经色暗黑有块等症。日常生活中，月经失调或痛经比较严重的女性可在每日膳食中用一些小茴香来炒菜。

■ 暖肾助阳、固肾益气

小茴香归肾经，有暖肾助阳的功效。多用于治疗肾阳不足、阴寒内盛所致的腰膝冷痛、体倦无力、遗尿尿频，或肾不纳气所致的虚喘等症。

■ 行气活血、温通经络

小茴香具有一定的辛散温通之力，可以行气活血。常用于治疗经络受阻、气滞血瘀所引起的瘀肿疼痛，并对跌打扭伤所致的伤痛也有一定的改善或缓解功效。

居家调养实用方

小茴香粥

小茴香10克，大米100克，白糖20克。将小茴香装入纱布袋，放进砂锅，加适量水，中火煎煮 30分钟，过滤取汁待用。将大米淘净，放入砂锅，加适量水，用中火煨煮成稠粥，粥将成时，缓缓调入小茴香汁及白糖，拌匀，再煨煮至沸即成。温服，每日1剂，早、晚分服。

本品可疏肝解郁、理气散结，适用于肝郁引起的胸闷、气短、心悸、失眠、焦虑等症，还有暖胃止吐的作用。

茴香饮

取小茴香500克，陈皮（去白）250克，甘草200克，盐适量。将小茴香、陈皮、甘草、食盐共研为末，装入瓶中备用。每日早晚各取1汤匙，以白开水冲服。

本品具有温肾散寒、理气止痛的功效，善治脾肾阳虚所致的四肢冰冷、滑精、泄泻等。

茴香红糖茶

取小茴香50克，干姜30克，红糖适量。将小茴香、干姜分别捣碎，用纱布包裹好，置于瓶中，再注入沸水，加盖闷泡20分钟即可。饮用前最好先摇匀，代茶频饮，每日1剂。

本品具有温经活血、暖宫止带的功效，善治肾虚、子宫冷痛所致的带下症状。

选购与储存指南

小茴香是比较常用的调料，可除肉中臭味，增加香气。作为中药材，虽然根、茎、叶均可入药，但果实才为小茴香，具有诸多功效。

◎选购：优质的小茴香粒大而长，果实饱满，鲜艳光亮，有浓浓的甘草香味，柄梗、杂质较少。

◎储存：应将小茴香置于阴凉、干燥、通风处保存，以免受潮、发霉而影响疗效。

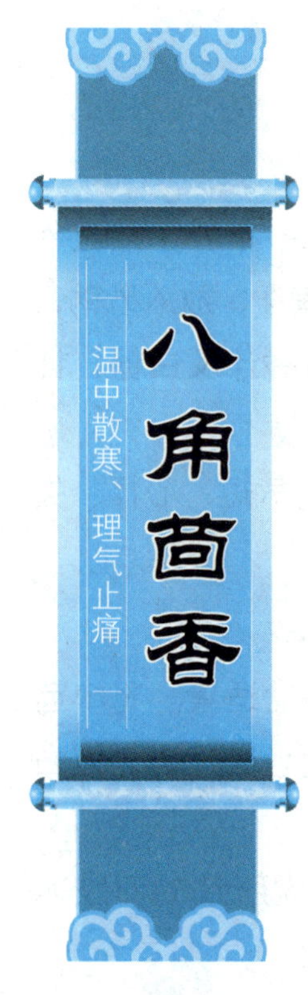

八角茴香小档案

别名	大茴香、八角香、大八角、八角茴、舶茴香
性味归经	性温，味辛、甘；归肝、肾、脾、胃经
适用人群	胃寒呕吐、疝气腹痛、肾虚腰痛、有脚气者均可食用
食用禁忌	阴虚火旺者禁用；多食损目发疮，不宜过多食用
主要产地	广东、广西、云南等地区

功效主治

■ 温胃理气、散寒止痛

八角茴香性温，入肾、胃经，有温胃止痛、理气开胃的作用，可缓解因肾阳虚而导致的腰膝冷痛、因胃寒气滞导致的呕吐腹痛等症。

居家调养实用方

八角茴香卤羊肉

取八角茴香5克，羊肉500克，葱、姜各适量，盐少许。将羊肉洗净汆烫，切成块，将八角茴香、葱姜、盐一同放入砂锅，加入适量的清水，大火煮沸后转小火熬煮至羊肉熟软即可装盘切片。每次食用30~50克，每日2次。

本品具有温胃散寒、理气开胃的功效，适用于脾胃虚弱、寒凝腹痛、不思饮食等症。

选购与储存指南

◎选购：八角茴香多数被用做作料调味，在选购时应从以下四个方面来仔细挑选：

形状：个头大，果皮较厚，有不规则皱纹，先端钝或钝尖。

色泽：外表呈灰棕色或红棕色，有光泽。

味道：香味浓郁，味辛。

油性：白色种仁富有油质。

◎储存：完整的八角茴香若装入塑料袋或玻璃瓶中，密封储存，可保存2年左右；八角茴香粉装入玻璃罐内，置于冰箱冷藏，可储存1年左右。

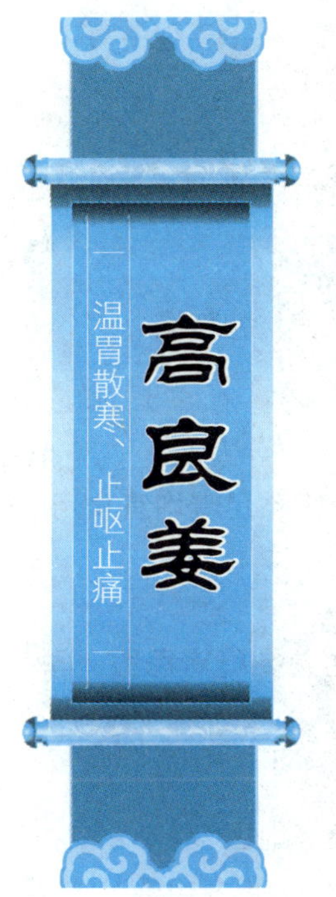

高良姜小档案

别名	良姜、小良姜、海良姜、蛮姜、风姜、佛手根
性味归经	性温，味辛；归脾、胃经
适用人群	脾胃虚弱、胃寒凝滞者均可食用
食用禁忌	阴虚有热者忌食
主要产地	广西、广东、云南、台湾等地区

功效主治

■ 温胃散寒，止呕止痛

高良姜性温，入脾、胃二经，有温胃、散寒、止呕、止痛的功效，因其功效强，故为温中止痛之常用药。

居家调养实用方

双姜粥

取高良姜、干姜各5克，大米50克，糖适量。将高良姜、干姜分别洗净切片，一同放入锅中水煎成汁待用；将大米洗净放入砂锅中，待大火煮沸时加入姜汁、糖，直至粥成即可。中午空腹温服，连服3~5日，每日1剂。

此粥具有暖胃健脾、驱寒止痛的功效，适用于脾胃虚寒所致的心腹冷痛、消化不良、恶心呕吐、腹泻、痢疾等症。

高良姜厚朴当归汤

取高良姜15克，厚朴6克，当归、桂心各10克。将上述四味药材洗净，再放入锅中，加适量清水，小火煎煮，过滤取汁。温服，每日1剂，分服。

本品具有温里散寒、下气行滞的功效，善治腹部冷痛、两胁胀痛、脘腹疼痛等不适。

选购与储存指南

高良姜是温胃散寒、止呕止痛的佳品，为保证较佳的药效，在选购与储存方面要注意以下问题：

◎选购：高良姜以质坚、气香、味辣、色红棕、少分枝者为佳。

◎储存：应放置于阴凉、干燥处储存，以免受潮、发霉、遭虫蛀等。

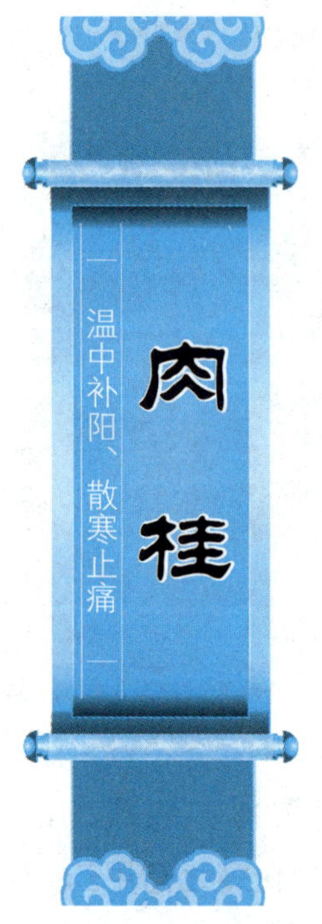

肉桂小档案

别名	牡桂、紫桂、大桂、桂皮、玉桂
性味归经	性热，味辛、甘；入肾、脾、膀胱经
适用人群	虚寒体质、血滞不通、肾阳不足者均宜食用
食用禁忌	阴虚内热、里有实热、血热妄行者忌服；孕妇慎用
主要产地	云南、广西、广东、福建等地区

功效主治

■ 散寒止痛、活血通经

肉桂的辛散温通力强，可通行气血经脉、散寒止痛，适用于寒痹腰痛、脘腹冷痛、阴疽等症，并可治疗冲任虚寒、寒凝血滞所致的闭经、痛经等。

■ 补肾助阳，引火归源

肉桂补火助阳、引火归源，善于治疗命门火衰、亡阳虚脱等症，适用于肾阳衰弱所致的阳痿宫冷，肾阳不足所致的畏寒肢冷、腰膝酸软、阳痿遗精、小便不利或频数、短气喘促、水肿、尿少等症状。

■ 振奋脾阳，通利血脉

肉桂能振奋脾阳，又能通利血脉，故常用于久病体弱、气衰血少者，还可用于产妇术后恢复，能有效地改善产妇恶露不净、瘀滞腹痛、心腹刺痛等症状。若与山楂一起搭配同食，可增强通利血脉之功，对宫寒所致的痛经、月经失调、产后恶露不止等症均有显著的治疗功效。

居家调养实用方

肉桂当归酒

取当归30克，熟地黄50克，红花15克，肉桂6克，甜酒1瓶。将上述药材全部放入甜酒中，浸泡大约2周后即可饮用。每日1剂，每次饮用10毫升即可。

本品具有温经通络、活血化瘀的功效，善治月经失调、闭经、痛经、腹部冷痛等不适，适用于血虚体质者，尤其适合年轻女性用于日常养生保健与养颜，可经常食用。

肉桂山药栗子粥

取肉桂、干姜各10克，白术20克，甘草6克，山药30克，茯苓15克，去壳栗子、糯米各50克。先将前四味中药放入砂锅，加水泡透，先煎30分钟倒出药汁，加水再煎20分钟后将药汁倒出，将两次药汁合在一起放在砂锅内，再放入山药、茯苓、去壳栗子、糯米，用小火炖烂成粥。不拘时随意服用，于晚上睡觉前趁热喝一碗效果更好。

此粥适用于寒湿痹阻所致的产后腰痛、腰痛沉重者，是产妇恢复身体的常用保健品。

肉桂山药红糖饮

取肉桂6克，山楂肉10克，红糖50克。将肉桂、山楂一起放入砂锅中，加入适量清水，煎取浓汁，去渣留汁，调入白糖拌匀即可。温服，每日1剂，月经来潮前更适宜饮用。

本品具有温经活血、补阳止痛的功效，适用于寒瘀痛经者。

选购与储存指南

◎选购：应以肉厚、断面呈紫红色、油性大、香气浓、味甜微辛、嚼之少渣者为佳。

◎储存：一般情况下，可将肉桂装入密封罐中，然后放置于干燥处密封保存。

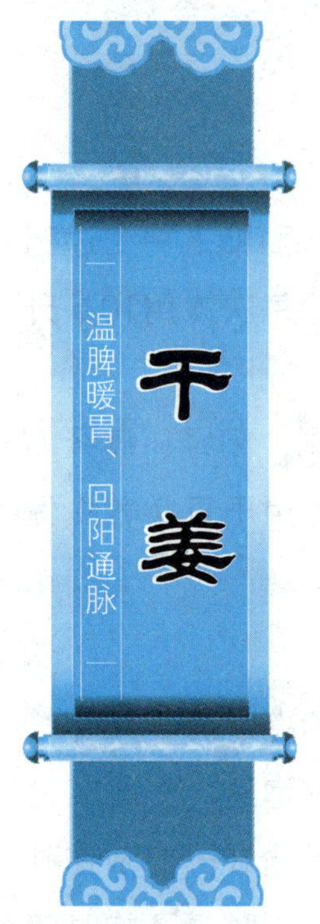

干姜小档案

别名	干生姜、白姜、大肉姜
性味归经	性热，味辛；入脾、胃、心、肺经
适用人群	体寒血冷、寒滞中焦、脾胃虚寒、胃寒痰阻者均可食
食用禁忌	阴虚有热、血热妄行者忌服；孕妇慎服
主要产地	湖北、广西、四川、福建、广东、贵州等地区

功效主治

■ 温中散寒、降逆止呃

本品善于温散脾胃寒邪，可健脾、温中和胃、降逆止呕，用于治疗寒滞中焦所致的呕吐、泄泻、脘腹冷痛等病症。常与肉桂、红糖等搭配同食，长于温胃健脾、止痛止泻等。

■ 温肺散寒，祛湿化痰

干姜兼入脾、肺、胃经，有温肺化饮的功效，既能温散肺中寒邪，以利肺之气肃降，通调水道而使痰饮可化；又能温脾助阳、燥湿去浊，可绝生痰之源。本品尤其适用于咳喘而无热象者。

■ 回阳通脉，温阳守中

干姜兼入心经，性热而燥，有温阳守中、回阳通脉的功效，可用于治疗或改善心阳虚衰、阴寒内盛所致的亡阳厥逆、冷汗淋漓、脉微欲绝之重症。常与当归、附子、甘草等搭配同食，用于产后、术后、病后等的元气补充，能温中暖下、补虚养血等，尤其适用于女性在寒冷的冬季进补。

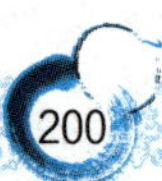

居家调养实用方

干姜粥

取干姜3克，大米100克。先煎干姜，取汁去渣；再入大米同煮为粥。早、晚服食。先从小剂量开始，逐渐增加，3~5日为1疗程。以秋、冬季节食用为宜。

本品有温暖脾胃、散寒止痛的功效。但发热之时及阴虚内热者不宜选用。

干姜茶

取干姜10克，红茶3克。将干姜洗净，切片水煎成汁，用干姜的煎煮液250毫升泡茶饮用，冲饮至味淡。代茶频饮，每日1剂。

本品可温中散寒、回阳通脉，适用于心腹冷痛、肢冷、吐泻、寒饮咳喘、风寒湿痹以及阳虚所致的吐血、衄血、下血等。

干姜当归炖羊肉

取干姜10克，当归12克，羊肉250克，盐、酱油、白糖、料酒各适量。先将羊肉洗净，切块，放入沸水锅中汆烫一下，捞出，再置于砂锅中，下入干姜、当归，调入酱油、盐、白糖，烹入料酒，倒入适量清水，大火煮沸后改用小火炖至羊肉熟烂即可。隔日1剂，食肉饮汤。

本品具有温中暖下、补虚益气的功效，适用于病后、产后补益元气，又善于辅助治疗血虚头晕、虚寒腹痛、面色苍白、闭经等。

选购与储存指南

◎选购：干姜是日常生活中常用的食物。为帮助大家买到上好产品，以下几点可供参考：

第一，形状：呈不规则块状，外表粗糙，皮皱。

第二，颜色：表面呈灰棕色或黄棕色，内里呈黄白色或灰白色。

第三，味道：香气浓郁，味辛辣。

◎储存：干姜一定要保持干燥，故最好装入塑料袋或密封罐中，再置于阴凉、干燥、通风处保存，以防潮、防蛀。

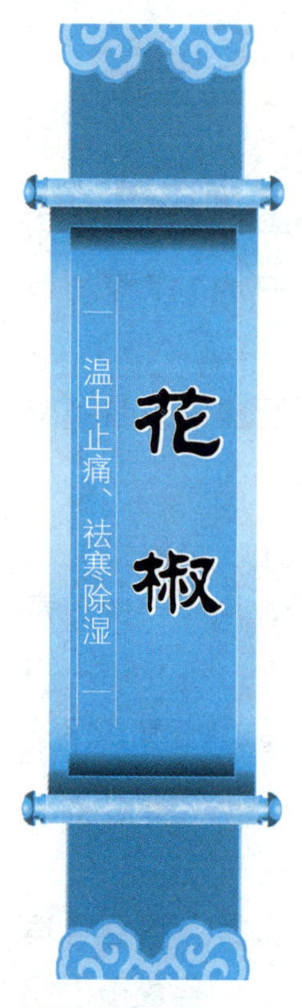

花椒小档案

别名	川椒、蜀椒、红椒、大椒
性味归经	性温，味辛；归脾、肺、肾经
适用人群	脾肾阳虚、腰冷脚萎弱、关节肿痛者均可食用
食用禁忌	孕妇慎用，阴虚火旺者忌用
主要产地	河北、河南、山西、甘肃、陕西、湖南、四川等地区

功效主治

■ 温中散寒、除湿止痛

花椒性温，味辛，具有温中、祛湿、止痛、止痒、驱虫的功效。适用于风寒湿痹、脘腹冷痛、呕吐泄泻、阴痒等症。花椒常用于急性肠胃炎、虚寒性胃痉挛、牙周炎、外阴瘙痒、蛔虫病等的治疗。

居家调养实用方

花椒猪骨汤

取花椒10克，猪骨肉50克，盐少许。将花椒、猪骨肉分别洗净，猪骨肉汆烫去沫，同花椒一同放入砂锅，加入适量的清水，大火煮沸转小火煮50分钟，临起锅放入盐调味，煮至猪骨肉熟软即可。每日1剂，分次服用。

此汤具有除湿散寒、止痛消炎的功效，适用于关节肿痛、牙周炎等患者。

花椒粥

取花椒10克，大米30克。将花椒研磨成细末，备用；先将大米洗净，加入适量清水，小火煮粥；待粥将熟时，调入花椒粉，继续煮沸即成。温服，每日1剂，分服。

本品可温里散寒，辅助治疗胃脘冷痛、手脚冰凉等不适，并可有效杀蛔虫、止泄泻。

选购与储存指南

◎选购：应以个儿大、色红、香味浓为佳品。

◎储存：因花椒受潮后会生白膜、变味，保存时应置于阴凉、通风、干燥处。

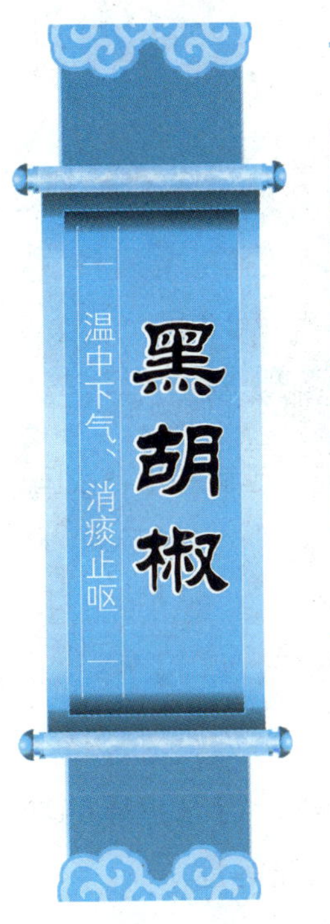

黑胡椒小档案

别名	黑川椒
性味归经	性热、味辛，归胃、大肠经
适用人群	胃脘冷痛、受寒腹痛、反胃者均可食用
食用禁忌	阴虚火旺者忌用
主要产地	广东、广西、云南等地区

功效主治

■ 温胃散寒，止痛消痰

黑胡椒性热，入胃经，具有健胃、散寒、消痰、解毒的功效。适用于胃脘冷痛、胃寒呕吐、寒痰食积等症。

居家调养实用方

黑胡椒枣葱汤

取黑胡椒7粒，大枣10颗，葱白适量，盐少许。将黑胡椒、大枣、葱白洗净，一同放入砂锅，加入适量的清水，大火煮沸后转小火熬煮，临出锅加入盐调味即可。每日1剂。

此汤具有健胃行气、散寒止痛的功效。胃脘冷痛者饮用此汤，辅助治疗效果颇佳。

黑胡椒猪肚汤

取黑胡椒5克，猪肚1个，盐、黑芝麻、酱油各适量。将猪肚反复用水冲洗干净；将黑胡椒打碎，放入猪肚内，并留少许水分；将猪肚头尾用线扎紧，放入砂锅中，倒入适量清水，用小火煲约1小时，至猪肚酥软后加盐、酱油、黑芝麻调味即可。

本品善于温胃散寒，适用于脾胃虚寒者，善治胃脘冷痛、呕吐、手脚冰凉等。

选购与储存指南

◎选购：黑胡椒近似球形、皮皱、颗粒大且饱满、断面呈黄白色、表皮呈黑褐色、气味浓烈且辛辣者为佳。

◎储存：应置于密封性强的容器内，防止接触到空气受潮；应时常日晒，防止发霉、变质。

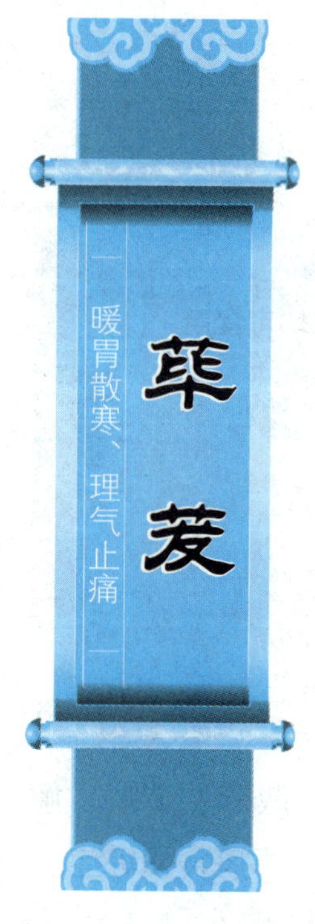

荜茇小档案

别名	鼠尾
性味归经	性热、味辛；入胃、大肠经
适用人群	胃脘冷痛、呕吐泄泻、牙痛者均可食用
食用禁忌	实热郁火、阴虚火旺者均忌服
主要产地	原产于印度尼西亚、菲律宾、越南等地，我国广东、云南等地区也有种植

功效主治

■ 暖胃祛寒、理气止痛

荜茇性热，入胃经，具有暖胃散寒、行气止痛的功效。适用于胃脘冷痛、呕吐腹泻、偏头痛等症。

居家调养实用方

荜茇炒肉片

取荜茇6克，陈皮12克，里脊肉350克，西芹50克，葱、姜适量，盐少许，胡椒粉少许。将荜茇、陈皮洗净切片，水煎成汁待用，里脊肉切片，放入油锅中翻炒至八成熟盛出待用；煸香葱、姜，放入里脊肉、西芹一同翻炒，下药汁、盐、胡椒，炒匀即可出锅。佐餐食用，每日1剂。

此菜品具有滋养脾胃、祛寒润燥的功效。胃脘冷痛者食用效果颇佳。

荜茇粥

取荜茇3克，胡椒2克，大米60克。将荜茇、胡椒分别研磨成细末；将大米洗净后放入锅中，加入适量水，小火煮成粥，加入药末，稍煮片刻即可。温服，每日1剂。

本品具有温胃、散寒、止痛的功效，善治胃脘冷痛、口淡不渴、泛吐清涎、呕吐呃逆等症。

选购与储存指南

◎选购：以肥大饱满、坚实、色黑褐、气味浓烈者为佳。

◎储存：置于密封性强的容器内，放置于干燥阴凉通风的地方，防止受潮、发霉。

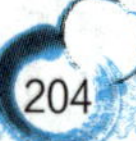

【第十一章】

疏理气机，行气解郁，消除疼痛

气机不畅分气滞、气逆两种情况。气滞表现为闷、胀、痛，气逆表现为恶心呕吐、呃逆、气喘等。气机不畅的病因各异，症状亦有别，不仅需要正确选择药食，更要适当配伍，以健脾理气、行气止痛、顺气降逆、疏肝解郁、破气散结等为原则。

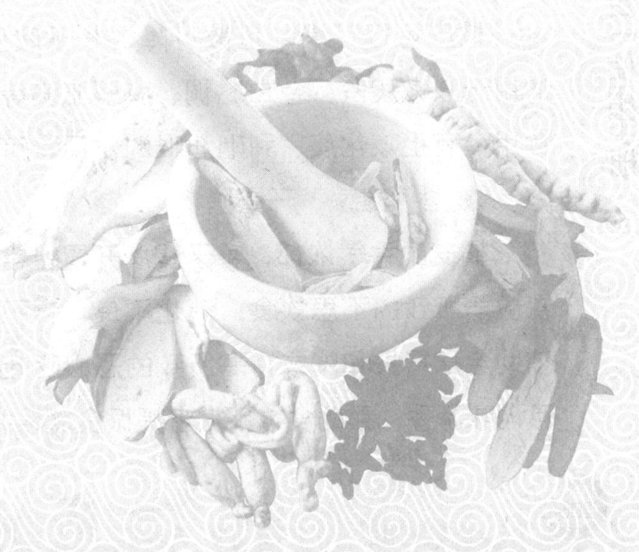

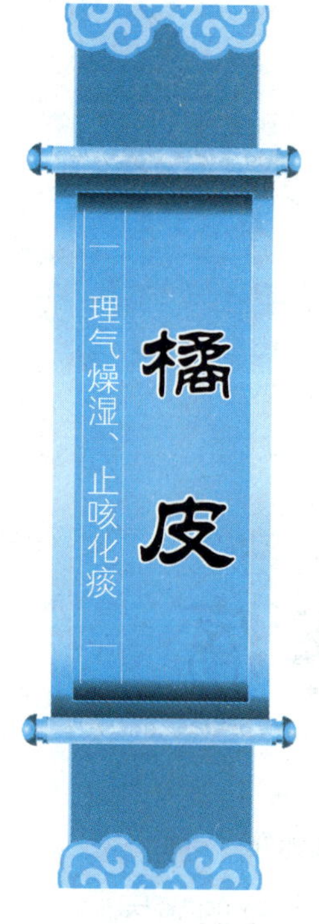

橘皮小档案

别名	贵老、黄橘皮、红皮、头红、陈橘皮、土橘皮、川橘皮
性味归经	性温，味辛、苦；归脾、胃、肺经
适用人群	脾胃气滞、湿浊中阻、胃气上逆、痰湿壅滞、肺失宣降者均可食用
食用禁忌	忌过量久食；气虚体质、阴虚燥咳、内有实热者均应忌食
主要产地	广东、福建、四川、江苏、浙江、湖南、云南、贵州等地区

功效主治

■ 行气宽中、除胀消痈

橘皮擅长行气，入脾、胃经，可治疗脾胃气滞之证，如脘腹胀满或疼痛、食少纳差、消化不良、胸膈痞满等不适。常用橘皮上的橘络与生姜、红糖等搭配同食，可祛除胃寒、缓解胃痛等不适。

■ 暖脾燥湿、止咳化痰

橘皮可行可燥、可散可降，长于暖脾行气、温燥化湿、止咳化痰，适用于咳嗽痰多、色白黏稠、胸膈胀满等病症。常与生姜、紫苏叶等搭配食用，有止咳化痰、利咽润喉的作用，可改善慢性咽炎、支气管哮喘等。

■ 理气健脾、开胃消食

橘皮的香气浓郁，善于醒脾开胃，常用来作为膳食的作料，能改善脾胃虚弱所致的不思饮食、消化不良、食积不化、大便溏稀等症。橘皮还可辅助治疗胃失和降或胃寒所致的恶心呕吐之症。橘皮与肉类食物搭配，常可调味添香，帮助食欲不振者提振食欲，并可缓解恶心呕吐等不适。

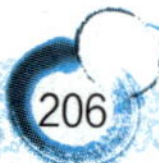

居家调养实用方

橘皮大米粥

取橘皮15克，大米100克，冰糖30克。将橘皮洗净，切块，置于锅中，加入适量清水，大火烧开后改用小火熬煮半小时左右，去渣取汁；大米洗净后放入锅中，加入药汁及适量清水，小火熬煮，加入冰糖溶化搅匀即可。晨起空腹温服，每日1剂。

本品具有和胃理气、止咳化痰的功效，适用于脘腹胀满、嗳气反酸、食欲不振、食少纳差、恶心呕吐、咳嗽痰多、胸膈胀满等。

橘皮红豆沙

取橘皮30克，百合15克，红豆150克，冰糖适量。将橘皮洗净后切丝，放入锅中，加入适量清水，大火烧开后改用小火熬煮，去渣取汁；红豆置于锅中，加水煮熟制成红豆沙；百合洗净；药汁、红豆沙一起倒入锅中，加入适量清水，烧开后放入百合、冰糖煮熟即可。每日1剂。

本品具有理气健脾、止咳化痰、清心安神的功效，善治咳嗽气喘、恶心呕吐、心烦气躁、神志不清等不适。

橘皮炒胡萝卜瘦肉

取胡萝卜200克，橘皮10克，瘦猪肉100克，盐、料酒、葱末、姜末、蒜末各适量。将胡萝卜切丝；猪肉切丝后加盐、料酒拌匀，橘皮浸泡至软后切丝；热油锅，放入猪肉丝炒一下，再加入胡萝卜丝、橘皮丝一起翻炒，最后放入葱末、姜末、蒜末、盐等调味。佐餐食用，隔日1剂。

本品具有宽胸理气的功效，善治胃脘胀痛、食欲减退、呕吐吞酸、情志失调、舌苔薄白等。

选购与储存指南

◎选购：购买橘皮时，要以外表面有皱纹及许多圆形小油点，质硬而脆，片大且香气浓郁者为佳。

◎储存：可将橘皮装入塑料袋中，密封，然后置于冰箱冷藏储存，有利于防潮、防霉变，还可防虫蛀。

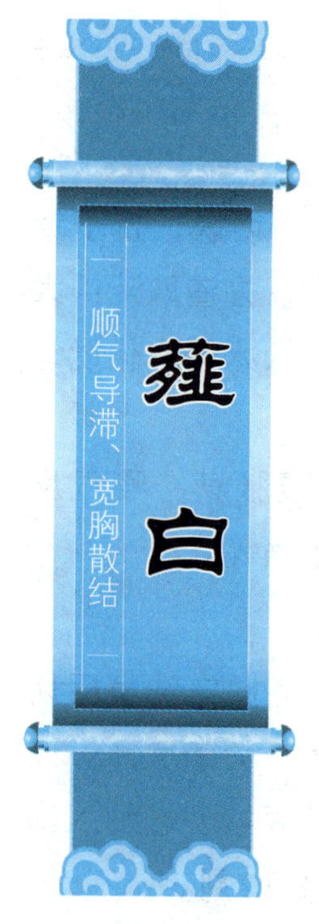

薤白小档案

别名	薤白头、荞头、野葱、小独蒜、小蒜、薤根
性味归经	性温，味辛、苦；归心、胃、大肠、肺经
适用人群	寒痰阻滞、胸阳不振、肺气闭郁、湿热内蕴者均可食用
食用禁忌	忌与牛肉、韭菜同食；忌过量久食；气虚体质、阴虚体质及发热者均应慎食；非积滞者、胃弱纳呆且不耐蒜味者禁服
主要产地	东北及河北、江苏、湖北、浙江等地区

功效主治

■ 顺气导滞、止咳平喘

薤白辛散苦降、温通滑利，入肺经，故可祛除痰浊、散行壅滞，有利于顺气导滞、止咳平喘。可治疗肺气不通、痰液壅盛所致的咳嗽气喘、胸痞胀满、痰白量多等不适。

■ 驱散寒邪、通阳散结

薤白性温，具温通之力，善于散寒邪之凝滞、通行胸阳之气，是治疗胸痹疼痛的首选药，适用于胸脘痞闷、心悸、气短、气促咳唾、四肢冰冷、舌苔白、脉沉细等。常与葱白、香菜、生姜等搭配同食，可驱寒暖体，适用于手脚冰凉的女性。

■ 通肠之气滞、止痢疾腹痛

薤白善于下行，入大肠经，擅长通肠腑之气滞，适用于胃肠气滞所致的腹胀肠鸣、里急后重等症，对湿热内蕴所致的腹痛腹泻、下痢便血等症有较好的治疗功效。日常生活中，可与人参搭配同食，用于治疗肠道燥结所致的大便不畅及气虚所致的脉弱无力、面白唇淡等不适。

居家调养实用方

薤白葱白粥

取薤白10克，葱白2根，大米200克，香菜、盐各适量。葱白洗净，切段；香菜洗净，切碎；薤白洗净。将大米淘洗干净，加入葱白、薤白，倒入适量清水，大火煮沸后改用小火慢熬，待粥将成时加入香菜、盐拌匀即可。空腹温服，每日1剂，早、晚分服。

本品具有通阳散寒、行气导滞的功效，善治寒性体质者易患的心腹冷痛、手脚冰凉等不适，可改善气滞所致的胸痹胀痛、脘腹胀满等症状。

薤白人参汤

取薤白10克，人参5克，鸡蛋3个。将人参切薄片，放入砂锅中，加入适量清水，煎取浓汁；鸡蛋取蛋清；薤白洗净后切碎，放入碗中，加入鸡蛋清，搅匀，然后冲入人参汁中，调匀即可。每日1剂，分3次服用。

本品具有下气导滞、和胃益气、散寒通阳的功效，善治呃逆、反酸、嗳气、心悸盗汗以及胃肠功能紊乱、冠心病、心绞痛等病症。

薤白炒海肠

取薤白、红椒各30克，海肠500克，葱、姜、盐、香菜、料酒各适量。将葱切段；姜切丝；香菜切碎；红椒切小块；海肠洗净，切段，入沸水中汆烫；薤白入砂锅中煎取浓汁，调入盐、葱段、姜丝、料酒、香菜碎，拌匀调成芡汁备用。热油锅，加入海肠、红椒，倒入芡汁炒匀即可。佐餐食用，隔日1剂。

本品具有宽胸理气、散结止痛、润肠通便的食疗功效，善治四肢不温、胸胁刺痛、气短喘息、心悸自汗、腰酸乏力、面白唇淡、舌苔淡白、脉弱无力等。

选购与储存指南

◎选购：要以粒大整齐、质坚、色黄白、半透明、无黑色个体夹杂其中、味辛者为佳。

◎储存：干薤白装入塑料袋中，密封，并置于冰箱中冷藏即可。

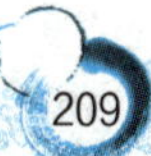

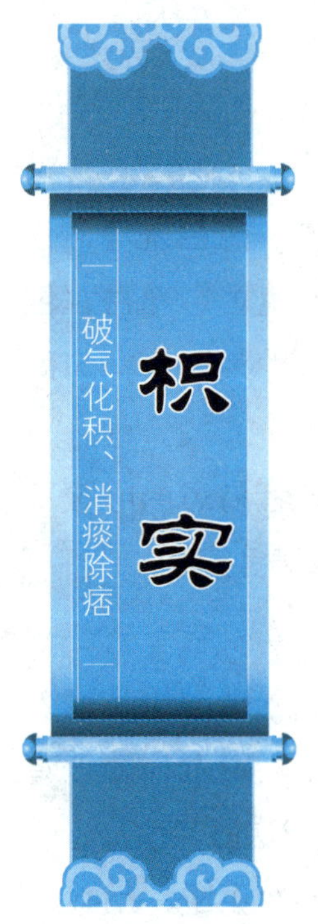

枳实小档案

别名	枸头橙、陈枳实、江枳实、川枳实、小枳实
性味归经	性微寒，味苦；归脾、胃、大肠经
适用人群	食积不化、胸腹胀满、痰湿阻胸、痰热互结、里急后重者均可食用
食用禁忌	忌过量久食；脾胃虚寒者及孕妇慎食；非气聚邪实者忌食
主要产地	福建、陕西、广西、四川、江西、浙江、湖南等地区

功效主治

■ 行气滞、除胀满

枳实具有较强的行气功效，善治胸腹胀满之症。因病因及症状表现不同，可与其他药材搭配同食，以更好地发挥除胀满、止胀痛的作用。

■ 理气润肺、止咳化痰

枳实擅长理气，又入肺经，故在润肺养肺的同时又能止咳化痰，善治胸痹、咳喘、风痰眩晕等病症。

■ 消积导滞、止泻通便

枳实为苦降之物，为破气除痞之要药，能消积导滞，善治食积不化所致的脘腹胀满、不思饮食、体弱倦怠、食欲不振、大便燥结或痢疾不止等不适。

■ 和胃润肠、刺激平滑肌

枳实在一定程度上有兴奋胃肠平滑肌的功效，一方面可帮助胃肠有节律地蠕动，从而使排便变得更加有规律和容易；另一方面可以治疗胃扩张、胃下垂、子宫下垂等脏器下垂病症。

居家调养实用方

枳实皂荚粥

取枳实、皂荚各5克，大米50克，盐或糖各适量。将枳实、皂荚分别洗净，晾干，再一起研磨成细粉末。大米洗净，加入适量水熬煮成粥，粥将成时，加入药粉，再次沸腾后加入盐或糖调味即可。空腹温服，每日2次。

本品具有行气化积、润肠通便的功效，善治食积不化所致的脘腹胀满、食欲不振、消化不良、习惯性便秘等不适。

枳实焖萝卜

取枳实10克，白萝卜300克，葱、姜、盐各适量。将枳实放入锅中，加入适量清水浸泡，煎煮30分钟，去渣取汁；萝卜洗净，去皮后切块；葱切段，姜切片。将萝卜块放入锅中煸炒，下入葱段、姜片，倒入药汁，调入盐，焖烧至熟即可。佐餐食用，每日1剂。

本品具有行气导滞、开胃消食、止咳化痰的功效，善治脾胃不和所致的脘腹胀满、食少纳差、嗳气、大便燥结、食欲不振以及感冒引起的咳嗽痰多等症。

枳实炒鸭丁

取枳实6克，玉兰片50克，鸭肉150克，葱、姜、盐、料酒、水淀粉各适量。将鸭肉洗净、切片，上浆后入油锅中滑熟；枳实入砂锅中，加入沸水，煎取浓汁；玉兰片入沸水中氽烫。热油锅，煸香葱段、姜片，倒入鸭肉片、玉兰片，烹入料酒、药汁，调入盐，最后用水淀粉勾芡炒匀即可。佐餐食用，每日1剂。

本品具有润燥化痰、行气消食的功效，善治气滞胸腹所致的脘腹胀痛、消化不良、食积不化等症，并可润肺止咳，可用缓解咳嗽痰多等不适。

选购与储存指南

◎选购：枳实即为不成熟的果实，选购时要以外果皮呈绿色或褐色，果肉厚且色白，瓤小，质地坚实，香味浓郁者为佳。

◎储存：将枳实装入塑料袋中，置于阴凉、通风、干燥处储存即可。

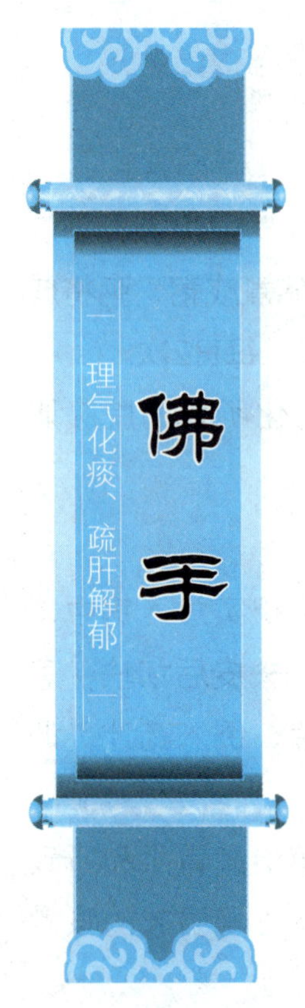

佛手小档案

别名	川佛手、广佛手、佛手柑、佛手香橼、密罗柑、福寿柑、五指柑
性味归经	性温，味辛、苦、酸；归肝、胃经
适用人群	气滞、肝气犯胃、咳喘胸痛者均可食用
食用禁忌	阴虚有火者慎食
主要产地	广东、四川、福建、浙江、安徽、云南等地区

功效主治

■ 疏肝理气、宽胸化痰

佛手药性和缓，性温而无燥烈之弊，入肝、胃二经，适用于气滞诸症，如肝气郁结所致的胁痛及胸腹胀满等不适。佛手的止咳化痰之力较弱，但却具有理气宽胸之功，善治咳嗽、胸闷、久咳不止等病症。

居家调养实用方

佛手茉莉花煮鸡蛋

取佛手15克，茉莉花10克，鸡蛋3个。将鸡蛋外壳洗净，放入锅中，加入适量清水，煮沸，捞出，将外壳打破，取出整蛋，再加入佛手、茉莉花继续煮15分钟即可。食蛋，每日1次。

本品具有疏肝理气、健脾涩肠的功效，善治肝郁胁痛、脾虚腹泻、气滞胸闷、气逆咳喘等不适。

佛手茶

取佛手15克，用沸水冲泡佛手，或者将佛手加入适量清水煎煮，过滤取汁。温服，代茶频饮，每日1剂。

本品具有疏肝止痛、健脾理气的功效，善治脾虚所致的腹泻、痢疾以及肝气郁结所致的心烦、失眠、胸痹疼痛等症。

选购与储存指南

◎选购：以片大、表皮嫩绿、肉质白、香气浓郁者为佳。

◎储存：要保证密封，以防香气散失影响药效。

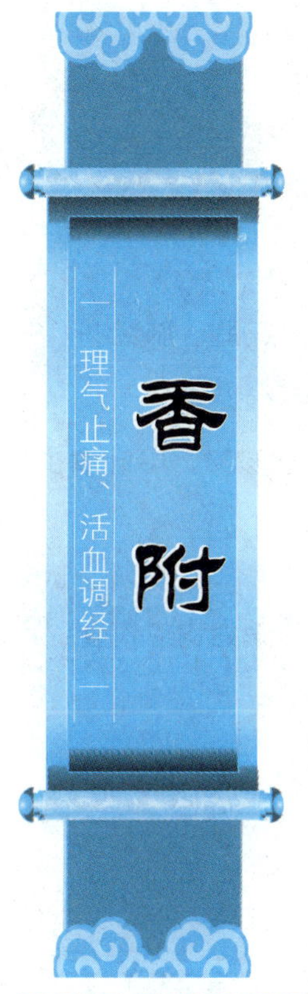

香附小档案

别名	香头草、香附子
性味归经	性平，味辛、微苦、甘；归肝、三焦经
适用人群	肝气郁滞、疝气腹痛、月经失调者均可食用
食用禁忌	气虚无滞者、阴虚血热者忌食
主要产地	全国大部分地区均出产

功效主治

■ 疏肝气、解郁结、调经血

香附可疏肝理气、解郁、止痛，适用于胸胁疼痛、胸腹胀痛、疝气腹痛等症。香附还可活血调经，善治月经失调、行经腹痛、乳房胀痛等不适，为妇科的常用药。

居家调养实用方

香附栗子鲫鱼汤

取香附10克，栗子15克，鲫鱼1条，葱、姜、盐、胡椒粉、香油各适量。将香附洗净，栗子去皮，鲫鱼洗净，葱切段，姜切片。热油锅，下入鲫鱼，煎至香气四溢，再倒入清水，加入香附、栗子、葱段、姜片，大火烧开后调入盐、胡椒粉、香油，稍煮入味即可。佐餐食用，食鱼肉饮汤，每日1剂。

本品具有疏肝解郁、补气健脾、渗湿利尿的功效，善治肝气郁结所致的胸胁疼痛、胸腹胀满、情志抑郁等不适，还可有效地缓解小便不利、脾虚泄泻等病症。

选购与储存指南

◎选购：以质坚硬；断面较为平坦，断面经蒸煮后呈角质样、棕黄色或棕红色，生品晒干后断面则富有粉性、类白色；皮层与中柱之间有点痕；闻之有独特的芳香；尝之味苦且辛。

◎储存：将香附装入密封的塑料袋中，然后置于阴凉、干燥、通风处储存，以防受潮、霉变或虫蛀。

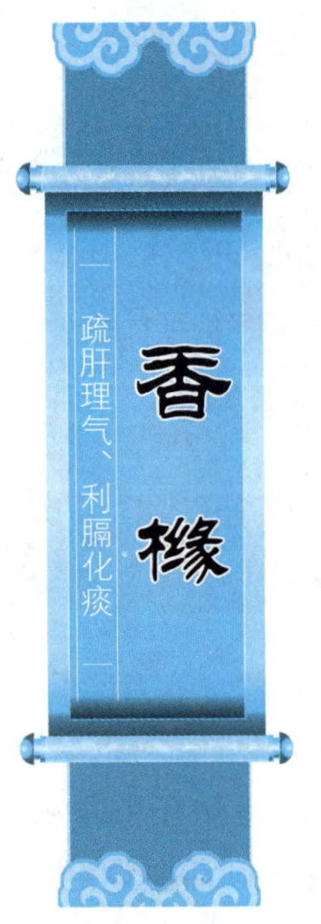

香橼小档案

别名	枸橼、香圆、香橼片
性味归经	性温，味辛、苦、酸；归肝、脾、肺经
适用人群	肝郁气滞、胃痛胀满、痰饮咳嗽、呕吐食少者均可食用
食用禁忌	阴虚血燥者、气虚体质者、孕妇均应慎食
主要产地	云南、四川、浙江、江苏等地区

功效主治

■ 疏肝理气、行气止痛

香橼辛温行散，入肝经，可疏肝解郁、行气止痛，可有效改善肝郁气滞所致的胸胁胀痛、脘腹胀满、食欲不振、恶心呕吐等症。

■ 开胃消食、宽中醒脾

香橼气味芳香，常作为香料入膳，具有提香开胃、消食化积的功效，有促进食欲、帮助消化、促进肠胃蠕动等作用。

■ 理气宽胸、止咳化痰

香橼有降泄之功，又入肺经，擅长理气、宽胸、消痰，可有效改善咳嗽不止、痰多色白、胸闷不畅、慢性支气管炎、肺炎等病症。

居家调养实用方

木 香橼砂仁核桃散

取香橼1个，核桃肉2颗，砂仁5克，白糖适量。将香橼、核桃肉、砂仁分别研磨成细粉末，再混合在一起，并加入白糖拌匀即可。空腹顿服，每日1剂。

本品具有理气解郁、渗湿利水的功效，可辅助治疗腹胀、腹水、大便溏稀、恶心呕吐等不适。

香橼茯苓粥

取香橼、茯苓、生姜各10克，大米150克。将香橼、茯苓、大米分别洗净；生姜洗净后去皮，切丝。热锅，倒入适量清水，再加入香橼、茯苓，小火熬煮20分钟，去渣取汁，再倒入大米继续熬煮，待粥将成时撒入姜丝即可。每日1剂，早晚分服。

本品具有理气宽胸、解郁安神的功效，善治情志抑郁、胸闷心悸、痰多色白等症，尤其适用于脑力劳动者。

双香郁金饮

取香橼、郁金、香附各10克，蜂蜜适量。将香橼、郁金、香附分别洗净，再一起放入砂锅中，加入适量清水，小火慢熬，约20分钟后去渣取汁，并倒入蜂蜜调味即可。代茶频饮，每日2次。

本品能宽胸顺气而止咳化痰、健脾开胃而利膈降逆，善治慢性胃炎、消化不良、呕吐呃逆、胸闷多痰等。

选购与储存指南

◎选购：在购买香橼时，有几个小秘诀，即看、闻、尝，只要把握住这三方面要点，定能买到佳品。

第一，看：外形类圆形或长圆形片状，断面边缘呈波浪状，外皮呈黄绿色或黄橙色，中果皮呈黄白色且粗糙，质地较为柔韧。

第二，闻：气味香浓者为佳。

第三，尝：味道微甜，夹杂着淡淡的苦味与辛味。

◎储存：首先要考虑其香味，要保证密封，最好放在密封罐内，以免香味散失而影响疗效；其次要考虑防潮、防霉变、防虫蛀，应放置在阴凉、干燥处。当然，也可以直接将香橼装入塑料袋或密封罐中，然后置于冰箱中冷藏储存。

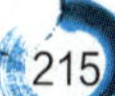

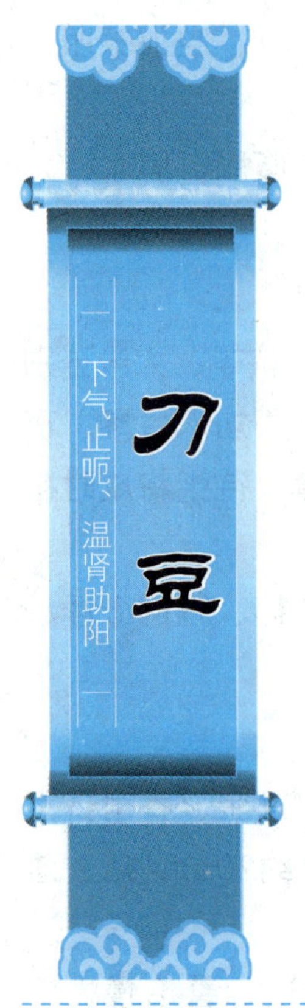

刀豆小档案

别名	挟剑豆、大鞘豆
性味归经	性温，味甘；归脾、胃经
适用人群	虚寒体质、肾虚腰痛者、肿瘤患者均可食用
食用禁忌	胃热者慎食；忌食未煮熟的刀豆
主要产地	江苏、安徽、浙江、江西、湖北、湖南、广东、广西、陕西、四川及台湾等地区

功效主治

■ 降气止呃、温补助阳、抗癌

刀豆性温、味甘，有降逆止呃之功，善治虚寒呃逆、呕吐等不适。刀豆可温补肾阳，有利于改善肾虚腰痛、肾虚滑泻等症。刀豆还含有抑制肿瘤细胞生长的物质，可起到一定的抗癌功效。

居家调养实用方

刀豆丁香烧牛腩

取牛腩40克，刀豆25克，丁香5克，清汤1大碗，葱、姜、盐、料酒各适量。将刀豆洗净；牛腩切块，入沸水汆烫；葱切段；姜切片。热油锅，煸香葱段、姜片，下入牛肉块，倒入料酒、清汤，加入丁香、刀豆烧煮，再调入盐，用小火烧至牛肉熟烂即可。佐餐食用，隔日1次。

本品具有降气止呃、温中益胃、补脾理气的功效，善于辅助治疗呃逆不止、呕吐、消化不良、食欲不振、脾虚腹胀腹泻等不适。

选购与储存指南

◎选购：刀豆有青刀豆与黄刀豆之分，还有扁形或圆形刀豆之分，种类繁多。无论是哪种类型的刀豆，都应以粒大、饱满、色均匀、质坚、不破碎者为佳。

◎储存：可先将刀豆装入塑料袋或玻璃罐中，再置于阴凉、干燥、通风处，或者直接装入塑料袋中，将塑料袋悬挂在墙上。也可直接置于冰箱中冷藏。

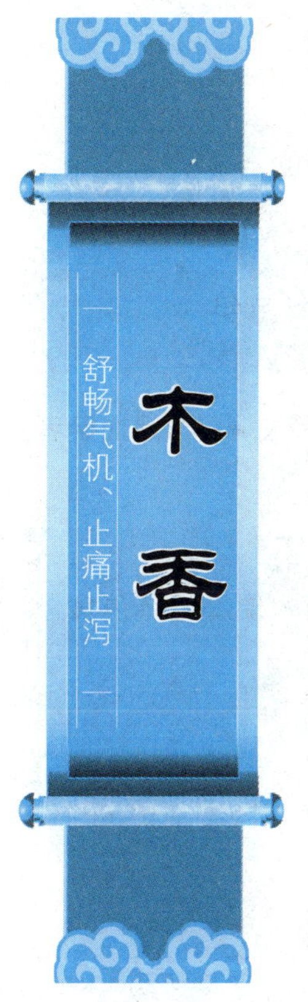

木香小档案

别名	蜜香、青木香、五木香、南木香、广木香、云木香、川木香
性味归经	性温，味辛、苦；归脾、胃、大肠、胆经
适用人群	胸腹气滞、大肠气滞、湿热痢疾者均可食用
食用禁忌	阴虚津液不足者慎食
主要产地	云南以及四川的昌都、凉山州、阿坝、雅安等地区

功效主治

■ 和胃行气、止痛止泻

木香善于行气止痛、和胃止泻，是行散胸腹气滞、大肠气滞、胃脘气滞等常用的药食，可治疗胸腹胀痛、胁肋疼痛、腹泻、腹痛、痢疾、消化不良、呕吐等症。

居家调养实用方

木香黄连炖大肠

取木香10克，黄连3克，猪大肠30克，盐适量。将大肠洗净；木香、黄连共同研磨成细粉末，装入大肠内，两端扎紧，放入砂锅中，加入适量清水，小火慢炖，待大肠熟烂时调入盐拌匀即可。食肠饮汤，隔2日1剂。

本品具有行气和胃、清热解毒的功效，善治气滞不通所致的腹胀、腹痛、大便燥结等不适。

选购与储存指南

◎选购：木香按照产地不同，品种也各不相同，选购时也会有所差别。云木香：色黄白、质地坚实、气味香浓者为佳。越西木香：根条要大小均匀，颜色呈黄褐色，质地坚实，看起来鲜嫩，香味浓厚者为佳。川木香：条枝要粗大，质地要坚实，香味同样要浓郁者为佳。

◎储存：木香应置于密封罐中，放在阴凉、干燥、通风处保存，以防止香味散失，也要防虫蛀、防霉变。

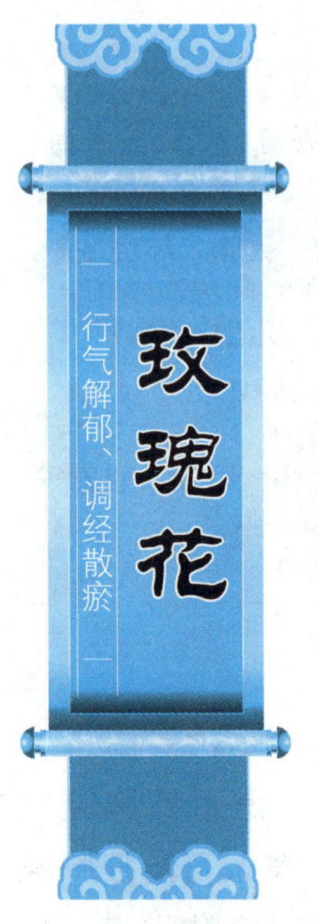

玫瑰花小档案

别名	红玫瑰、刺玫瑰
性味归经	性温，味甘、微苦；归肝、脾经
适用人群	肝气郁结、肝胃不和、月经失调、气滞血瘀者均可食用
食用禁忌	阴虚有火者忌食；便秘或大便燥结者慎食；月经量多者不宜多食
主要产地	全国各地均有出产

功效主治

■ 疏肝理气、解郁止痛

玫瑰花的气味清香，可疏通肝气郁结、解郁止痛，主治胸胁疼痛、胸腹胀痛等。另外，玫瑰花还具有缓解疼痛、疏散郁结的作用，可治疗经前乳房胀痛。

■ 和血散瘀、活血通经

玫瑰花入血分，擅长和血散瘀、通经活血，不仅可以治疗月经失调、痛经等妇科疾病，还有助于散瘀血、止疼痛、消肿胀。常与益母草、红花等搭配同食，活血通经的效果会更明显。

■ 养颜驻容、减肥消脂

玫瑰花有消脂之功，且脂肪含量与热量较低，是肥胖者的日常保健佳品和理想的瘦身之物。

另外，玫瑰花能促进人体血液循环，改善内分泌系统功能，并能调节人体气血，从而起到美容养颜的作用，有助于美颜、养肌肤、抗衰老等。

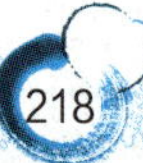

居家调养实用方

玫瑰枸杞子鱼片汤

取玫瑰花50克，枸杞子25克，鱼肉片200克，盐、胡椒粉各适量，浓汤1大碗。将玫瑰花洗净、切丝；鱼片上浆。砂锅置于火上，加入浓汤，调入盐、胡椒粉拌匀，再放入枸杞子，小火慢煮，待鱼肉熟透时撒上玫瑰花丝。佐餐食用，食鱼饮汤，隔3日1剂。

本品具有理气解郁、活血散瘀、健脾补气、和胃养血的功效，善治气血不足、肝气郁结、血虚血瘀等病症。

玫瑰花益母酒

取玫瑰花50克，益母草、丹参各30克，白酒1000毫升。将玫瑰花、益母草分别洗净、去蒂；丹参洗净润透后切片。将三味药材一起放入容器中，倒入白酒密封，浸泡2周即可。每日1次，每日饮用10毫升。

本品具有疏肝解郁、活血化瘀、调经止痛、散寒祛风的功效，适用于气滞胸闷、血瘀痛经及四肢麻痹等症。

玫瑰百合梨粥

取玫瑰花50克，百合30克，雪梨1个，大米150克。将玫瑰花、百合分别洗净；雪梨去皮，切块；大米淘洗干净。砂锅中加入适量清水，并倒入大米熬煮20分钟，再放入百合、梨、玫瑰花一同熬煮，煮至米烂粥稠即可。晨起空腹温服，每日1剂。

本品具有疏肝益气、清心安神、润肺化痰的功效，可辅助治疗慢性支气管炎、心神不宁、情志抑郁以及肝郁而胸闷胁痛、脘腹胀痛等。

选购与储存指南

◎选购：在购买玫瑰花时，可从色泽和味道上入手：

第一，褪色正常，不褪色反而有害。玫瑰花花瓣含有水溶性的天然色素，将其浸泡水中，水温越高，玫瑰花的颜色褪得越快。

第二，品尝玫瑰花，真品则醇香自然；含硫酸的次品则味道平淡。

◎储存：干品玫瑰花应装入密封罐中，置于阴冷、干燥、通风处储存即可。每次使用后都要密封好。

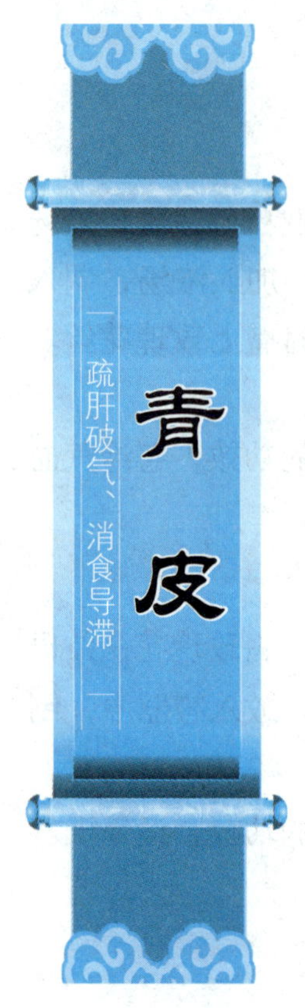

青皮小档案

别名	四花青皮、个青皮、青皮子
性味归经	性温，味苦、辛；归肝、胆、胃经
适用人群	肝气郁结、肝火旺盛、乳痈、食积不化者均可食用
食用禁忌	气虚体质者慎食
主要产地	四川、湖南、江西、浙江、福建、广东、广西等地区

功效主治

■ 行肝气、消积滞

青皮入肝、胆经，擅长行气，有疏肝解郁、散热消痈、消胀止痛等作用，善治胸胁疼痛、乳房胀痛或结块、乳痈、疝气等病症。青皮还可消积化滞，改善脘腹胀满、消化不良等症状。

居家调养实用方

青皮麦芽黑豆粥

取青皮10克，麦芽8克，黑豆15克，大米50克。将青皮、麦芽分别洗净；黑豆洗净后入清水中泡软。大米洗净，与黑豆、麦芽一起放入砂锅中，加入适量清水熬煮半小时即可。晨起空腹温服，每日1剂。

本品具有疏肝通气、利水消肿、健胃消食的功效，善治消化不良、脘腹胀满、胸胁胀痛、情志不畅、小便不利、四肢水肿等症。

选购与储存指南

◎选购：青皮就是干燥的橘子幼果及未成熟的果子。常见的青皮有个青皮与四花青皮两类，在选购上自然也会有所不同。

个青皮：形似球形，表面以灰绿色或墨绿色为宜，表皮粗糙；质坚，体重，个儿匀、肉厚、瓤小为上品。

四花青皮：外皮青，内皮白、较厚，裂片呈长椭圆形，多向内卷曲。

◎储存：青皮应置于阴凉、干燥、通风处密封储存。

【第十二章】

常保身心健康的药食

生活中人们常用的药食绝非上述种种，还有许多药食发挥着独特的效用。有些用来祛风解表，帮助人体驱散风寒；有些用于排脓止痛，帮助人体化腐生肌；有些用来收敛止血，帮助人体恢复活力；有些用来消肿止痛，帮助机体恢复正常功能；有些用来杀虫杀菌，促进人体的消化吸收……如此种种，不为别的，只为身心健康、延年益寿。

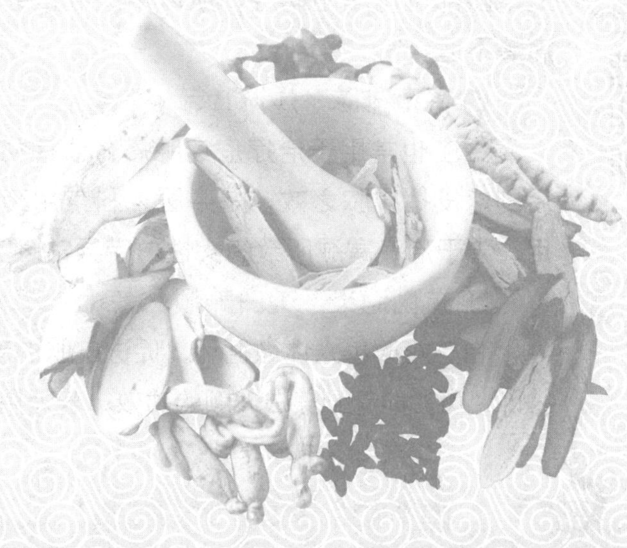

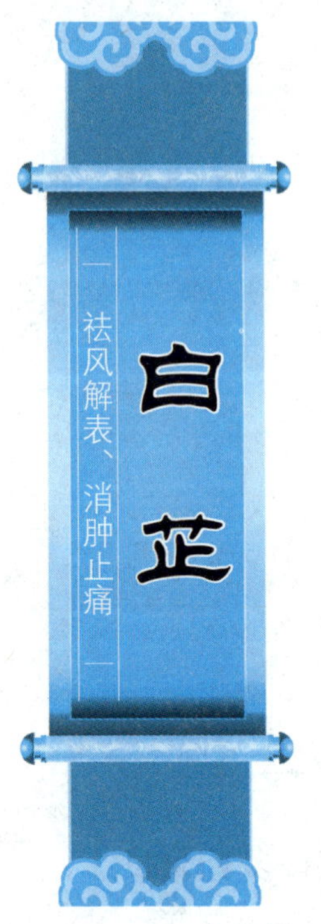

白芷小档案

别名	祁白芷、禹白芷、芳香、泽芬、杏白芷、九步香、芷
性味归经	性温，味辛；归胃、肺经
适用人群	风寒感冒、头痛鼻塞、疮疡肿痛、白带过多者均可食用
食用禁忌	阴虚血热者、孕妇忌食；忌过量久食；忌与旋覆花同食
主要产地	东北、华北以及四川、云南、浙江、安徽、山东、湖南、湖北等地区

功效主治

■ 发散风寒、通窍止痛

白芷性温，擅长散寒祛风，具有通鼻窍、止头痛的功效，适用于风寒表邪所致的头痛、鼻塞等症。

■ 通经活络、祛风止痛

白芷可祛风止痛，适用于阳明经上的诸多病症，而头额部、眉棱骨、上下龈部位均属阳明经，所以中医经常会用白芷治疗头痛、齿痛、眉棱骨痛等不适。

■ 除疮排脓、燥湿止带

白芷也常用于治疗疮疡肿痛，溃疡初起时可起到消散之功，溃疡形成后则能发挥排脓之效，是中医外科常用药。另外，白芷性温，有燥湿的作用，善于治疗寒湿所致的女性白带异常之症。

■ 抗菌消炎、美白养颜

白芷可改善人体微循环，促进皮肤的新陈代谢，消除色素的过度堆积，祛除色斑，能起到美白养颜的功效；若外用，则可消除瘢痕、抗菌消炎。

居家调养实用方

白芷炖鱼头

取白芷、三七各10克，鱼头1个，猪瘦肉200克，葱、姜、盐各适量。将三七、白芷分别洗净，切片；鱼头处理干净；猪瘦肉洗净后切块；葱切段；姜切片。将鱼头、猪瘦肉、三七、白芷一起放入砂锅中，加入姜片、葱段、盐及适量清水，大火煮沸后改用小火炖至鱼头熟透入味即可。佐餐食用，隔3日1剂。

本品具有清热祛风、行气活血、健脑补脑的功效，善治风寒感冒引起的鼻塞、头痛、咳嗽等不适，还可改善健忘及头风等病症。

白芷萝卜鲫鱼汤

取白芷30克，白萝卜150克，鲫鱼2条，高汤1大碗，姜、盐各适量。将姜洗净，切片；白芷洗净；白萝卜去皮、洗净、切丝；鲫鱼处理干净，改刀，放入油锅中稍煎，倒入高汤，放入姜片、白萝卜丝、白芷稍煮，调入盐炖熟即可。佐餐食用，食鱼饮汤，隔日1剂。

本品具有祛风除湿、补气养血的功效，善治气血不足、风寒湿痹证，如头晕目眩、手脚冰凉、面色苍白、腹泻不止、风寒感冒等不适。

白芷卤猪肘

取白芷15克，猪肘肉250克，大料、花椒、葱、姜各适量，老抽3大匙。将葱洗净，切段；姜洗净，切片；猪肘肉洗净，放入大碗中，加入白芷、花椒、大料，倒入老抽及适量清水，放入葱段、姜片，大火煮沸后改用小火慢炖至猪肘肉熟烂入味即可。佐餐食用，隔日1剂。

本品具有祛风解表、燥湿止痛的功效，善治风寒感冒引起的头晕目眩、头痛等症，并可有效地改善风湿痹痛引起的风湿性关节炎及类风湿关节炎等症。

选购与储存指南

◎选购：应以独支、条粗、质坚、体重、粉性足、香气浓者为佳。

◎储存：应以干燥、通风、阴凉处为首选，也可直接放入冰箱中冷藏。

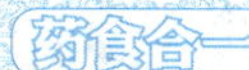
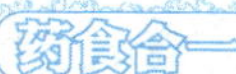
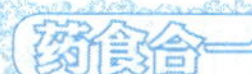

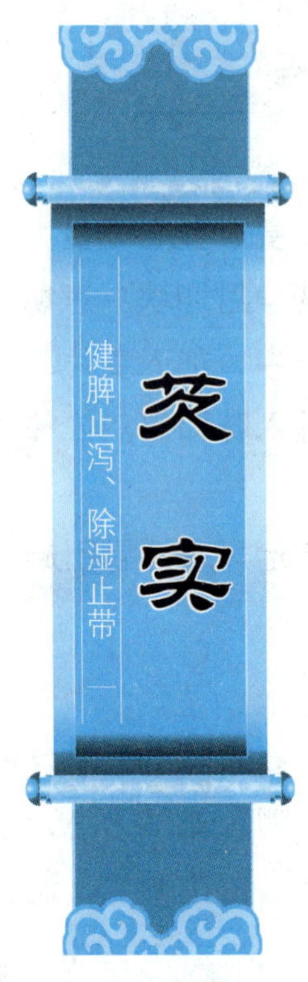

芡实小档案

别名	鸡头实、雁啄实、刺莲藕、刀芡实、芡实米、鸡头米
性味归经	性平，味甘、涩；归脾、肾经
适用人群	肾虚精关不固、脾虚不运、腹泻不止、带下异常者均可食用
食用禁忌	外感、气郁痞胀、尿赤、便秘者忌食；麻疹初期、咳嗽初起慎食
主要产地	湖南、江西、安徽、山东等地区

功效主治

■ 健脾止泻、固精止带

芡实入脾、肾经，善治肾虚所致的梦遗滑精、小便不利等症，芡实还是滋补的佳品，善于健脾以止泻。此外，芡实还可固肾止带，可用于治疗女性白带异常。

居家调养实用方

芡实山药糊

取芡实、山药各30克，糯米粉50克，白糖适量。将芡实、山药晒干，一起研磨成粉末；将粉末与糯米粉、白糖一起混合拌匀。取混合粉30克，倒入凉开水，调成糊状，加热至熟即可。空腹温服，每日1剂，早、晚分服。

本品具有健脾止泻、涩精止带的功效，善治小儿脾虚久泻及消化不良、气虚体弱等，并能改善滑精、阳痿、带下量多等病症。

芡实桃仁红枣汤

取芡实100 克，核桃仁20 克，红枣20颗。将芡实、核桃仁打碎，红枣泡后去核，三者共同放入砂锅内，加水煮取汁。每日早、晚服食。

本品具有补肾纳气、敛肺止喘的功效。

选购与储存指南

◎选购：应以颗粒饱满、断面呈白色、粉性足、没有碎末者为佳。

◎储存：新鲜的芡实应放入塑料袋中，加入适量清水，再密封好，置于冰箱中冷冻保存。干燥的芡实则可直接置于阴凉、干燥、通风处保存。

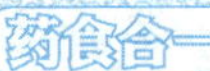
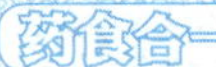
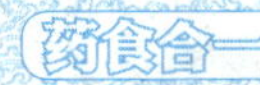

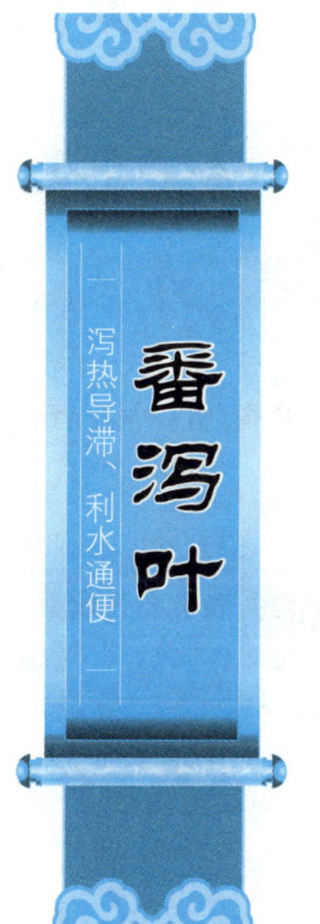

番泻叶小档案

别名	印度番泻叶
性味归经	性寒，味甘、苦；归大肠经
适用人群	便秘、肠梗阻者均可食用
食用禁忌	孕妇、产妇忌用；用量不可过大；不宜久服
主要产地	湖南、江西、安徽、山东等地区

功效主治

泻热行滞、通便利水

番泻叶性寒、味苦，质黏且润滑，入大肠经，具有泻热导滞、润肠通便的功效，善治热结便秘之症。但服用量不宜过大，以免引起恶心、呕吐、腹痛等。

居家调养实用方

番泻鸡蛋汤

取番泻叶5～10克，鸡蛋1个，菠菜少许，盐、味精各适量。先将鸡蛋打入碗中，搅打均匀，备用；菠菜摘洗干净后，切末备用；番泻叶用清水煎汤，去渣取汁，备用。将番泻叶汁煮沸后加入鸡蛋液，待蛋花出现后放入菠菜末略煮，最后以食盐、味精调味即可。

本品具有泄热导滞的作用。对改善便秘问题有很好的效果。

选购与储存指南

番泻叶为中药材，是一味刺激性较强的泻下药，日常生活中人们习惯用温开水冲泡服用，有极强的泻热通便功效。那么，选购与储存方法各有哪些注意事项呢？

◎选购：平时在购买番泻叶时，最好以叶片完整、无黄叶及小枝者为佳。

◎储存：应置于阴凉、干燥处，并且要远离高温，以免受潮发霉或长虫。

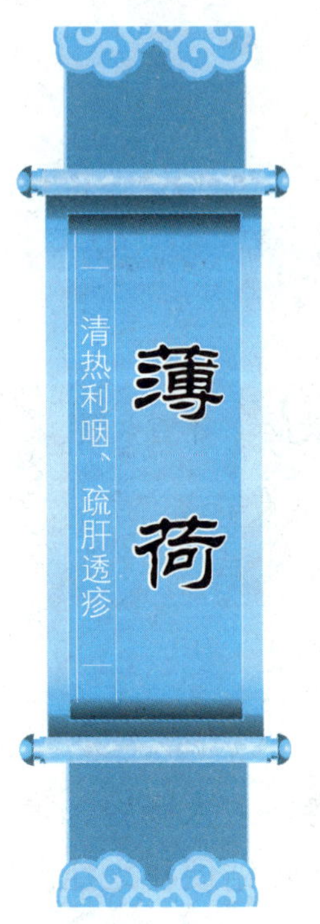

薄荷小档案

别名	番荷菜、苏薄荷、薄苛、升阳菜、南薄荷、苏薄荷、二刀薄荷
性味归经	性凉，味辛；归肝、肺经
适用人群	外感风热、目赤肿痛、咽喉肿痛、食积气胀者、有口疮者均可食用
食用禁忌	阴虚血燥、肝阳上亢者慎食；表虚自汗者忌食；不宜久煎；忌过量久食
主要产地	广东、广西、江苏、浙江、江西等地区

功效主治

■ 解表退热、清热止痛

薄荷性凉，具有清热、解表的功效，为春、夏季节的预防保健佳品，适用于流行性感冒、病毒性感冒。常与菊花、防风等搭配同食，善治风热表症、无汗、头痛目赤等。

■ 清利头目、利咽消肿

薄荷辛凉芳香，质轻浮散，善上行头面，有清头目、通鼻窍、利咽喉的功效，善治风热上攻、头目郁闭等证，如头痛身热、鼻塞声重以及热毒上攻所致的咽喉肿痛、口舌生疮、牙龈肿痛。常与菊花、甘草、绞股蓝等搭配同食，可以清热排毒、利咽明目、祛风止痛。

■ 祛风透疹、疏肝解郁

薄荷具有透散之性，可祛风透疹、疏肝解郁、除烦止痒，适用于风邪外袭、肝气郁滞所引起的病症，如皮肤瘙痒、麻疹初起、麻疹中期红肿剧烈，并对情志抑郁、胸胁胀满、胃痛等不适均有一定的疗效。

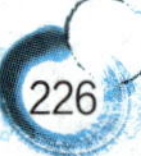

居家调养实用方

薄荷桑菊饮

取薄荷12克，桑叶10克，菊花15克，白糖适量。将三种药材分别洗净，一起放入砂锅中，加入适量清水，大会煮沸后改用小火煮约10分钟，去渣取汁，调入白糖拌匀即可。代茶频饮，温服，每日1剂。

本品具有清热祛风的功效，适用于风热感冒者，善治发热畏寒、全身疼痛、无汗、咽喉肿痛、鼻塞等。本品还具有清热消暑的功效，尤其适用于暑热季节的养生保健。

凉拌薄荷叶

取新鲜薄荷100克，生姜3片，大蒜3瓣，葱白3根，香油、醋、酱油、鸡精各适量。将薄荷择洗干净，切段；生姜洗净，切丝；大蒜洗净，切小块；葱白洗净，切小丁。将薄荷放入大碗中，加入生姜丝、大蒜块、葱白丁，调入香油、醋、酱油、鸡精等调匀即可。佐餐食用，隔日1剂。

本品具有疏散风热、发汗解表的功效，可有效预防和治疗风热感冒及流行性感冒。能促进皮肤毛细血管的扩张、促进汗液分泌，改善发热症状。

薄荷糖

取薄荷30克，白糖500克。将薄荷研磨成细粉末；将白糖倒入锅中，加入少许清水，小火煮至黏稠，加入薄荷粉拌匀，继续用小火熬煮至不粘手，再倒入盘中，待冷却后切成小块即可。随时含咽。

本品具有疏散风热、清利咽喉的功效，尤其适用于缓解风热感冒的症状，如咽喉红肿疼痛、干咳、发热、口渴等，可有效地缓解咽喉不适。

选购与储存指南

◎选购：薄荷香气清香宜人、味道鲜爽清凉，是夏季最适宜的保健品。在选购时应以叶多、色绿、气味浓郁者为佳。

◎储存：薄荷可以先装入保鲜袋中，然后置于冰箱中冷藏，以防发霉或长虫。也可将薄荷装入塑料袋中，然后置于阴凉、干燥处保存。

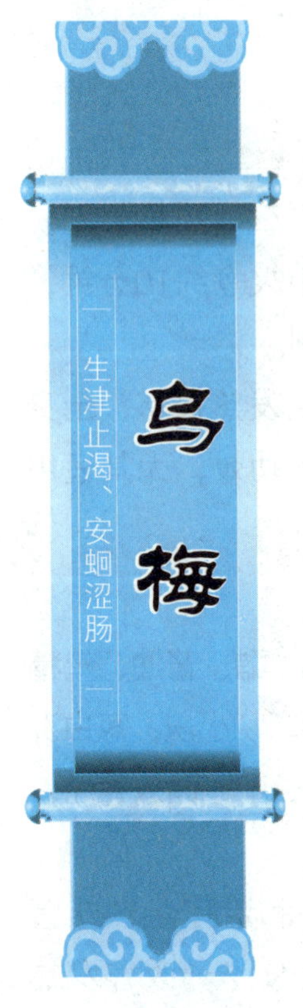

乌梅小档案

别名	梅实、熏梅、桔梅实
性味归经	性温，味酸；归肝、脾、肺、大肠经
适用人群	肺虚久咳、久泻久痢、虚热口渴、蛔厥腹痛者均可食用
食用禁忌	内有实热积滞者不宜用；一次性不宜多食
主要产地	四川、浙江、福建、贵州、湖南等地区

功效主治

■ 敛肺涩肠、生津安蛔

乌梅味酸，具有收敛的功效，善于敛肺、涩肠。敛肺即可止咳，若与半夏、杏仁等搭配应用，能改善久咳不止、干咳无痰或少痰之症；涩肠则可止泻。此外，乌梅还可生津、安蛔，能改善虚热烦渴、蛔厥腹痛等病症。

居家调养实用方

乌梅大枣汤

取乌梅、大枣各10颗，白糖适量。将乌梅、大枣一起放入大锅中，加入适量清水，小火煎煮，去渣取汁，再调入白糖拌匀即可。温服，每日1剂，分2次服用，长期服用效果会更加明显。

本品具有补养气血、敛阴生津的功效，对高血压引起的眩晕及对神经衰弱、盗汗、冠心病等病症有积极的辅助治疗作用。

选购与储存指南

◎选购：在购买乌梅时，为保证品质，可从外形以及味道两方面入手：

第一，看外形：上品乌梅个儿大核小、表面乌黑油亮、挂着白霜者为佳。

第二，品尝：上等的乌梅口感独特、酸甜可口。

◎储存：新鲜乌梅应该置于塑料袋或玻璃罐内密封，放在冰箱中冷藏即可。若是干乌梅，则可装入保鲜袋中，然后放在阴凉、干燥处储存即可。

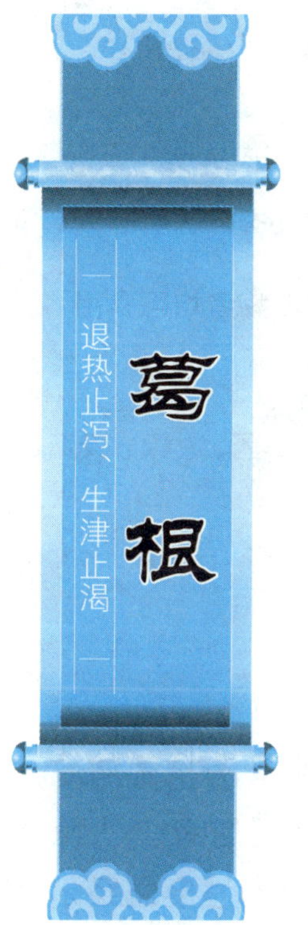

葛根小档案

别名	粉葛、甘葛
性味归经	性平，味甘、辛；归胃、肺经
适用人群	发热、无汗口渴、头痛、麻疹不透、泄泻者均可食用
食用禁忌	表虚、气虚体质者忌食；一次性不宜食用过多
主要产地	全国大部分地区均有出产

功效主治

■ 解表透疹、生津止泻

葛根具有解表的功效，善于发汗、退热、透疹，可治疗感冒、发热、恶寒、无汗、麻疹透发不畅等症状。葛根还有生津止渴的作用，可改善热病口渴或消渴。

居家调养实用方

葛根粳米粥

取葛根30克，粳米60克。将粳米淘洗干净，葛根煎取汁液，与粳米一同煮粥，热服。

本品具有解表退热、生津止渴的功效。

葛根麦冬粥

取葛根30克，麦冬5克，大米100克。将葛根洗净，切段；麦冬用温水浸泡半小时；大米淘洗干净。锅内加入适量清水，大火煮沸后放入大米、麦冬、葛根，再次煮沸后改用小火熬煮至米烂粥稠即可。空腹温服，每日1剂。

本品具有生津止渴、发表透疹的功效，善治消渴、麻疹透出不畅、发热、无汗及脾虚腹泻、胃脘胀痛等。

选购与储存指南

◎选购：要以块大、质坚、呈白色、粉性强、纤维少者为佳。

◎储存：一般情况下，可以将葛根置于一个小木盒中，然后放在阴凉、干燥、通风处储存，避免发霉、虫蛀即可。另外，也可以直接将葛根置于冰箱中冷藏。

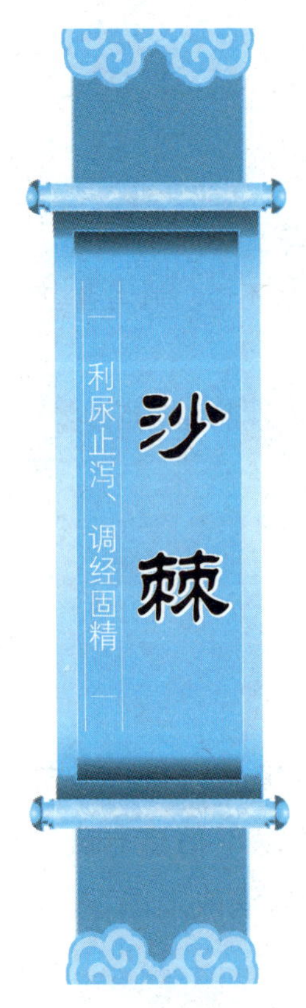

沙棘小档案

别名	沙枣、银柳、红豆、醋柳果、酸溜溜
性味归经	性平，味甘、酸、涩；归肾、脾、肝、肺经
适用人群	身体虚弱、有肠炎腹泻、胃溃疡者均可食用
食用禁忌	糖尿病患者忌食
主要产地	辽宁、河北、内蒙古、陕西、山西、甘肃、青海、四川等地区

功效主治

■ 抗菌止泻、调经固精

沙棘中富含胶质、鞣质等浓缩物质，有抗菌功效，可有效抑制小肠蠕动，适用于肠炎腹泻患者。沙棘还具有活血散瘀、调经固精的功效，善治女性瘀血经闭之症，并对跌打损伤所致的瘀肿有极好的治疗作用。

居家调养实用方

沙棘粥

取沙棘30克，大米100克，盐或白糖适量。将沙棘洗净、去籽，倒入锅中，加入适量清水，煎取浓汁；大米洗净，加水煮粥，待粥将成时，倒入药汁，煮至米烂粥成，调入白糖或盐调匀即可。空腹温服，每日1剂，早、晚分服。

本品具有和胃、止泻、调经的功效，善治慢性腹泻、月经失调、慢性胃炎等病症，是肠胃不适者的保健佳品。

沙棘汁

取鲜沙棘100克，白糖20克。将沙棘清洗干净，捣成泥状，用干净的纱布滤去汁液，在果汁中加入适量温开水，并用白糖调味即可饮用。

本品具有生津止渴、利咽化痰的功效，可用以治疗咽喉干燥、疼痛等病症。

选购与储存指南

◎选购：沙棘时要仔细辨别沙棘的味道，以有酸、干涩味浓者为佳。

◎储存：要保证干燥、通风，可装入密封罐，置于阴凉、通风、干燥处保存。

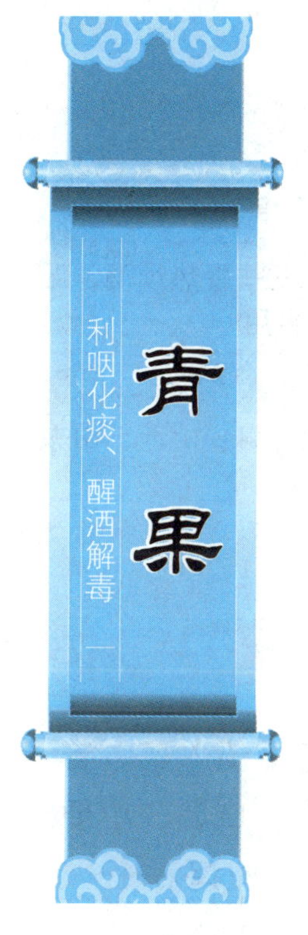

青果小档案

别名	橄榄、橄榄子、甘榄、青子、青橄榄、黄榄
性味归经	性平，味甘、酸、涩；归胃、肺经
适用人群	声乐家、教师、市场推销人员、慢性咽炎患者及酒精中毒者均可食用
食用禁忌	脾胃虚寒、大便燥结者慎食；忌一次性过量食用
主要产地	广东、广西、福建、四川等地区

功效主治

■ 利咽解毒、化痰醒酒

青果性偏寒，入肺经，具有清热解毒、利咽润喉的功效，善治咽喉肿痛、声音嘶哑、口舌干燥、干咳少痰、咯血等症。

居家调养实用方

青果冰糖饮

取青果10颗，冰糖适量。将青果捣烂，和冰糖一起放入砂锅中，加入2碗清水，将水由2碗煎煮至1碗，去渣留汁即可。代茶频饮，温服，缓缓下咽，隔日1剂。

本品具有清肺利咽、和胃解毒的功效，善治燥热伤肺引起的声音嘶哑、干咳少痰、咯血等症，并对湿热内盛及慢性咽炎等引起的不适均有较好的调养作用，适用于用嗓过多的声乐家、教师等。

青果茶

取青果6枚。将青果清洗干净，捣碎，以白开水泡服。每日2~3次。

本品具有清热生津、利咽解毒的功效。喉咙肿痛、声音嘶哑者服用此方能有效减轻不适症状。

选购与储存指南

◎选购：以个儿大、果肉厚实、果核呈暗红色、质地坚硬粗糙、果肉先涩后微甜者为佳。

◎储存：新鲜的青果可放在阴凉、通风处，最好悬空挂着，且不要用袋子装，最好用篮子装。如果是干青果，可直接装入塑料袋中，置于冰箱中储存即可。

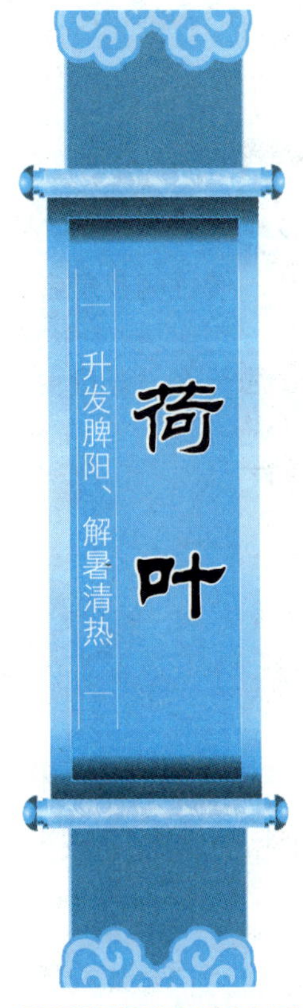

荷叶小档案

别名	莲叶、藕叶
性味归经	性平，味苦、涩；归肝、脾、胃经
适用人群	肺炎、溃疡性结肠炎患者、夏季暑热烦渴、湿热泄泻者及产后血瘀者均可食用
食用禁忌	气虚体质者忌食
主要产地	辽宁、河北、河南、陕西、甘肃、山西、山东以及长江以南各地区

功效主治

■ 清热解暑、止泻

荷叶气味清香，与藿香、佩兰等配伍入药，善清夏季之暑热，能改善中暑、胸闷头胀、口渴、小便短赤等症。荷叶还可升阳止泻，改善暑热腹泻。

居家调养实用方

荷叶玉米须粥

取荷叶1张，玉米须30克，红豆40克，糯米100克。将荷叶洗净，切成小块；玉米须、红豆均洗净。将荷叶、玉米须、红豆一起放入砂锅中，加入适量清水，大火烧开后改用小火煮15分钟，去渣取汁。将糯米与药汁、适量清水一起放入砂锅中，小火煮至米烂即可。空腹温服，每日1剂，早、晚分服。

本品具有消暑、升阳、止血的功效，不仅可以消除暑热暑湿造成的泄泻、头晕、呕吐等不适，还可辅助治疗产后血瘀。

选购与储存指南

◎选购：应以叶大、完整、色绿、无霉变者为佳。

◎储存：干荷叶最好放在干燥的地方，且要求通风良好。还要经常翻一翻，如果荷叶之间的温度过高，要重新晾晒，及时清理个别的烂荷叶。还要经常检查荷叶有没有长虫，如果荷叶没有彻底干燥，会比较容易生虫。

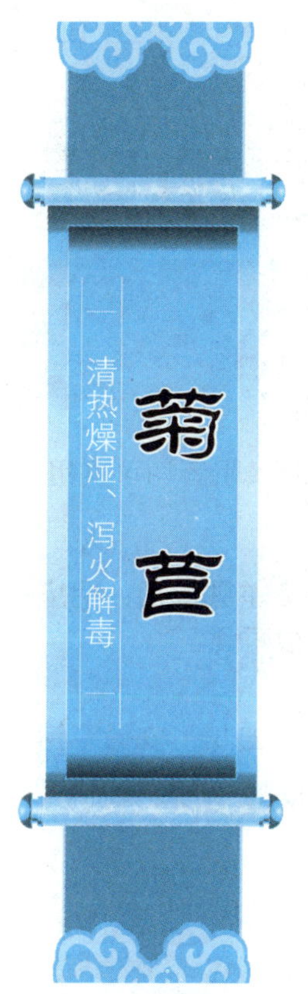

菊苣小档案

别名	蓝菊
性味归经	性寒，味苦；归脾、肺、胆经
适用人群	湿温胸闷、湿热痞满、胎动不安、血热咯血者均可食用
食用禁忌	脾胃虚寒泄泻者忌食；忌过量久食
主要产地	我国东北、西北、华北地区以及山东、江西、新疆等地区

功效主治

■ 清热解暑、泻火止血

菊苣性寒，具有清热燥湿、泻火解毒、止血安胎的功效，善治胸闷、恶心、泻痢、肺热咳嗽、高热烦渴、血热吐衄、痈肿疮毒、胎动不安等。菊苣还有清肝利胆的功效，常用来治疗黄疸型肝炎。

居家调养实用方

菊苣大米粥

取菊苣15克，大米50克，白糖适量。将菊苣洗净，倒入锅中，加适量清水，煎取药汁。大米洗净，倒入锅中，加水煮粥，粥将成时加入药汁，煮沸2次，调入白糖拌匀即可。晨起空腹温服，每日1剂。

本品具有清热消暑、清肝利胆、疏肝理气的功效，是黄疸型肝炎患者的保健佳品，也是暑热季节的常用食疗方。

选购与储存指南

菊苣是多年生草本植物以嫩叶、叶球、叶芽入菜。目前在我国的南方地区较为常见。因其具有较高的营养价值，被视为餐桌上品。在选购与储存时应掌握一些方法：

◎选购：优质菊苣的特点是，茎有明显条棱，中空；叶多破碎、皱缩；花冠多脱落，可见柱状总花苞；有淡淡的芳香，味道淡且微苦。

◎储存：菊苣应装入塑料袋中密封，置于阴凉、干燥、通风处储存，以免发霉或被虫蛀。

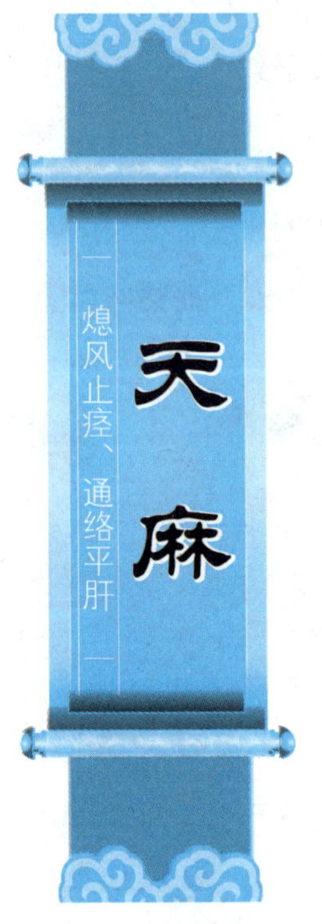

天麻小档案

别名	神草、离母、自动草、还筒子、赤箭、定风草、川天麻、冬天麻、春天麻、水洋芋
性味归经	性平，味甘、辛；归肝经
适用人群	肝阳上亢、头痛目眩、络脉瘀阻者均可食用
食用禁忌	气虚体质、血虚体质者不宜单独应用；阴虚津亏者慎食；忌与御风草根同食
主要产地	辽宁、吉林、云南、贵州、四川、安徽、河北以及西藏等地区

功效主治

■ 熄风热、止痉挛

天麻善治风证，内可熄风止痉，古时就被称为定风神药。可用于治疗邪热内陷、气阴耗伤、虚风内动、所致的病症，如高热神昏、痉厥抽搐、小儿急慢性惊风、癫痫、神志不清、突然昏倒、不省人事等。

■ 平肝熄风、治头痛

天麻具有显著的熄风平肝作用，可以有效治疗头痛、眩晕、头胀、偏头痛、眼目昏花、起坐不能等。

■ 通经络、除风湿、止痹痛

天麻还有舒筋通络、去除风湿的功效，适用于风中经络所致的面瘫、肢体麻木、经脉掣痛、腰膝酸痛等症。

■ 行气活血、降血压

天麻还具有行气活血的功效，善于疏通血脉、增强血管壁弹性，从而能调节血压，尤其适用于高血压患者。

居家调养实用方

天麻粥

取天麻3克，大米100克，白糖适量。将天麻洗净，晾干后研磨成细粉末；大米淘洗干净，放入锅中，加入适量清水，大火煮沸后改用小火煮粥，待粥将成时加入天麻粉、白糖，搅匀后煮沸即可。温服，每日1剂，早、晚分服。

本品具有平抑肝阳、祛风通络、解痉止痛的功效，适用于肝风内动所致的癫痫或惊厥抽搐、头目眩晕等症，对风湿痹痛、手足麻木等症也有辅助治疗功效。

天麻鱼头

取天麻、茯苓各10克，川芎5克，新鲜鲤鱼1条，料酒、盐、酱油、水淀粉各适量。将鲤鱼处理干净；川芎、茯苓、天麻分别入水浸泡，捞出后放在米饭上蒸透，切片，填入鱼头与鱼腹中，上笼蒸半小时。将酱油、料酒、盐、水淀粉混合在一起，拌匀，调成芡汁，浇在鲤鱼上蒸熟即可。佐餐食用，每隔3日1剂。

本品具有平肝祛风、定惊止痛的功效，善治虚火上炎所致的头晕目眩、肢体麻木以及肝阴不足所致的烦躁易怒、头痛失眠等不适，也是肥胖者的食疗保健佳品。

天麻炖猪脑

取天麻10克，猪脑1个。将猪脑洗净；天麻洗净后入蒸锅中蒸熟，切片。将猪脑、蒸熟的天麻一起放入大碗中，隔水炖至猪脑熟透即可。佐餐食用，隔日1剂，分2次服完。

本品具有祛风开窍、疏通经脉、滋阴安神的功效，适用于高血压、动脉粥样硬化、神经衰弱、头晕眼花等。

选购与储存指南

◎选购：要以质坚、沉重、有鹦鹉嘴、断面明亮、无空心者为佳。

◎储存：天麻应置于阴凉、干燥、通风处储存，以免发霉或虫蛀。

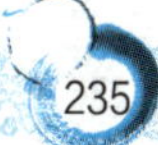

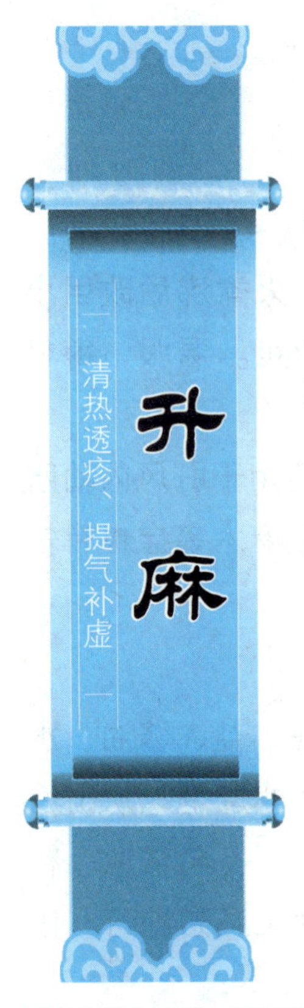

升麻小档案

别名	西升麻、川升麻、绿升麻
性味归经	性微寒，味甘、辛；归脾、肺、大肠、胃经
适用人群	麻疹、热毒、口舌生疮及气虚体质者均可食用
食用禁忌	阴虚风热者、麻疹已透者忌食
主要产地	山西、陕西、宁夏、甘肃、青海、云南、西藏、河南、湖北、四川等地区

功效主治

■ 透疹发表、清热补气

升麻性微寒，有清热解毒的功效，对热毒斑疹、牙龈肿痛或糜烂恶臭、口舌生疮、咽喉肿痛、疮疡等不适均有显著的治疗功效；升麻还具有提气补气之功，善于改善气虚所致的久泻、脱肛以及子宫下垂等病症。

居家调养实用方

升麻苦瓜饮

取升麻20克，苦瓜200克，葛根50克，蜂蜜适量。将升麻、葛根分别洗净，一起放入锅中，加入适量清水，煎煮15分钟，去渣取汁；将苦瓜洗净、去瓤，切小块，放入榨汁机中榨汁，过滤去渣留汁。趁药汁温热时调入蜂蜜，待药汁稍凉后加入苦瓜汁调匀即可。随意饮用，每日1剂。

本品具有升阳解表、清热解毒的功效，有利于祛除暑热，改善中气不足，适用于气虚所致的久泻脱肛、子宫下垂以及热毒所致的疮疡、口腔溃疡、口舌生疮等。

选购与储存指南

◎选购：应以个儿大、质坚、表面呈黑褐色者为佳。

◎储存：可先将升麻装入塑料袋或密封罐中，并密封好，再置于通风、阴凉、干燥处，切不可靠近潮湿的水池或饮水机。当然，也可直接将升麻放入冰箱内冷藏。

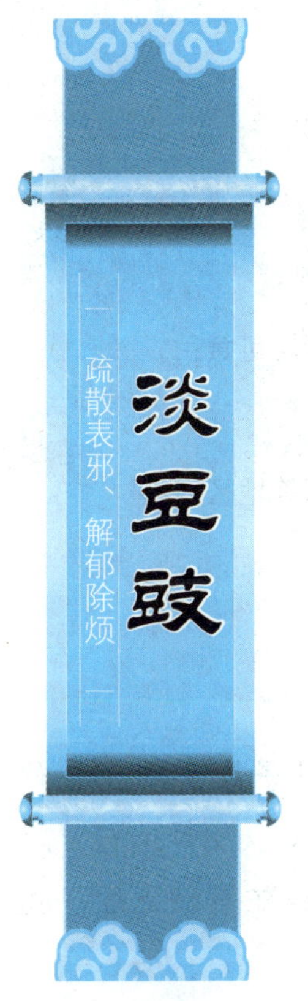

淡豆豉小档案

别名	豆豉、香豉、淡豉
性味归经	性寒，味苦；归胃、肺经
适用人群	伤寒热病、寒热头痛、烦躁胸闷者均可食用
食用禁忌	哺乳期女性忌食；脾胃虚寒者慎食
主要产地	全国大部分地区均有出产

功效主治

疏散表邪、发汗解郁

淡豆豉的可食性较强，药性和缓，质轻宣散，可疏散表邪、清热发汗，又可宣郁散结、除烦安神，特别适合感冒患者食用，善治风寒感冒所致的恶寒发热、头痛鼻塞、无汗、咳嗽咽痛等。

居家调养实用方

豆豉葱白炖豆腐

取淡豆豉10克，豆腐100克，葱白5克，盐、鸡精、酱油各适量。将豆腐洗净后切成块，下入油锅中略煎，再加入淡豆豉、适量清水，煮至沸腾后加入葱白、盐、酱油、鸡精等调味，继续煮5分钟即可。佐餐食用，每日1剂，可于中午趁热食用，食后盖被至出汗为佳。

本品具有解表发汗、宽胸除烦、通利小便的功效，适用于风寒感冒所致的烦躁不安、头痛目眩、咽喉肿痛等不适。

选购与储存指南

淡豆豉是居家比较常见的食物，在挑选与储存方面同样有着许多注意：

◎选购：应以粒大、饱满、黑褐色或黄褐色、回甜化渣、豉香浓郁者为佳。稍加热后闻之，气味酱香且浓郁者为佳，香气不浓者为次，散发出霉味或酸败味者则为劣质品。

◎储存：最好以陶瓷器皿为首选，可以保存更长的时间，香气也不会轻易散发掉。另外，还要保证干燥，以免发霉变质。

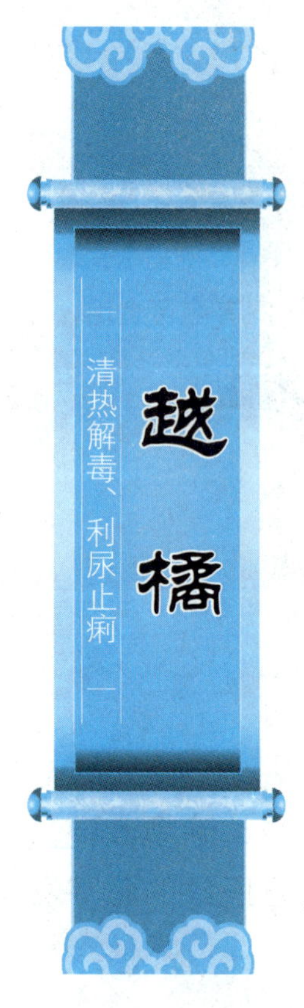

越橘小档案

别名	熊果叶、红豆、牙疙瘩
性味归经	叶：性温，味苦、涩；归膀胱经。果：性平，味酸、甘；归大肠经
适用人群	泌尿系疾病、肠炎、痢疾者均可食用
食用禁忌	不宜过量食用
主要产地	东北地区以及内蒙古、新疆等地区

功效主治

■ 解毒止痢、利尿消炎

越橘的叶子与果实均可入药，叶子具有利尿、解毒的功效，善治痛风性尿道炎、膀胱炎以及肾结石、风湿等病症。果实有止痢作用，适用于维生素缺乏症、肠炎、痢疾等。

居家调养实用方

越橘薏米花生粥

取越橘10克，薏米10克，花生20克，糯米100克，菊花少许。将糯米、薏米分别洗净，一起放入砂锅中，加入适量清水，大火煮熟后加入越橘、花生，煮至米烂粥稠时放入菊花，继续煮5分钟即可。空腹温服，每日1剂，早、晚分服。

本品具有清热解毒、清肝明目、止泻止痛的功效，善治风热毒邪所致的咽喉肿痛、口舌生疮、面生疮疡、目赤肿痛。

选购与储存指南

◎选购：要注意叶子与果实的优劣，叶子呈椭圆形或倒卵形均可，边缘有细毛，向外微卷，富有光泽；果实呈球形，红色，顶端有宿萼。

◎储存：如果是新鲜的越橘，则可装入塑料袋中，直接放入冰箱冷藏，最佳的储存温度应为1~3℃，千万不要放入冷冻室。如果是干品，则可直接装入塑料袋中，密封保存于室温中即可。

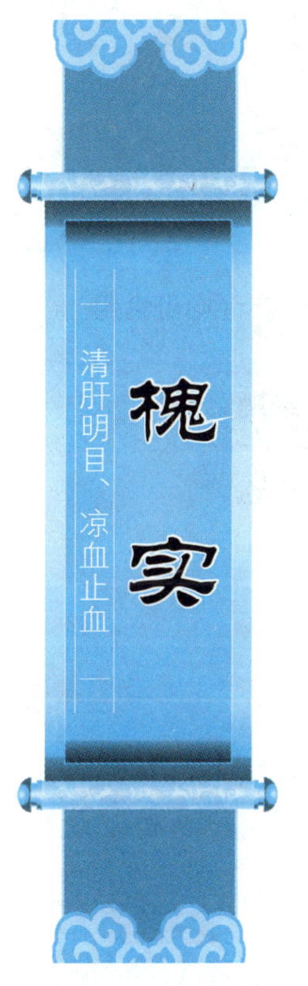

槐实小档案

别名	槐子、槐荚、槐豆、槐连灯、天灯、槐连豆
性味归经	性寒，味苦；归肝、大肠经
适用人群	便秘、肝火旺盛者均可食用
食用禁忌	脾胃虚寒者忌食；孕妇慎食
主要产地	全国各地均有出产

功效主治

■ 泻火明目、清热凉血

槐实性寒，具有清热泻火的功效，既可清肝明目，又可凉血止血，适用于血热妄行所致的诸症，如急性泌尿系感染、吐血、便血、痔疮出血、血痢、崩漏、风热目赤等，对高血压也有一定的改善作用。

居家调养实用方

槐实贝母雪梨饮

取槐实20克，川贝母10克，雪梨2个，冰糖适量。将雪梨去皮、切丝，与槐实、川贝母一起放入锅中，加入适量清水，小火慢煮15分钟，加入冰糖煮化即可。代茶频饮，每日1剂。

本品具有清热凉血、清肝泻火、止咳化痰、生津润燥的功效，适宜于夏、秋两季饮用，是血热疮疡、咽喉肿痛、燥热咳喘、口干舌燥、肝火目赤等患者的保健饮品。

槐实汁

取槐实20克。将槐实倒入锅内，加入2大碗水，用小火煎煮即可。温服，每日1剂。

本品具有降压、除烦的功效，是高血压人群服用，更是老年人的养生保健方。

选购与储存指南

◎选购：槐实呈圆柱形、连珠状，选购时以饱满、色黄绿、质柔且润者为佳。

◎储存：槐实应装入布袋中，置于阴凉、干燥、通风处储存。

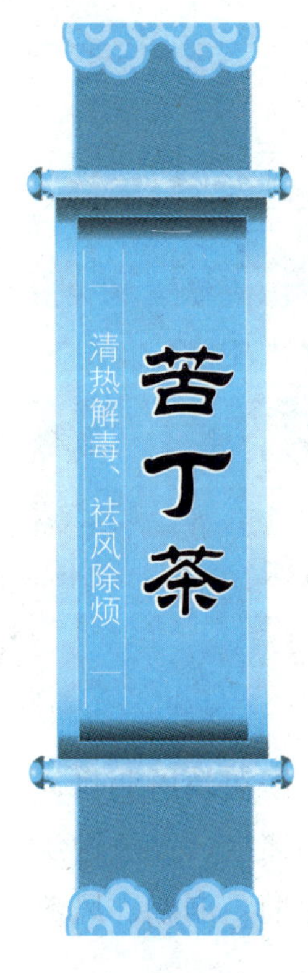

苦丁茶小档案

别名	树罗树、大叶茶
性味归经	性大寒，味苦、甘；归肝、肺、胃经
适用人群	目赤头痛、热病烦渴、患有痢疾者均可食用
食用禁忌	虚寒体质、有慢性胃肠炎及经期女性、产妇
主要产地	华东地区以及广西、海南等地区

功效主治

■ 散风热、清头目、除烦渴

苦丁茶性大寒，具有散风热、清头目、除烦渴的功效，善治头痛、齿痛、目赤肿痛、热病烦渴以及痢疾等不适。

居家调养实用方

苦丁莲藕绿豆粥

取苦丁茶5克，莲藕50克，绿豆10克，大米100克。将苦丁茶、绿豆、大米分别洗净；莲藕去皮，切丁。锅中加入适量清水，放入苦丁茶、绿豆、大米以及莲藕丁，大火煮沸后改用小火慢熬30分钟，待米烂粥熟即可。温服，每日1剂。

本品具有疏散风热、清利头目、清热解毒的功效，善治目赤肿痛、耳鸣、烦躁不安、头晕目眩、头痛、齿痛以及消渴等病症。

选购与储存指南

◎选购：在购买苦丁茶时，可从三方面去鉴别，即看、泡、尝。

第一，看：外形粗壮、卷曲，没有茸毛，光泽度好，呈墨绿色者较好。

第二，泡：用沸水冲泡10次，茶水仍有香味者为好。

第三，尝：上好的苦丁是先苦后甜，甘味较淡，没有任何涩、酸、辣等异味。

◎储存：苦丁茶应装入塑料袋或茶叶罐中，密封好，并置于阴凉、干燥、通风处储存。

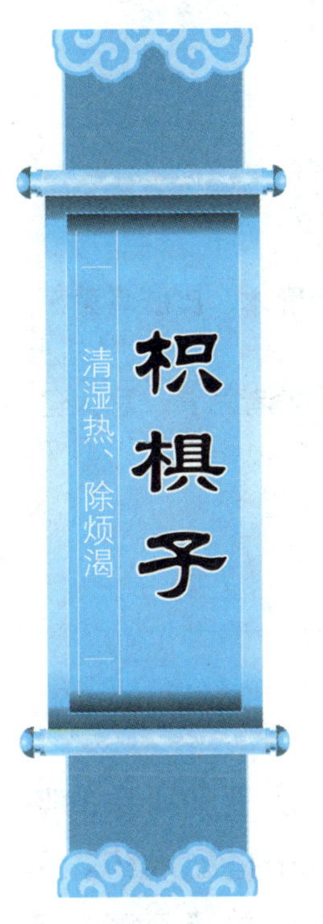

枳椇子小档案

别名	拐枣、北拐枣、鸡爪梨
性味归经	性平，味甘；归心、脾、肺经
适用人群	热病烦渴、呃逆呕吐、酒精中毒、小便不利者均可食用
食用禁忌	脾胃虚寒者忌食；一次性不可食用过多
主要产地	华北、华东、中南及陕西、贵州、四川、云南等地区

功效主治

清湿热、解酒毒、除烦渴

枳椇子味甘，可止渴除烦、去膈中热、润五脏、通利大小便、解酒毒，与蜂蜜的功用效果相似。

居家调养实用方

枳椇子萝卜花草饮

取枳椇子15克，白萝卜100克，金银花30克，灯心草5克。将除白萝卜以外的所有药材一起用纱布包裹住，再放入锅中，加入适量清水，小火慢煮，去渣取汁；白萝卜洗净后切块，放入锅中，加入适量清水，大火烧开后倒入药汁，继续煮15分钟即可。温服，每日1剂，分2~3次服完。

本品具有清热解毒、润燥止咳的功效，善治肝肺火旺所致的目赤肿痛、咳嗽不止、口舌生疮等。

竹叶灯心枳椇汤

取鲜竹叶50克，灯心草15克，枳椇子100克。将三者清洗干净，后两者放入锅中，加水以大火煮开，改小火煮半小时，加入竹叶，续煮30分钟即可。

本品可清心除烦、利水导热。

选购与储存指南

◎选购：应以种子干燥、表面呈红棕色且富有光泽、没有虫蛀及杂质者为佳。

◎储存：应置于通风、干燥、阴凉处保存，以免受潮发霉或长虫。日常生活中，可以将枳椇子装入塑料袋中或玻璃罐内储存，也可以直接置于冰箱中冷藏。

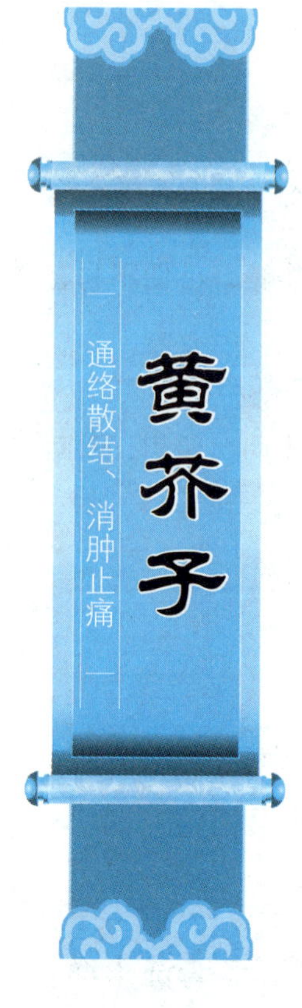

黄芥子小档案

别名	黄芥、冲菜、青菜子
性味归经	性温，味辛；归肺经
适用人群	痰多咳喘、胸满胁痛、关节麻木、皮肤真菌感染者均可食用
食用禁忌	肺虚久咳、阴虚火旺、胃热盛者忌食；忌大量服用
主要产地	全国各地均出产

功效主治

■ 温肺平喘、通络止痛

黄芥子性温，入肺经，能改善寒痰壅肺所致的咳嗽痰多、咳喘气短，常与苏子、莱菔子搭配入药。黄芥子还可改善痰湿阻滞经络所致的肢体关节疼痛、麻木等。

居家调养实用方

黄芥子萝卜粥

取黄芥子10克，白萝卜150克，大米200克。将大米洗净；白萝卜去皮后切成滚刀块。锅中水烧开，放入大米，待半熟后放入白萝卜块，煮15分钟，放入黄芥子搅匀即可。温服，每日1剂。

本品具有清肺祛痰、温中散寒的功效，善治流行性感冒、咳嗽不止、咳喘气短、手脚冰冷等，尤其适用于感冒引起的咳喘患者。

选购与储存指南

◎选购：黄芥子与白芥子外形相似，只是稍微小点，表面呈鲜黄色或黄棕色，气味轻微，泡水后会发出特殊的臭气。具体选购时一定要以粒大、饱满、均匀、色黄或白、纯净者为佳。

◎储存：要保证通风、干燥、阴凉等，以确保不易受潮发霉或变质，也可以在一定程度防止虫蛀。另外，黄芥子最好装入塑料袋或玻璃罐中，以便放入冰箱或常温中储存。

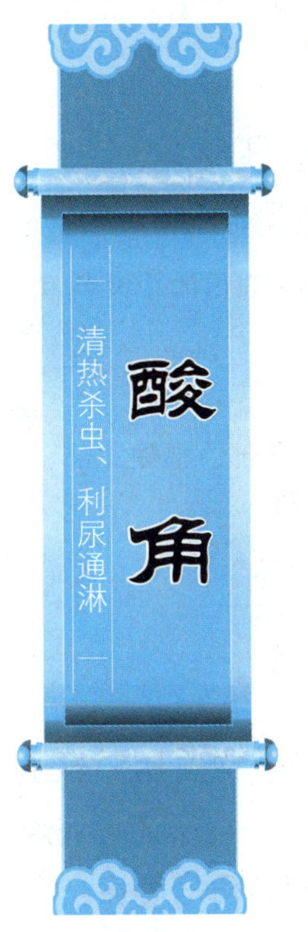

酸角小档案

别名	酸饺、酸梅、曼姆
性味归经	性凉，味甘、酸；归心、胃经
适用人群	暑热不适、妊娠呕吐、小儿疳积、消化不良者均可食用
食用禁忌	反酸嗳气者忌食；脾虚腹泻者慎食
主要产地	福建、广东、海南、广西、云南及台湾等地区

功效主治

■ 散暑热、消食积、驱虫毒

酸角性凉，能清热解暑、预防中暑；酸角味酸，能消食化积、缓解妊娠呕吐；酸角善于解毒杀虫，尤其适宜治疗蛔虫病、疟疾等。

居家调养实用方

酸角薏苡仁汤

取酸角、薏苡仁各12克，粳米60克，三者一起煮粥，空腹食用。

本品可清热、消暑、止烦渴。

酸角山楂汤

取酸角5克，山楂15克，陈皮10克，蜂蜜适量。将酸角、山楂、陈皮分别洗净，一起放入砂锅中，加入适量清水，大火烧开后改用小火慢熬，去渣取汁，调入蜂蜜拌匀即可。温服，每日1剂。

本品具有清热解暑、消食化积、理气化痰的功效，善治暑热引起的恶心呕吐、头晕目眩、胸闷心悸、消化不良、食欲不振等以及气虚所致的腹泻不止、咳嗽喘息等。

选购与储存指南

酸角外观类似豆荚，去荚去籽后则可挤压出一块块果肉，有砖形、片状、粉末状，其中砖形的原味最甚。

◎选购：要保证荚果肥厚，果肉呈红棕色，皮薄而脆，味道要酸甜可口。

◎储存：酸角易受潮而发生霉变，故要将其装入密封罐或塑料袋中，并置于通风、干燥处储存。

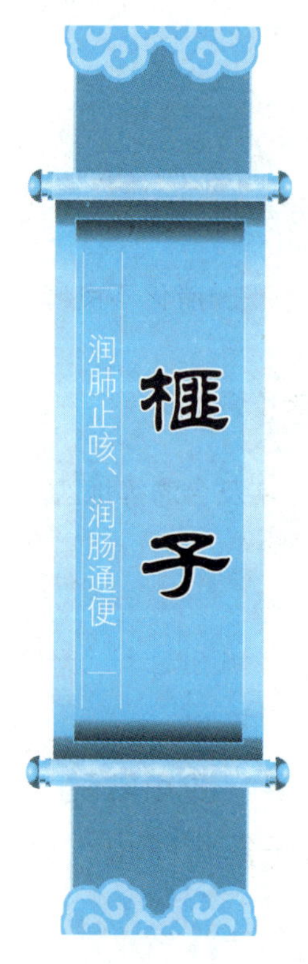

榧子小档案

别名	木榧、香榧、榧实、玉山果、玉榧
性味归经	性平，味甘；归肺、胃、大肠经
适用人群	虫积腹痛、便秘痔疮者及有疳积的小儿均可食用
食用禁忌	脾虚泄泻者忌食；忌与绿豆同食
主要产地	安徽南部、江苏南部、江西北部、福建北部、湖南西南部及浙江、云南等地区

功效主治

■ 散暑热、消食积、驱虫毒

榧子具有杀虫化积的功效，适用于钩虫病、丝虫病、绦虫病、虫积腹痛及食积不化等症。榧子还可润燥通便、润肺止咳，善治肺燥咳喘、便秘、痔疮等症。

居家调养实用方

榧子双米粥

取榧子40克，紫米100克，糯米50克，白糖适量。将榧子洗净，置于锅中，加入适量清水煎煮，去渣取汁。将紫米、糯米分别用清水淘洗干净，一起放入锅中加入药汁及适量清水煮粥，待粥将成时调入白糖拌匀即可。空腹温服，每日1剂。

本品具有润肺止咳、润肠通便、益气补中、驱虫杀虫的功效，可用于治疗绦虫病、蛔虫病、便秘、咳喘及食积不化、小儿疳积等。

选购与储存指南

榧子属于种子果实，外有坚硬的果皮包裹，大小如枣。核似橄榄，呈椭圆形，两头尖。成熟后的果壳呈黄褐色或紫褐色，种子则为黄白色，富含油脂，闻起来香气诱人。

◎选购：要以身干、粒大、种仁呈淡黄色、不走油、无虫蛀者为佳。

◎储存：榧子应装入铁罐中，密封好，然后置于阴凉、干燥、通风处储存。

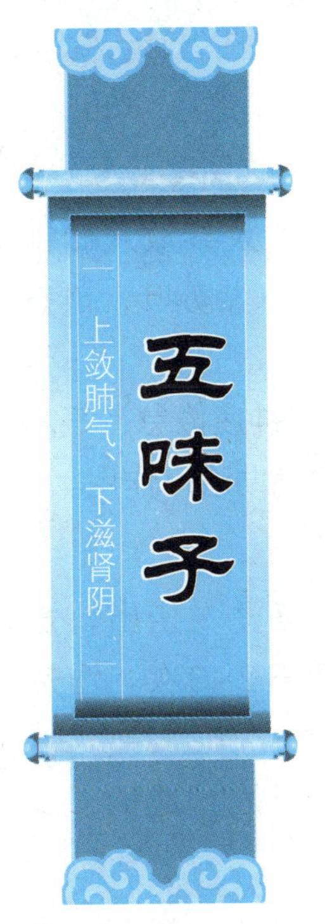

五味子小档案

别名	五梅子、南味子、北味子
性味归经	性温，味甘、酸；归肺、心、肾经
适用人群	脾虚津亏、肺虚久咳、肾虚不固者均可食用
食用禁忌	外有表邪、内有实热者均不宜食用；不宜与玉竹同食
主要产地	北味子：东北及河北；南味子：四川、湖北、山西、陕西、云南等地区

功效主治

■ 收敛肺气、固肾涩精、益气生津

五味子味酸涩，有收敛之力，善治肺虚津亏所致的久咳不止、气短虚喘；对肾虚引起的遗精、阳痿等症也有治疗作用。五味子还可以生津止渴，对气阴两虚所致的自汗、口渴、咽干等症均有疗效。

■ 保肝护肝、消炎排毒

五味子可以促进胆汁分泌，从而帮助酗酒者快速排泄出体内的酒精等有毒物质。五味子还含有丰富的活性成分，可有效保护肝细胞的细胞膜，促进蛋白质生成和肝糖原生成等，从而促进肝细胞的修复、再生，抑制肝细胞病变。另外，五味子具有消炎作用，可帮助肝脏解毒，保护肝脏减少损伤。

■ 增进智能、延缓衰老

五味子可以加快反应能力，有利于增强思维能力。另外，五味子能改善组织细胞的代谢功能，促使生殖细胞的增生及促进卵巢的排卵功能，从而起到延缓衰老的作用。

居家调养实用方

五味子汤

取五味子10克，人参5克，紫苏叶15克。将五味子、人参放入砂锅中，加入适量清水，大火煮沸后改用小火煎煮1小时，再放入紫苏叶，煎煮10分钟，滤去药渣即可。温服，每日1剂。

本品润肺、健脾、益气、生津，适用于脾肺气虚所致的神疲倦怠、气短咳喘、口渴自汗等症，对慢性肝炎、肺结核等症也有一定的辅助治疗作用。

五味子茶

取五味子适量，冰糖2颗。将五味子洗净，用开水略烫，捞出，放入杯中，再加入冰糖，用开水冲泡即可。稍凉温服，每日2~3次。湿热症状明显者慎服。

本品具有温肾涩精、养心安神的功效，善治健忘、早泄、遗精、遗尿、气虚、心悸、失眠、自汗、盗汗等不适。

五味子鸡蛋

取五味子250克，鸡蛋10个。将五味子放入瓦罐内，加入适量水，煮沸，待药汁凉透，放入鸡蛋，浸泡7日。每日取1个鸡蛋食用，可用酒或糖水送服。

本品具有固肾涩精、强身健体、调节呼吸的作用，有利于改善遗精、遗尿、阳痿、早泄、体虚、哮喘等不适。

选购与储存指南

◎选购：五味子有南、北之别，故选购上也有不同的讲究。

北五味子，外观呈球形或椭圆形，表皮呈紫红色或红褐色，肉厚质柔，果肉微酸，种子有香气。

南五味子，外观呈球形或椭圆形，表皮呈棕红色，肉薄，果肉味酸中带苦涩。

◎储存：不论是南五味子还是北五味子，都应该将其晒干，然后密封，并置于冰箱中冷藏。也可以将其倒入蜂蜜或泡酒保存。

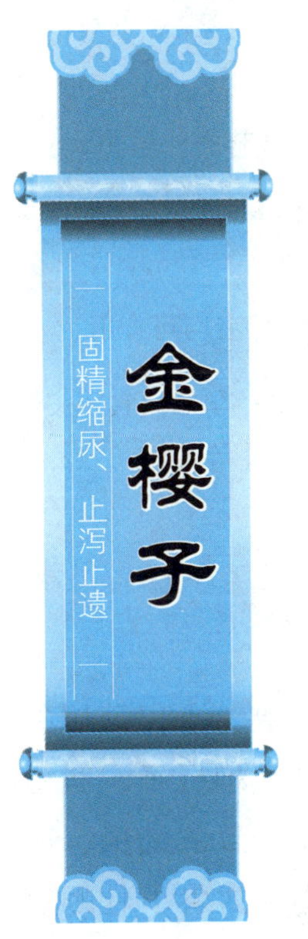

金樱子小档案

别名	糖罐、刺榆子、灯笼果、糖刺果、刺梨
性味归经	性平，味甘、酸、涩；归肾、膀胱、大肠经
适用人群	肾虚体质、脾虚泄泻者均可食用
食用禁忌	实火、实邪者均不宜食用
主要产地	华东、华中、华南以及四川、云南、贵州等地区

功效主治

■ 固精缩尿，涩肠止泻

金樱子有补肾壮阳、涩精缩尿、止泻止带的功效，适用于遗精、遗尿、尿频、崩漏、带下、久泻久痢等病症。

居家调养实用方

金樱子粥

取金樱子20克，大米50克，白糖适量。将金樱子捣碎，加水煎煮，去渣留汁，备用；大米洗净，加入适量水，大火煮沸后改用小火炖煮，粥将成时倒入金樱子药汁，再煮沸2次，调入白糖拌匀即可。温服，每日1剂，可早、晚分服。

本品主要用于固肾益精、强筋壮骨，对肾虚所致的遗精、遗尿、小便频多、夜尿频多、阳痿等症均有一定的疗效。

金樱缩尿茶

取益智仁、金樱子各6克，乌药5克。将所有材料加水1碗，煎取半碗即可。每日1次。

本品具有培元补肾、祛寒缩尿的作用。对遗尿症、肾阳虚尿多尿长有治疗作用。

选购与储存指南

◎选购：应以个儿大、色红或黄、富有光泽、无毛刺者为佳。

◎储存：日常生活中，可以将金樱子装入塑料袋中，密封好，然后置于阴凉、通风、干燥处保存即可，以免其受潮返潮而发霉或长虫。

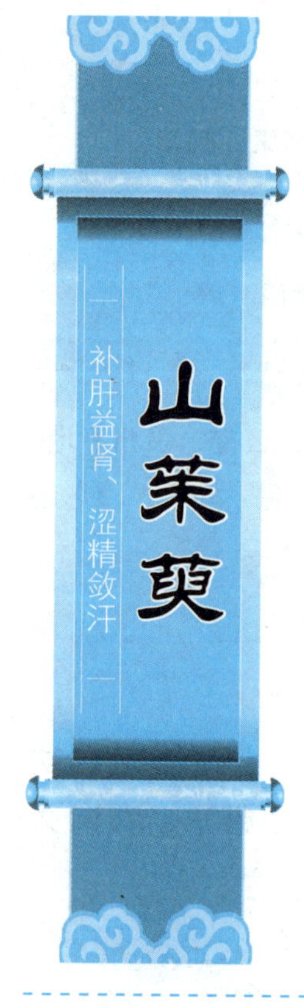

山茱萸小档案

别名	山萸肉、山芋肉、山于肉、杭芋肉、杭萸肉、山萸等
性味归经	性微温，味酸、涩；归肝、肾经
适用人群	肝阳上亢、免疫力低下及易疲劳者均可食用
食用禁忌	小便不利、湿热体质者均忌食；孕妇慎食
主要产地	浙江、江西、安徽、河南、河北等地区

功效主治

■ 补益肝肾、补虚敛汗

山茱萸味道酸涩，具有收敛的功效，不仅可以补肝益肾，还可涩精敛汗。若与熟地黄、枸杞子、菟丝子等搭配同食，有利于改善肝肾不足所致的遗精、尿频、腰酸、眩晕等不适；若与补骨脂、龙骨、牡蛎等搭配同食，能改善虚汗不止之症。

居家调养实用方

山茱萸山药猪骨汤

取山茱萸、五味子、补骨脂、益智仁各10克，山药15克，猪骨50克。山药去皮后洗净，切块；将前四味中药，加水煎煮，过滤留汁。猪骨处理干净后，放入锅中氽烫一下；捞出后与药汁一起入锅中煮，加入山药块，煮至山药块软烂、汤汁浓稠即可。佐餐食用，每日1剂。

本品能补肾益精，可改善肾虚遗尿、尿频、阳痿等症。

山萸粥

取山茱萸15克，粳米30克，白糖适量。将山茱萸洗净，去核；粳米淘洗干净与山茱萸一同煮粥，粥将成时用白糖调味即可。

本品具有补肝肾、涩精敛汗的作用。可用于遗尿、小便频数、虚汗不止等症。

选购与储存指南

◎选购：应以表面呈紫红色为佳，若颜色呈紫黑色，则多半为不新鲜者，不宜选购。

◎储存：可将山茱萸装入塑料袋中，然后置于阴凉、干燥、通风处储存，切不可直接置于潮湿的地方保存，以免受潮后发霉或遭虫蛀而变质。

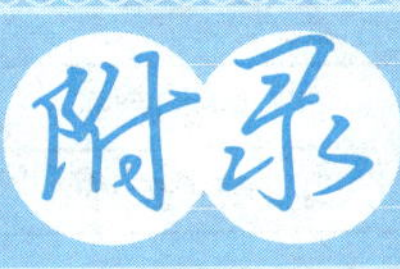
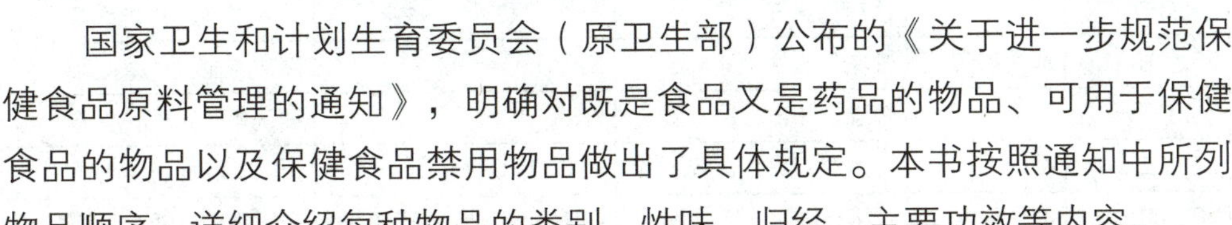

附录 保健食品名录速查

国家卫生和计划生育委员会（原卫生部）公布的《关于进一步规范保健食品原料管理的通知》，明确对既是食品又是药品的物品、可用于保健食品的物品以及保健食品禁用物品做出了具体规定。本书按照通知中所列物品顺序，详细介绍每种物品的类别、性味、归经、主要功效等内容。

既是食品又是药品的物品

物品	类别	性味	归经	主要功效
1.丁香	花蕾	性温，味辛	归脾、胃、肾经	温中降逆、温肾助阳
2.八角茴香	成熟果实	性温，味辛、甘	归肝、肾、脾经	散寒温肾、暖肝止痛
3.刀豆	成熟果实	性温，味甘	归脾、胃经	下气止呃、补元固肾
4.小茴香	成熟果实	性温，味辛	归肾、肝、脾、胃经	散寒止痛、行气和胃
5.小蓟	全草	性凉，味甘	归肝、脾经	凉血止血、祛瘀止痛
6.山药	根茎	性平，味甘	归脾、肺、肾经	双补气阴、强身固本
7.山楂	成熟果实	性微温，味酸、甘	归脾、胃、肝经	消食开胃、行气活血
8.马齿苋	全草	性寒，味酸	归大肠、肝经	清热凉血、解毒止痢
9.乌梢蛇	动物	性平，味甘，无毒	归肝经	通络止痉、祛风止痹
10.乌梅	未成熟果实	性温，味酸	归肝、脾、肺、大肠经	生津止渴、安蛔涩肠
11.木瓜	成熟果实	性温，味酸	归脾、肝、胃经	除湿利痹、舒筋活络
12.火麻仁	果实	性平，味甘	归脾、胃、大肠经	润肠通便、杀虫消疮
13.代代花	花蕾	性平，味甘、微苦	归胃经	理气宽胸、开胃止呕
14.玉竹	根茎	性平，味甘	归胃、肺经	滋阴润肺、清热生津
15.甘草	根茎	性平，味甘	归心、脾、肺、胃经	补脾益气、清热解毒
16.白芷	根	性温，味辛	归胃、肺经	祛风解表、消肿止痛
17.白果	种子	性平，味甘、苦、涩	归肺经	敛肺定喘、止带缩尿
18.白扁豆	成熟种子	性微温，味甘	归脾、胃经	益气和中、消暑化湿
19.白扁豆花	花	性平，味甘	归胃经	清热消暑、化湿和胃
20.龙眼肉	假种皮	性温，味甘	归脾、心经	益气补血、养心安神

续表

物品	类别	性味	归经	主要功效
21.决明子	成熟种子	性微寒，味苦、甘、咸	归肝、肾、大肠经	清肝明目、利水通便
22.百合	鳞叶	性平，味甘、微苦	归心、肺经	养阴润肺、养心安神
23.肉豆蔻	种仁	性温，味辛	归脾、胃、大肠经	涩肠止泻、温中行气
24.肉桂	树皮	性热，味辛、甘	归肾、脾、心、肝经	散寒温脾、补火助阳
25.余甘子	成熟果实	性凉，味甘、酸、涩	归胃、肺经	清热凉血、生津止渴
26.佛手	果实	性温，味辛、苦、酸	归肝、胃经	理气化痰、疏肝解郁
27.杏仁	种仁	性微温，味甘，有小毒	归肺、大肠经	止咳平喘、润肠通便
28.沙棘	成熟果实	性平，味甘、酸、涩	归肾、脾、肝、肺经	利尿止泻、调经固精
29.牡蛎	动物	性平，味咸、涩	归肝、肾经	重镇安神、养阴潜阳
30.芡实	种仁	性平，味甘、涩	归脾、肾经	健脾止泻、除湿止带
31.花椒	果壳	性热，味辛，有小毒	归脾、胃、肾经	温中散寒、抗菌杀虫
32.赤小豆	成熟种子	性平，味甘、酸	归心、小肠经	利水消肿、利湿排脓
33.阿胶	驴皮	性平，味甘	归肝、肾、肺经	补血止血、滋阴润肺
34鸡内金	鸡肫内膜	性平，味甘	归脾、胃、肾、膀胱经	健脾消食、涩精止遗
35.麦芽	大麦颖果	性平，味甘	归脾、胃经	和中消食、回乳消胀
36.昆布	叶状体	性寒，味咸	归肝、胃、肾经	清热化痰、散结消肿
37.大枣	成熟果实	性温，味甘	归脾、胃、心经	补气养血、养心安神
38.罗汉果	果实	性凉，味甘	归脾、肺经	清肺润肠、镇咳化痰
39.郁李仁	成熟种子	性平，味辛、苦、甘等	归脾、大肠、小肠经	润肠通便、利水消肿
40.金银花	花蕾	性寒，味甘	归胃、肺、心经	清热解毒、疏散风热
41.青果	成熟果实	性平，味甘、酸、涩	归胃、肺经	利咽化痰、醒酒解毒
42.鱼腥草	根及全草	性微寒，味辛	归肺、膀胱、大肠经	清热解毒、利尿消肿
43.生姜	根茎	性微温，味辛	归肺、脾经	发汗解表、温肺止咳
44.枳椇子	种子或果实	性平，味甘	归心、脾、肺经	清湿热、除烦渴
45.枸杞子	成熟种子	性平，味甘	归肝、肾、肺经	滋阴益肾、补肝明目
46.栀子	成熟果实	性寒，味苦	归心、肺、胃经	泻火除烦、凉血解毒
47.砂仁	成熟果实	性温，味辛	归脾、胃、肾经	健脾化湿、行气安胎
48.胖大海	成熟种子	性凉，味甘、淡	归肺、大肠经	清热利咽、润肺滑肠
49.茯苓	菌核	性平，味甘淡	归心、脾、肺经	宁心健脾、和中安神
50.香橼	成熟果实	性温，味辛、苦、酸	归肝、脾、肺经	疏肝理气、利膈化痰
51.香薷	全草	性微温，味辛	归肺、脾、胃经	发汗解表、化湿消肿
52.桃仁	成熟种子	性平，味苦、甘	归心、肝、大肠经	活血化滞、润肠通便
53.桑叶	叶	性寒，味苦、甘	归肺、肝经	宣肺止咳、疏散风热
54.桑椹	近成熟果实	性寒，味甘、酸	归肝、肾经	滋阴补血、生津润燥
55.橘红	果实	性温，味辛、苦	归肺、脾经	燥湿化痰、理气消食

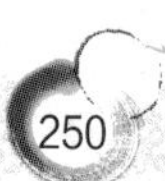

续表

物品	类别	性味	归经	主要功效
56.桔梗	根	性平，味苦、辛	归肺经	化痰镇咳、利咽排脓
57.益智仁	成熟种仁	性温，味辛	归脾、肾经	温肾升阳、缩尿摄唾
58.荷叶	叶	性平，味苦、涩	归肝、脾、胃经	升发脾阳、解暑清热
59.莱菔子	成熟种子	性平，味辛、甘	归脾、胃、肺经	消食化积、下气化痰
60.莲子	种子	性平，味甘、涩	归脾、肾、心经	养心固肾、健脾涩肠
61.高良姜	根茎	性热，味辛	归脾、胃经	温和脾胃、止呕止泻
62.淡竹叶	茎叶	性寒，味甘、淡	归心、胃、小肠经	清热除烦、利尿通淋
63.淡豆豉	种子加工品	性寒，味苦	归胃、肺经	疏散表邪、解郁除烦
64.白菊花	花	性微寒，味辛、甘、苦	归肺、肝经	祛风解毒、平肝明目
65.菊苣	全草	性寒，味苦	归脾、肺、胆经	清热燥湿、泻火解毒
66.黄芥子	成熟种子	性温，味辛	归肺经	通络散结、消肿止痛
67.黄精	根茎	性平，味甘	归脾、肺、肾经	滋阴润肺、健脾益气
68.紫苏叶	茎叶	性温，味辛	归肺、脾经	散寒解表、行气宽中、安胎
69.苏子	果实	性温，味辛	归肺、大肠经	定喘消痰、宽肠通便
70.葛根	根	性平，味甘、辛	归胃、肺经	退热止泻、生津止渴
71.黑芝麻	成熟种子	性平，味甘	归肝、肾经	肝肾同补、益精通乳
72.黑胡椒	果实	性热，味辛	归胃、大肠经	温中止痛、散寒止泻
73.槐米	花蕾	性微寒，味苦	归肝经	清泄肝火、凉血止血
74.槐花	花及花蕾	性微寒，味苦	归肝、大肠经	清肝泻火、凉血止血
75.蒲公英	全草	性寒，味苦、甘	归肝、胃经	清热利湿、消痈散结
76.蜂蜜	蜜	性平，味甘	归脾、肺、大肠经	补肺润肠，缓急止痛
77.榧子	成熟种子	性平，味甘	归肺、胃、大肠经	润肺止咳、润肠通便
78.酸枣仁	成熟种子	性平，味甘、酸	归心、脾、肝、胆经	养心安神、养阴敛汗
79.鲜白茅根	根茎	性寒，味甘	归肾经	清热凉血、利尿止血
80.鲜芦根	根茎	性平，味甘	归肺、胃经	清肺胃热、生津止渴
81.蝮蛇	动物	性温，味甘，有小毒	归脾、肝经	祛风解毒、下乳镇静
82.橘皮	成熟果皮	性温，味辛、苦	归脾、胃、肺经	理气燥湿、降逆止呕
83.薄荷	全草或叶	性凉，味辛	归肝、肺经	清热利咽、疏风透疹
84.薏苡仁	成熟种仁	性微寒，味甘、淡	归脾、胃、肺经	利湿除痹、清热排脓
85.薤白	鳞茎	性温，味辛、苦	归心、胃、大肠、肺经	顺气导滞、宽胸散结
86.覆盆子	未成熟果实	性平，味甘、酸	归肝、肾经	补肾固精、助阳明目
87.藿香	草	性微温，味辛	归脾、肺、胃经	芳香化湿、醒脾和胃

可用于保健食品的物品

物品	类别	性味	归经	主要功效
1.人参	根茎	性平，味甘、微苦	归脾、肺、心经	补气生血、延年益寿
2.人参叶	叶	性寒，味苦、甘	归肺、胃经	益气润肺、消暑生津
3.人参果	果实	性温，味甘	归脾、胃经	补益五脏、调经活血
4.三七	根茎	性温，味甘、微苦	归肝、胃经	活血止血、祛瘀定痛
5.土茯苓	块茎	性平，味甘淡	归心、脾、肺经	清热解毒、除湿通络
6.大蓟	全草	性凉、味甘	归肝经	凉血止血、散瘀消肿
7.女贞子	成熟果实	性凉，味甘、苦	归肝、肾经	补肾益肝、清热明目
8.山茱萸	成熟果肉	性微温，味酸、涩	归肝、肾经	补益肝肾、涩精固脱
9.川牛膝	根	性平，味苦、酸	归肝、肾经	生用消瘀肿、熟用强筋骨
10.川贝母	鳞茎	性微寒，味苦、甘	归肺、心经	清肺化痰、止咳平喘
11.川芎	根茎	性温，味辛	归肝、胆经	活血行气、祛风止痛
12.马鹿胎	动物	性温，味甘、咸	归肝、肾、心经	补肾壮阳、补虚生精
13.马鹿茸	动物	性温，味甘、咸	归肾、肝经	补肾壮阳、益精强筋
14.马鹿骨	动物	性温，味甘、咸	归肾、肝经	补养督脉、强健筋骨
15.丹参	根茎	性微温，味苦	归心、肝经	活血祛瘀、养血安神
16.五加皮	根皮	性温，味辛、苦	归肝、肾经	祛风湿、补肝肾、强筋骨
17.五味子	成熟果实	性温，味甘、酸	归肺、心、肾经	上敛肺气、下滋肾阴
18.升麻	根茎	性微寒，味甘、辛	归脾、肺、大肠、胃经	清热透疹、提气补虚
19.天门冬	块根	性大寒，味甘、苦	归肾、肺经	滋阴润燥、清肺降火
20.天麻	块茎	性平，味甘、辛	归肝经	熄风止痉、通络平肝
21.太子参	块根	性微寒，味甘、微苦	归脾、肺经	益气生津、健脾润肺
22.巴戟天	根	性微温，味辛、甘	归肾、肝经	补肾阳、祛风湿
23.木香	根	性温，味辛、苦	归脾、胃、大肠、胆经	舒畅气机、止痛止泻
24.木贼	全草	性平，味甘、苦	归肺、肝经	散风热、退目赤
25.牛蒡子	成熟果实	性寒，味辛、苦	归肺、胃经	清热解毒、宣肺透疹
26.牛蒡根	根茎	性寒，味苦	归肺经	祛除风热、解毒消肿
27.车前子	成熟种子	性微寒，味甘	归肝、肾、肺、小肠经	清热明目、渗湿利尿

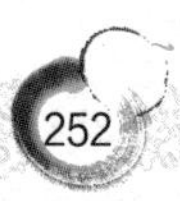

续表

物品	类别	性味	归经	主要功效
28.车前草	全草	性寒，味甘	归肝、肾、肺、小肠经	清热利尿、凉血祛痰
29.北沙参	根	性微寒，味甘、微苦	归肺、胃经	滋阴润燥、清肺止咳
30.平贝母	鳞茎	性微寒，味苦、甘	归肺、心经	清热润肺、止咳化痰
31.玄参	根	性寒，味苦、咸	归脾、胃、肾经	降火解毒、凉血止痛
32.生地黄	块根	性凉，味甘、苦	归心、肝、肾经	清热凉血、生津
33.生何首乌	块根	性微温，味甘、苦、涩	归肝、肾经	润肠通便、截疟解毒
34.白及	块茎	性微寒，味苦、甘、涩	归肺、肝、胃经	收敛止血、消肿生肌
35.白术	根茎	性温，味甘、苦	归脾、胃经	补气健脾、燥湿利水
36.白芍	根	性微寒，味苦、酸	归脾、肝经	养血活血、柔肝止痛
37.白豆蔻	成熟果实	性温，味辛	归脾、肺、胃经	理气化湿、宽中止呕
38.石决明	贝壳	性微寒，味咸	归肝经	平抑肝阳、清热明目
39.石斛	茎	性微寒，味甘、淡	归肺、胃、肾经	益胃生津、清热滋阴
40.地骨皮	根皮	性寒，味甘、淡	归肺、肾经	清热凉血、退虚热
41.当归	根	性温，味甘、辛	归脾、心、肝经	补血活血、调经止痛
42.竹茹	茎	性微寒，味甘	归肺、胃经	止咳化痰、除烦止呕
43.红花	花	性温，味辛	归心、肝经	活血通经、化瘀止痛
44.红景天	全草	性凉，味甘、苦、涩	归肺、心、肾经	润肺止咳、清热止痛
45.西洋参	根	性凉，味甘、微苦	归脾、肺、心、肾经	补气养阴、清热生津
46.吴茱萸	近成熟果实	辛、苦，热；有小毒	归肝、脾、胃、肾经	散寒止痛、降逆止呕
47.怀牛膝	根	性平，味苦、酸	归肝、肾经	补肝固肾、强壮腰膝
48.杜仲	树皮	性温，味甘	归肝、肾经	补肝肾、强筋骨、安胎
49.沙苑子	成熟种子	性温，味甘	归肝、肾经	固精缩尿、养肝明目
50.牡丹皮	根皮	性微寒，味辛、苦	归心、肝、肾经	清热凉血、活血散瘀
51.芦荟	叶汁	性寒，味苦	归肝、胃、大肠经	清泻肝火、润肠通便
52.苍术	根茎	性温，味辛、苦	归脾、胃经	健脾祛湿、散寒解表
53.补骨脂	成熟果实	性温，味辛	归脾、肾经	补肾助阳，温中止泻
54.诃子	成熟果实	性平，味苦、酸、涩	归肺、大肠经	涩肠敛肺、降火利咽
55.赤芍	根	性微寒，味苦	归肝经	活血散瘀、清热凉血
56.远志	根	性温，味苦、辛	归肺、心、肾经	安神开窍、止咳化痰

续表

物品	类别	性味	归经	主要功效
57.麦门冬	根茎	性微寒，味甘、微苦	归胃、肺、心经	养阴润肺、和胃生津
58.龟甲	动物	性微寒，味甘、咸	归肾、肝、心经	益肾健骨、滋阴潜阳
59.佩兰	草	性平，味辛	归脾、胃经	芳香化湿、解表消暑
60.侧柏叶	枝叶	性微寒，味苦、涩	归肺、肝、大肠经	凉血止血
61.制大黄	根茎	性寒，味苦	归脾、胃、大肠经	清热化湿、活血行瘀
62.制何首乌	块根	性微温，味苦、甘、涩	归肝、肾经	补肾益精、乌发
63.刺五加	根、茎、叶	性温，味辛、微苦	归脾、肾、心经	健脾益气、补肾安神
64.刺玫果	果实	性温，味酸、苦	归脾、胃经	消食止咳、活血调经
65.泽兰	草	性微温，味苦、辛	归脾、肝经	活血化瘀、行水消肿
66.泽泻	块茎	性寒，味甘	归肾、膀胱经	利水渗湿、散热止泻
67.玫瑰花	花	性温，味甘、微苦	归肝、脾经	行气解郁、调经散瘀
68.玫瑰茄	花萼	性凉、味酸	归肾经	利尿通便、除烦止咳
69.知母	根茎	性寒，味苦	归肺、胃、肾经	清热泻火、滋肾润燥
70.罗布麻	全草	性凉，味甘、苦	归肝经	平抑肝阳、清热利水
71.苦丁茶	叶	性大寒，味苦、甘	归肝、肺、胃经	清热解毒、祛风除烦
72.金荞麦	根茎	性凉，味涩、微辛	归脾、肺、胃经	清热解毒、健脾消食
73.金樱子	成熟果实	性平，味甘、酸、涩	归肾、膀胱、大肠经	固精缩尿、止泻止遗
74.青皮	幼果	性温，味苦、辛	归肝、胆、胃经	疏肝破气、消食导滞
75.厚朴	皮	性温，味苦、辛	归脾、胃、大肠经	下气祛湿、宽中化痰
76.厚朴花	花	性温，味苦、辛	归肝、胃经	宽中理气、除湿开郁
77.姜黄	根茎	性温，味辛、苦	归脾、肝经	活血行气、祛湿止痛
78.枳壳	成熟果实	性温，味苦、辛、酸	归脾、胃经	宽中理气、行滞除胀
79.枳实	幼果	性微寒，味苦	归脾、胃、大肠经	破气化积、消痰除痞
80.柏子仁	种仁	性平，味甘	归心、肾、大肠经	养心安神、润肠通便
81.珍珠	贝分泌物	性寒，味甘、咸	归心、肝经	镇静定惊、清热解毒
82.绞股蓝	全草	性寒，味苦	归肺、脾、肾经	清热解毒、止咳化痰
83.葫芦巴	成熟种子	性温，味苦	归肝、肾经	温肾助阳、散寒止痛
84.茜草	根茎	性寒，味苦	归心、肝经	凉血止血、行血祛瘀
85.荜茇	果穗	性热，味辛	归胃、大肠经	温中散寒、下气止痛

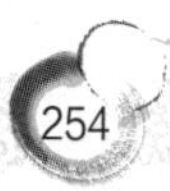

续表

物品	类别	性味	归经	主要功效
86.韭菜子	种子	性温，味甘、辛	归肝、肾经	固肾壮阳、益精强腰
87.首乌藤	茎藤	性平，味甘	归心、肝经	养血安神、通络止痒
88.香附	根茎	性平，味辛、微苦、甘	归肝、三焦经	理气止痛、活血调经
89.骨碎补	根茎	性温，味苦	归肾、心经	补肾强骨、续伤止痛
90.党参	根	性平，味甘	归脾、肺经	补气健脾、生津养血
91.桑白皮	根皮	性寒，味甘	归肺经	泻肺平喘、利水消肿
92.桑枝	嫩枝	性平，味苦、微辛	归肝、肺经	祛风化湿、通利关节
93.浙贝母	鳞茎	性寒、味苦	归肺、心经	清热散结、止咳化痰
94.益母草	草	性微寒，味苦、辛	归肝、肾、心包经	活血调经、利水消肿
95.积雪草	全草	性寒，味苦、辛	归肝、脾、肾经	清热解毒、利水消肿
96.淫羊藿	全草	性温，味辛、甘	归肾、肝经	补肾助阳、祛风除湿
97.菟丝子	成熟种子	性平，味辛、甘	归肾、脾、肝经	补肾益精、养肝明目
98.野菊花	花	性微寒，味甘、苦	归肺、肝经	清热解毒
99.银杏叶	叶	性平，味甘、苦、涩	归心、肺经	敛肺平喘、活血化瘀
100.黄芪	根	性微温，味甘	归脾、肺经	补气升阳、利水消肿、生肌
101.湖北贝母	鳞茎	性凉，味微苦	归肺、心经	清热散结、止咳化痰
102.番泻叶	叶	性寒，味甘、苦	归大肠经	泻热导滞、利水通便
103.蛤蚧	动物	性平，味咸	归肾、肺经	补益肺肾、定喘止咳
104.越橘	叶、果	叶：性温，味苦、涩；果：性平，味酸、甘	叶：归膀胱经；果：归大肠经	清热解毒、利尿止痢
105.槐实	果实	性寒，味苦	归肝、大肠经	清肝泻火、凉血止血
106.蒲黄	花粉	性平，味甘	归肝、心包经	收敛止血、活血散瘀
107.蒺藜	成熟果实	性微温，味辛、苦，有小毒	归肝经	疏肝解郁、祛风明目
108.蜂胶	分泌物	性凉，味甘、酸	归心、胃经	润肤生肌、消炎止痛
109.酸角	果实	性凉，味甘、酸	归心、胃经	清暑热、化积滞
110.墨旱莲	草	性平，味甘	归脾、肺经	滋阴补肾、凉血止血
111.熟大黄	根	性寒，味苦	归脾、胃、大肠经	泻热行瘀、凉血解毒
112.熟地黄	根	性微温，味甘	归肝、肾经	补血滋阴、填精益髓
113鳖甲	动物	性微寒，味咸	归肝、肾经	滋养肾阴、清降肝阳

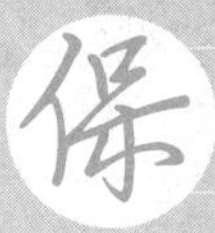健食品禁用物品名单

八角莲、八里麻、千金子、土青木香、山莨菪、川乌、广防己、马桑叶、马钱子、六角莲、天仙子、巴豆、水银、长春花、甘遂、生天南星、生半夏、生白附子、生狼毒、白降丹、石蒜、关木通、农吉利、夹竹桃、朱砂、米壳（罂粟壳）、红升丹、红豆杉、红茴香、红粉、羊角拗、羊踯躅、丽江山慈姑、京大戟、昆明山海棠、河豚、闹羊花、青娘虫、鱼藤、洋地黄、洋金花、牵牛子、砒石（白砒、红砒、砒霜）、草乌、香加皮（杠柳皮）、骆驼蓬、鬼臼、莽草、铁棒槌、铃兰、雪上一枝蒿、黄花夹竹桃、斑蝥、硫磺、雄黄、雷公藤、颠茄、藜芦、蟾酥。

药食合一绿色通道

中药材也“风趣”

【中药材的有趣名称】

◎四季：春砂仁、夏枯草、秋桑叶、冬葵子。

◎气象：风茄子、云茯苓、雨伞草、雪里青、雷公藤。

◎空间：东白芍、西青果、南贡实、北沙参、人中白。

◎生肖：鼠曲草、牛蒡子、虎杖根、菟丝子、龙骨、蛇床子、马勃、羊踯躅、猴枣、鸡骨香、狗肝菜、猪牙皂。

◎数字：一见喜、两面针、三个虎、四叶参、五加皮、六月雪、七月莲、八月札、九香虫、千年健、万年青。

【中药材的有趣歇后语】

◎一根灯草点灯——无二心（芯）。

◎五月初六卖菖蒲——过时货。

◎六月吃薄荷——好良（凉）心。

◎九月的菊花——黄灿灿。

◎十月的鸡冠花——老来红。